儿研所儿科专家吴光驰

宝宝常见病饮食宜忌

吴光驰 ——— 编著

首都儿科研究所保健科主任医师

中国优生科学协会理事

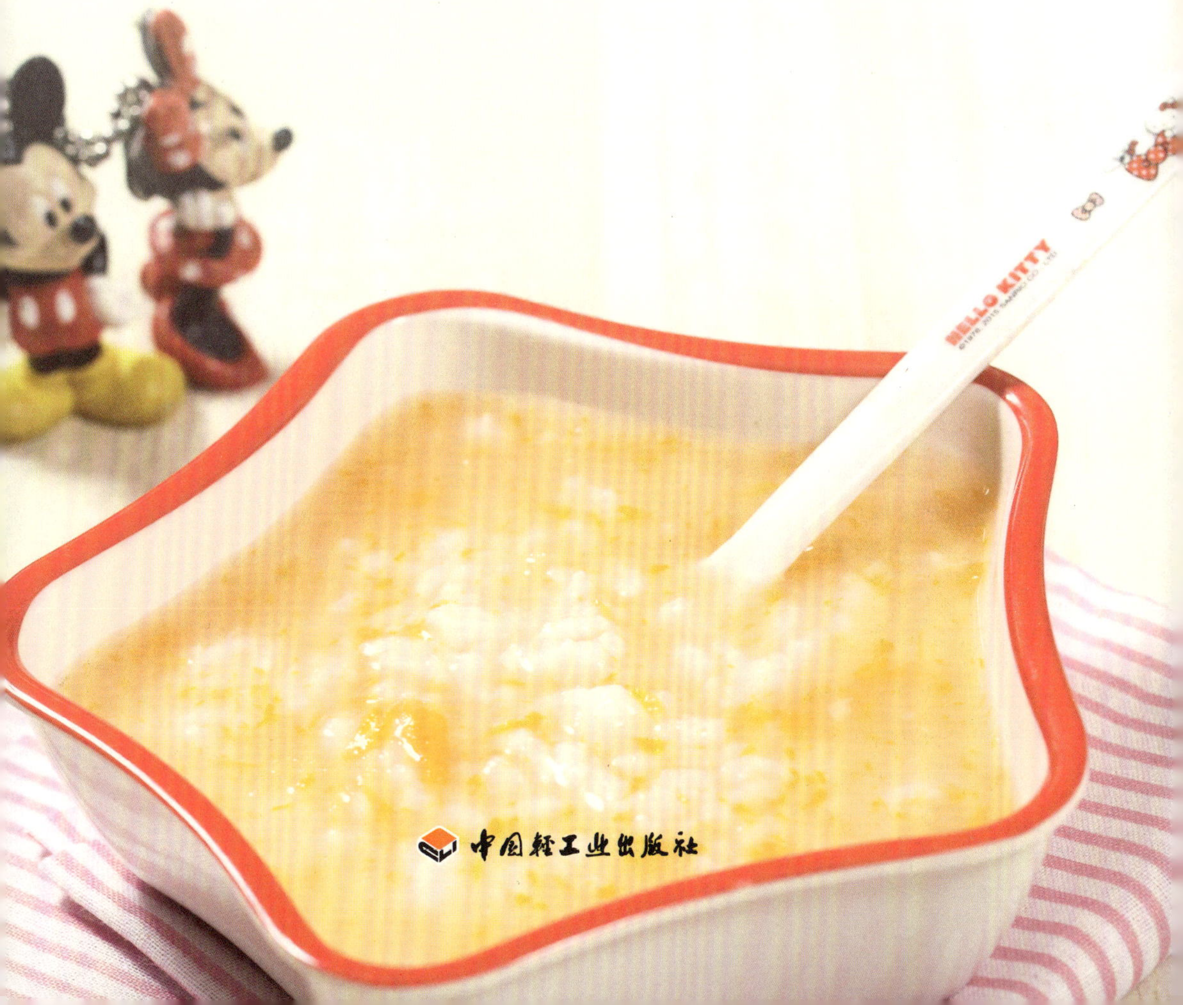

中国轻工业出版社

图书在版编目（CIP）数据

儿研所儿科专家吴光驰：宝宝常见病饮食宜忌 / 吴光驰编著．—北京：中国轻工业出版社，2017.8

ISBN 978-7-5184-1418-5

Ⅰ．①儿… Ⅱ．①吴… Ⅲ．①小儿疾病—常见病—忌口 Ⅳ．① R247.1

中国版本图书馆 CIP 数据核字（2017）第 116110 号

责任编辑：付 佳 王芙洁

策划编辑：翟 燕 责任终审：张乃柬 封面设计：杨 丹

版式设计：杨 丹 责任校对：晋 洁 责任监印：张京华

出版发行：中国轻工业出版社（北京东长安街 6 号，邮编：100740）

印 刷：北京博海升彩色印刷有限公司

经 销：各地新华书店

版 次：2017 年 8 月第 1 版第 1 次印刷

开 本：720×1000 1/16 印张：14

字 数：240 千字

书 号：ISBN 978-7-5184-1418-5 定价：39.90 元

邮购电话：010-65241695 传真：65128352

发行电话：010-85119835 85119793 传真：85113293

网 址：http://www.chlip.com.cn

Email：club@chlip.com.cn

如发现图书残缺请直接与我社邮购联系调换

161304S7X101ZBW

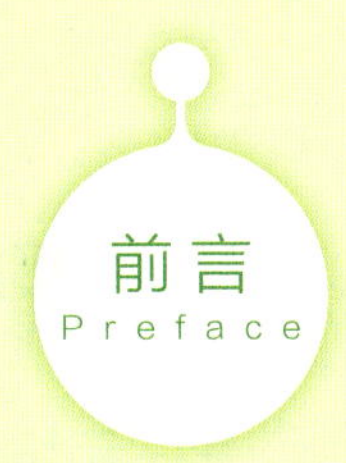

前言

Preface

宝宝就像一棵刚刚发芽的小幼苗，各个系统发育还有待完善，免疫力低下，抵抗力差，受到各种疾病的骚扰在所难免，如感冒、发热、咳嗽、腹泻等都是光顾宝宝的常客。

通常情况下，宝宝稍有不适，家长就会很着急，好像只有上医院才可以安心，可是挂号难、交叉感染也是家长头疼的问题。其实，有些小病症不用去医院就可以自愈，只要进行适当的家庭护理、吃对饮食，就能让宝宝快点康复。

本书重点介绍宝宝生病后如何通过饮食来调理疾病，怎么吃，吃什么，哪些食物吃了有助于缓解病情，是推荐吃的；哪些食物吃了会加重病情，必须规避。此外，针对宝宝常见病推荐了一些切实可行的食疗方，还教给父母一些基本的小儿疾病常识与护理方法，如怎么辨别宝宝生病了、生了什么病、由什么引起的，什么情况下必须紧急就医，什么情况下在家就可以自行调理，让宝宝在不吃药、不打针的前提下轻松摆脱病痛……并对比较典型的疾病进行了详细剖析，指明了饮食宜忌、护理宜忌、就医原则等。最重要的是让家长学会在宝宝生病时给予饮食上的合理护理，一方面可以让宝宝尽快康复，另一方面可以避免宝宝因生病而缺失营养，影响生长发育。

本书囊括各种类型的宝宝常见病症，按照呼吸系统病症、消化系统病症、泌尿系统病症、过敏性病症、营养失衡病症、其他感染性病症这几种类型划分，方便家长检索。

相信通过本书的指引，家长可以在第一时间发现宝宝的病情，及时就医、及时护理，及时通过饮食调养等绿色疗法缓解宝宝的不适症状，从而减少并发症和后遗症，缩短病程，让宝宝早点康复，避免有病乱投医、过度治疗的问题。

目录
CONTENTS

新手爸妈必须掌握的
宝宝疾病防护要点
了解婴幼儿的生理、病理特点至关重要 16
0~3 岁宝宝生长期划分与饮食特点 20
用眼观察宝宝的健康情况 21
定期体检，为宝宝健康把好关 29
家长需要知道的二类疫苗接种细节 31

第 1 章 营养素饮食宜忌 宝宝成长必需的营养物质

碳水化合物 宝宝活力的源泉 34
缺乏症状 34
营养师告诉你 34
正确摄入 34
营养素搭配宜忌 35
食物摄取途径 35
营养食谱推荐 35
• 肉末海带面 补充热量、健脑益智 35

蛋白质 生命第一营养素 36
缺乏症状 36
营养师告诉你 36
正确摄入 36
营养素搭配宜忌 36
食物摄取途径 37
营养食谱推荐 37
• 油菜蒸豆腐 补充优质蛋白质 37

脂肪 储存热量的重要物质 38
缺乏症状 38
营养师告诉你 38
正确摄入 38
营养素搭配宜忌 39
食物摄取途径 39
营养食谱推荐 39
• 花生排骨汤 补血、增强记忆力 39

B 族维生素 增强食欲很可靠 40
缺乏症状 40
营养师告诉你 40
正确摄入 41
营养素搭配宜忌 41
食物摄取途径 41
营养食谱推荐 42
• 花生大米粥 健胃促食 42
• 猪肝胡萝卜粥 补血、提高免疫力 42

维生素 C 增强免疫力的明星 43
缺乏症状 43
营养师告诉你 43
正确摄入 43
营养素搭配宜忌 44
食物摄取途径 44
营养食谱推荐 44
• 猕猴桃橙汁 增强免疫力、解热止渴 44

钙 **让宝宝的骨骼壮牙齿健** 45
缺乏症状 45
营养师告诉你 45
正确摄入 45
营养素搭配宜忌 46
食物摄取途径 46
营养食谱推荐 46
• 蔬菜牛奶羹　促进骨骼发育 46

铁 **宝宝血液的缔造者** 47
缺乏症状 47
营养师告诉你 47
正确摄入 47
营养素搭配宜忌 48
食物摄取途径 48
营养食谱推荐 48
• 猪肝瘦肉粥　补血、明目 48

锌 **促进发育、增进食欲** 49
缺乏症状 49
营养师告诉你 49
正确摄入 49
营养素搭配宜忌 49
食物摄取途径 49
营养食谱推荐 50
• 牡蛎南瓜羹　补锌 50

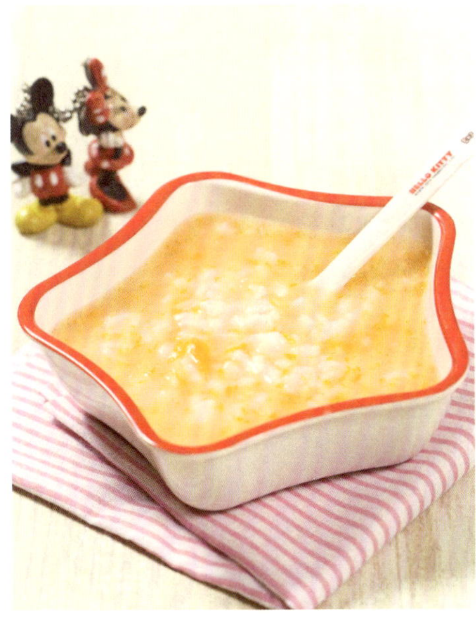

第2章 宝宝呼吸系统病症饮食宜忌

感冒咳嗽好得快

感冒 **特别容易光顾的不速之客** 52
感冒多由病毒、细菌引起 52
轻松辨别不同感冒 52
小儿感冒容易与哪些疾病混淆 53
宝宝感冒后谨防“两炎” 55
感冒喂养宜忌 56
宜喝点热饮，减少流鼻涕 56
宜多吃新鲜蔬果 56
宜吃些流质和半流质的辅食 56
宜补点锌，缩短感冒病程 57
0~6 个月宝宝感冒后宜坚持喂母乳 58
6 个月 ~1 岁宝宝感冒后宜依年龄段添加辅食 58
1 岁以后的宝宝宜补充蛋白质 58
1 岁以后的宝宝宜多补充水分 58
忌肥腻 59
忌饱食 59
忌多吃甜食 59
忌食辛热、酸、咸的食物及补品 59
感冒食物宜忌 60
姜 60
白菜 60
冷饮 60

橘肉 60

感冒调理食谱推荐 61

- 生姜梨水　散寒发汗 61
- 白菜绿豆饮　清热解毒 61

感冒护理宜忌 62

家长宜观察宝宝的感冒症状 62

给宝宝勤漱口，缓解咽喉痛 63

让宝宝充分休息 63

帮宝宝擤鼻涕，保持呼吸道通畅 63

保持居室湿润、清洁 63

巧用推拿，赶走感冒症状 64

宝宝感冒用药忌走入这些误区 65

发热　宝宝的身体在和病菌作战 66

发热是一种正常的免疫反应 66

区分正常的体温升高和发热 67

找出发热的原因 67

发热喂养宜忌 70

给宝宝补充水分 70

防止脱水，宜多饮白开水 70

宝宝发热期饮食宜分步走 70

忌强迫进食 71

忌喝太多水 71

发热食物宜忌 72

芦根 72

西瓜 72

荔枝 72

鸡蛋 72

发热调理食谱推荐 73

- 芦根粥　散寒发汗，主治小儿风寒感冒 73
- 西瓜番茄汁　清热解毒 73

发热护理宜忌 74

家长宜正确适时地给宝宝量体温 74

不同年龄降温方法也不同 75

正确用药见效快 75

发热患儿忌“捂” 77

忌常用酒精降温 77

忌常吃退烧药 77

咳嗽　宝宝的肺需要保护了 78

轻度咳嗽是有益的 78

慢性咳嗽要引起高度重视 78

辨别咳嗽的类型 79

咳嗽喂养宜忌 80

宜以清淡的饮食为主 80

水果宜挑着吃 80

宜多喝白开水稀释痰液 80

忌冷饮寒凉 81

风寒咳嗽第一阶段忌用百合和川贝 81

秋天受凉咳嗽忌用秋梨膏、石斛 81

咳嗽食物宜忌 82

银耳 82

白萝卜 82

海鲜 82

羊肉 82

咳嗽调理食谱推荐 83

- 香芹洋葱蛋黄汤　补虚散寒 83
- 白萝卜山药粥　补肺化痰 83

咳嗽护理宜忌 84

宜细心观察宝宝的身心状态 84

宝宝咳嗽宜先排痰再止咳 84

宝宝咳嗽宜注意抱姿 84

小儿咳嗽宜选糖浆剂 84

宜用推拿缓解宝宝咳嗽 85

咳嗽时忌给宝宝洗澡 87

治疗小儿咳嗽忌走入这些误区 87

急性支气管炎 细心看护，预防并发症 88
“急支”演绎不同症状 88
急性支气管炎喂养宜忌 89
宜 食物宜清淡 89
宜 宜多喂水 89
宜 宜营养均衡 89
忌 忌海腥油腻 89
忌 忌刺激性食物 89
急性支气管炎食物宜忌 90
宜 百合 90
宜 豆腐 90
忌 花生 90
忌 洋葱 90
急性支气管炎调理食谱推荐 91
· 百合银耳粥 润燥止咳 91
· 豆腐粥 清热润燥、补充体力 91
急性支气管炎护理宜忌 92
宜 保证充足的睡眠和适当的休息 92
宜 保持良好的家庭环境 92
宜 保暖 92
宜 雾化吸入助祛痰 92
宜 防止吸入过敏物质 92
忌 不要捂宝宝 92

扁桃体炎 影响宝宝食欲的疾病 93
不同扁桃体炎的不同症状 93
宝宝为什么易患扁桃体炎 93
扁桃体炎喂养宜忌 94
宜 术后宜采取流质或半流质饮食 94
宜 不用手术的宝宝宜清淡饮食 94
忌 忌肥腻、鱼腥发物、各种补品 94
扁桃体炎食物宜忌 95
宜 豆腐 95
宜 金银花 95
忌 甜品 95
扁桃体炎调理食谱推荐 96
· 绿豆芽拌豆腐泥 提高免疫力、清热去火 96
· 金银花粥 清热消炎、解毒凉血 96
扁桃体炎护理宜忌 97
宜 居室宜洁净 97
宜 保持宝宝口腔卫生 97
宜 增强抵抗力 97
宜 注意增减衣物 97
宜 遵医嘱用药 97

肺炎 宝宝的肺部感染了 98
不同阶段宝宝肺炎的表现及病因 98
判断宝宝是否患肺炎的方法 99
肺炎喂养宜忌 100
宜 根据宝宝的喂养情况来安排饮食 100
宜 宜吃清淡、易消化的食物 100
宜 应防止患儿呛奶 100
宜 应增强宝宝自身抵抗力 100
忌 忌乱服清热药 100
肺炎食物宜忌 101
宜 山药 101
宜 百合 101
忌 松花蛋 101
忌 肥肉 101

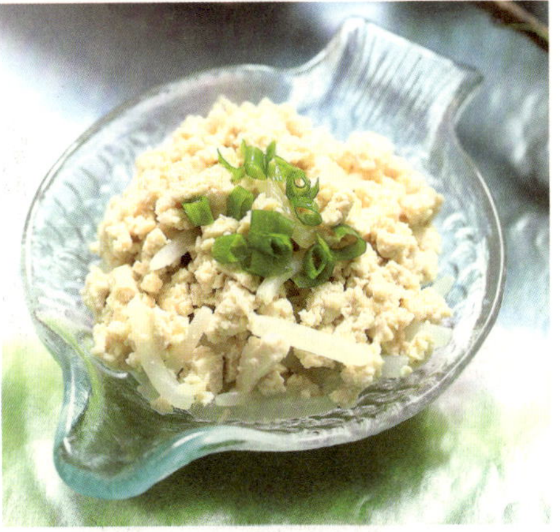

肺炎调理食谱推荐 102
• 山药二米粥 润肺益脾 102
• 百合银耳豆浆 清热止咳 102
肺炎护理宜忌 103
宜严密观察宝宝的情况 103
居室环境宜温湿适宜 103
宜使患儿呼吸道保持通畅 103
不宜频繁去医院 104

第3章 宝宝消化系统病症饮食宜忌
不拉肚子吃得香

了解宝宝大便特点，不大惊小怪 106
宝宝的大便会随饮食的变化而变化 106
宝宝不同颜色的大便代表的信号 107

新生儿腹泻 令家人措手不及 108
怎样及时发现新生儿腹泻 108
哪些因素会引起新生儿腹泻 108

新生儿腹泻喂养宜忌 110
母乳喂养的宝宝宜继续吃母乳 110
人工喂养的宝宝宜调整奶量和浓度 110
腹泻严重时宜改喝腹泻奶粉 110
宜及时补充水分 110
新生儿腹泻护理宜忌 111
宜注意屁屁的护理 111
宜保证充足的睡眠和规律的作息 111
宜科学用药 111
宜推拿，增强肠胃功能 111

专题 乳糖不耐受的宝宝也会腹泻 112

婴幼儿腹泻 补水很关键 114
宝宝大便偏稀不一定就是腹泻 114
不同原因引起的腹泻表现会不同 114
腹泻可能造成哪些危险状况 115
便中带血，需根据情况进行排查 115
怎么知道宝宝是否脱水了 116
不同程度的脱水表现 116
婴幼儿腹泻喂养宜忌 117
6 个月内宝宝坚持喂母乳 117
以“半奶”喂食 117
选用无乳糖配方奶 117
用米汤代替奶粉 117
选择清淡饮食 117
及时补充水分 117
忌腹泻时禁食 118
忌腹泻时断母乳 118
忌随便喂止泻药 118
婴幼儿腹泻食物宜忌 119
大米 119
胡萝卜 119
大蒜 119
豆类及豆制品 119

婴幼儿腹泻调理食谱推荐 120
- 炒米煮粥　止泻、促进消化 120
- 胡萝卜汤　健脾消食 120

婴幼儿腹泻护理宜忌 121
- 宝宝脱水后宜补水和电解质 121
- 宜根据宝宝腹泻的不同程度采取不同措施 122
- 推脾经有助于缓解宝宝腹泻 123
- 宜呵护宝宝的屁屁 124
- 忌立即止泻 124

便秘　宝宝的“下水道”堵塞了 125

宝宝排便间隔时间长就是便秘吗 125

哪些原因易引起宝宝便秘 126

便秘喂养宜忌 127
- 母乳喂养的宝宝，要保证乳母饮食均衡 127
- 配方奶喂养的宝宝，奶别冲太浓 127
- 添加辅食的宝宝，宜增加富含膳食纤维的食物 127
- 缓解宝宝便秘宜正确补水 128
- 宜适当补充益生菌 128
- 忌胡乱用香蕉缓解便秘 129
- 忌常用灌肠的方法缓解便秘 129
- 宝宝 3 岁前忌随便用蜂蜜缓解便秘 129

便秘食物宜忌 130
- 圆白菜 130
- 香蕉 130
- 柿子 130
- 巧克力 130

便秘调理食谱推荐 131
- 香蕉米糊　辅助治疗便秘 131
- 蔬菜饼　促进肠胃蠕动 131

便秘护理宜忌 132
- 宝宝大便带血宜这样做 132
- 是否用药缓解便秘宜由医生决定 132
- 宝宝便秘宜正确使用开塞露 133
- 忌运动不足 133

呕吐　排出有害物质的反射性动作 134

哪些原因会引起宝宝呕吐 134

呕吐喂养宜忌 135
- 宜给宝宝补水 135
- 呕吐后宜暂时停食 135
- 忌呕吐后频繁喂养 135
- 忌喂奶速度过快 135

呕吐食物宜忌 136
- 生姜 136
- 莲藕 136
- 螃蟹 136
- 冰激凌 136

呕吐调理食谱推荐 137
- 雪梨藕粉糊　补充营养、缓解呕吐 137
- 丁香姜糖　暖胃祛寒、止呕 137

呕吐护理宜忌 138
- 奶流入耳朵宜这样做 138
- 呕吐后宜给宝宝漱漱口 138
- 定时给宝宝吸鼻涕，注意居家环境 138
- 宜推膻中，改善宝宝呕吐 138
- 妈妈最好不要使用精油 138

积食　大多是喂养不当造成的 139

宝宝积食是溺爱惹的祸 139

这些症状说明宝宝积食了 139

积食喂养宜忌 140
- 宜坚持母乳喂养 140
- 哺乳妈妈饮食宜清淡 140
- 缓解积食宜用这三种方法 140
- 忌晚上辅食吃得太晚、太腻、太饱 140

积食食物宜忌 141
✅ 芜菁 141
✅ 鸡内金 141
❌ 汤圆 141
❌ 红薯 141
积食调理食谱推荐 142
• 芜菁汤　消食导滞、和胃止吐 142
• 山楂鸡内金粥　健胃消滞 142
积食护理宜忌 143
✅ 宜适当运动 143
✅ 宜合理用药 143
✅ 宜捏捏脊，健脾益胃，缓解积食 143
❌ 不要过早添加辅食 143

肠炎　谨防病从口入 144
不同程度的肠炎症状 144
不要太担心呕吐和腹泻 144
肠炎喂养宜忌 145
✅ 腹泻不严重时，宜吃易消化的食物 145
✅ 多喝水，防止脱水 145
✅ 吃奶的宝宝宜改为代乳品 145
✅ 呕吐加重时，宜暂停固体食物 145
❌ 6~12 个月的患儿忌添加新辅食 145
❌ 1~6 岁的患儿忌食富含膳食纤维的食物 145
肠炎食物宜忌 146
✅ 木瓜 146
✅ 苹果 146
❌ 黄豆 146
❌ 薄荷 146
肠炎调理食谱推荐 147
• 红糖苹果泥　润肠止泻 147
• 木瓜玉米奶　预防胃肠炎 147
肠炎护理宜忌 148
✅ 宜注意消毒和隔离 148
✅ 宜给宝宝科学用药 148
✅ 宝宝康复后应防复发 148

第4章 宝宝泌尿系统病症饮食宜忌 从上到下都健康

尿频　找对原因对症治疗 150
怎么判断宝宝有可能是尿频 150
尿频的原因及症状 150
尿频喂养宜忌 151
✅ 注意补锌、补钾 151
✅ 吃些温补固涩的食物 151
✅ 肝火旺的宝宝宜吃清补食物 151
❌ 忌吃辛辣、刺激性食物 151
❌ 少吃利尿的食物 151
❌ 忌吃多盐、多糖和生冷食物 151

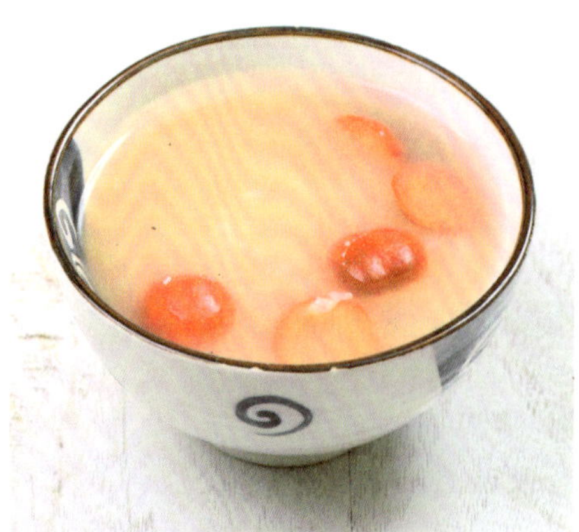

尿频食物宜忌 152
核桃 152
山药 152
红豆 152
薏米 152
尿频调理食谱推荐 153
• 核桃腰果米糊　健脾益肾 153
• 桂圆红枣粥　健脾补肾 153
尿频护理宜忌 154
心理性尿频，应缓解宝宝的紧张感 154
感染性尿频宜科学用药 154
宜进行憋尿训练 154
宜了解一下中西医对尿频的治疗 154

遗尿 尿床也是一种病 155
哪些情况下的尿床是遗尿 155
哪些原因会引起宝宝遗尿 155
遗尿喂养宜忌 156
宜吃补肾固涩的食物 156
晚餐宜吃偏干偏稠的食物 156
应对遗尿，尝试这三种食疗方 156
忌睡前 2~3 小时内进食 156
忌食辛辣、刺激性食物 156
遗尿食物宜忌 157
韭菜子 157
板栗 157
冬瓜 157
鲤鱼 157
遗尿调理食谱推荐 158
• 韭菜子饼　温肾止遗 158
• 红枣栗子羹　补肾强筋 158
遗尿护理宜忌 159
宜养成良好的生活习惯 159
宜进行“尿床闹钟”疗法 159
宜进行憋尿训练 159
忌斥责或嘲笑尿床宝宝 159

急性肾炎 利水消炎为上策 160
急性肾炎是如何发生的 160
宝宝患急性肾炎的表现 160
急性肾炎喂养宜忌 161
宜每天摄入适量维生素 161
宜摄入足量的碳水化合物 161
合理饮食，控制蛋白质摄入 161
宜限制钾、钠及水分的摄入 161
忌摄入过多脂肪 161
急性肾炎食物宜忌 162
车前草 162
薏米 162
螃蟹 162
茭白 162
急性肾炎调理食谱推荐 163
• 车前草竹叶水　清热利尿 163
• 薏米汤　去肝火、利尿 163
急性肾炎护理宜忌 164
肾炎急性期宜卧床休息 164
宜注意观察病情 164
预后宜防复发 164

宝宝过敏性病症饮食宜忌

舒舒爽爽一身轻

湿疹 宝宝最易患的皮肤病 166

湿疹的症状 166

湿疹的年龄特点 166

湿疹喂养宜忌 167

宜坚持母乳喂养 167

哺乳妈妈宜注意饮食调理 167

湿疹宝宝宜注意正确添加辅食 167

宜排查食物过敏原 168

宜补充益生菌 168

湿疹发作期，忌吃高蛋白食物 168

有过敏家族史，忌吃容易导致过敏的食物 168

湿疹食物宜忌 169

苦瓜 169

绿豆 169

鸡蛋清 169

羊肉 169

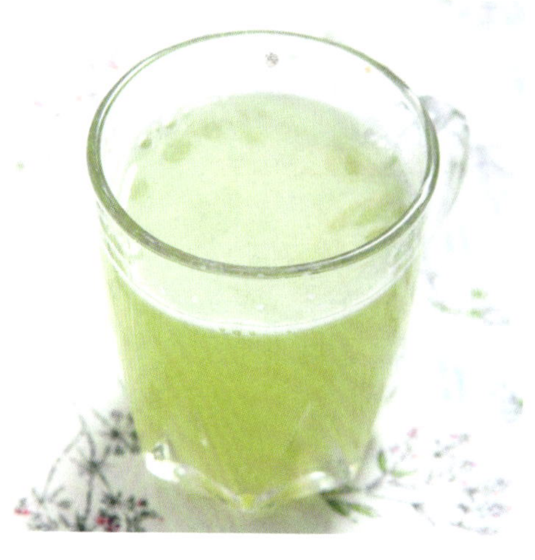

湿疹调理食谱推荐 170

- 绿豆粥　清热解毒 170
- 苦瓜苹果饮　清热消暑、养血凉血 170

湿疹护理宜忌 171

宜注意宝宝皮肤的护理 171

宜给湿疹宝宝正确洗澡 171

湿疹宝宝应科学用药 171

荨麻疹 明确诱因是关键 172

荨麻疹有哪些过敏原 172

荨麻疹喂养宜忌 173

宜给宝宝选择过敏食物的替代品 173

忌吃易引发过敏的食物 173

荨麻疹食物宜忌 174

小米 174

白菜 174

牛奶 174

荨麻疹调理食谱推荐 175

- 胡萝卜小米粥　保护肠胃 175
- 白菜米糊　润肠通便 175

荨麻疹护理宜忌 176

宜寻找过敏原 176

宜使用一些常用的抗过敏药 176

必要时宜使用激素 176

宜了解一下脱敏疗法 176

过敏性鼻炎 不要误认为是感冒 177

小儿过敏性鼻炎的表现 177

引起过敏性鼻炎的过敏原 177

过敏性鼻炎对宝宝的影响 177

过敏性鼻炎喂养宜忌 178

过敏性鼻炎患儿宜补充维生素 178

忌吃寒凉生冷食物 178

忌吃鱼、虾、蟹类食物 178

忌吃辛辣、油腻食物 178

过敏性鼻炎食物宜忌 179
胡萝卜 179
红枣 179
芥末 179
冷饮 179
过敏性鼻炎调理食谱推荐 180
• 胡萝卜汁　调节免疫功能 180
• 山药红枣羹　健脾强体 180
过敏性鼻炎护理宜忌 181
避免诱发鼻炎的过敏原和刺激物 181
宜用盐水洗鼻 181
宜合理用药 181
宜让宝宝适度运动 181

哮喘　小心引发其他并发症 182
小儿过敏性哮喘有哪些症状 182
小儿过敏性哮喘的诱发因素 182
哮喘喂养宜忌 183
一日三餐宜清淡 183
宜限制高碳水化合物的摄入 183
宜补充足够的水分 183
忌食致敏食物 183
忌多盐 183
哮喘食物宜忌 184
南瓜 184
莲藕 184
鸡蛋清 184
花生 184
哮喘调理食谱推荐 185
• 南瓜面条　平喘 185
• 鲜藕茅根水　清热润肺 185
哮喘护理宜忌 186
宜科学预防感冒 186
宜通过运动提高抵抗力 186
宜营造适宜的居住环境 186
气雾剂吸入预防发作 186
宜帮宝宝记好哮喘日记 186

第6章 宝宝营养失衡病症饮食宜忌
营养均衡长高个儿

缺铁性贫血　影响宝宝正常发育 188
父母怎么知道宝宝患缺铁性贫血了 188
缺铁性贫血是什么引起的 188
缺铁性贫血喂养宜忌 189
贫血改善后宜食补 189
忌过分依赖红枣补血 189
缺铁性贫血食物宜忌 190
猪肝 190
动物血 190
牛奶 190
缺铁性贫血调理食谱推荐 191
• 清蒸肝泥　补铁补血 191
• 鸭血豆腐汤　补血、排毒 191
缺铁性贫血护理宜忌 192
缺铁性贫血宜药补 192
宜注意生活细节 192

锌缺乏症　容易导致异食癖 193
宝宝缺锌会有哪些表现 193
引起宝宝缺锌有哪些原因 193
怎么诊断锌是否缺乏 193
锌缺乏症喂养宜忌 194
宜根据宝宝月龄补锌 194
宜多吃富含钙的食物 194

宜根据缺锌程度补锌 194
忌长期吃精制米面 194
忌过量补锌 194
锌缺乏症食物宜忌 195
牡蛎 195
桑葚 195
牛肉 195
锌缺乏症调理食谱推荐 196
· 牛肉小米粥　补锌、健脾促食 196
· 蛋蓉牛肉羹　促进生长发育 196

佝偻病 补充维生素 D 是关键 197
佝偻病有什么症状 197
佝偻病是怎么引起的 197
佝偻病喂养宜忌 198
佝偻病患儿宜补维生素 D 198
忌过量补充维生素 D 198
佝偻病食物宜忌 199
三文鱼 199
牛奶 199
香菇 199
佝偻病调理食谱推荐 200
· 西蓝花香菇豆腐　健体强骨 200
· 海苔卷　营养均衡 200
佝偻病护理宜忌 201
宜多接受阳光照射 201
宜补充维生素 D 制剂 201
随气温变化增减衣物 201
佝偻病患儿宜科学用药 201
忌过早学走路 201

肥胖症 管好嘴迈开腿 202
婴幼儿肥胖的判断标准 202
哪些原因可引起小儿肥胖 203
肥胖会对宝宝身心造成影响 203
肥胖症喂养宜忌 204
饮食宜均衡、合理 204
宜养成良好的饮食习惯 204
宜控制总热量 204
宜限制每日油脂的摄入量 204
忌过量喂奶粉 205
忌一哭闹就喂奶 205
忌过早添加高热量辅食 205
忌过食甜零食 205
忌经常吃快餐 205
忌乱食补品 205
忌让宝宝边吃饭边看电视 205
肥胖症食物宜忌 206
黄瓜 206
冬瓜 206
猪皮 206
奶油 206
肥胖症调理食谱推荐 207
· 山楂汁拌黄瓜　降脂减肥 207
· 草鱼冬瓜汤　促进废物排出体外 207
肥胖症护理宜忌 208
父母宜改正不良习惯 208
宜增加宝宝的活动量 208
忌给宝宝压力 208
忌盲目控制饮食 208

第7章 宝宝其他感染性病症饮食宜忌 护理得当少遭罪

水痘 避免成为小麻脸 210
水痘是如何传播的 210
水痘有哪些症状 210
水痘喂养宜忌 211
宜喂半流食或软食 211
宜注意食物的形状和烹调方式 211
宜补充水分和营养 211
忌急性期吃促发疹的食物 211
忌食温热补品、厚腻食物 211
水痘食物宜忌 212
薏米 212
绿豆 212
羊肉 212
榴莲 212
水痘调理食谱推荐 213
· 薏米粥 解毒祛湿 213
· 薄荷豆饮 清热解毒、利湿 213
水痘护理宜忌 214
宜在家隔离 214
宜缓解宝宝皮肤瘙痒 214
忌抓挠皮肤 214

猩红热 早发现早治疗 215
猩红热是如何传播的 215
猩红热有哪些症状 215
猩红热的诊断 215
猩红热喂养宜忌 216
宜补充水分 216
宜注意及时调整饮食 216
宜喝点葛根汁 216
忌食油腻、辛辣刺激的食物 216
猩红热食物宜忌 217
桑叶 217
绿豆 217
大蒜 217
桂圆肉 217
猩红热调理食谱推荐 218
· 桑菊百合饮 抗菌消炎 218
· 绿豆白菜汤 去火消炎 218
猩红热护理宜忌 219
宜在家休养 219
宜多卧床休息 219
宜对患儿的物品及时消毒 219
宜注意宝宝皮肤的护理 219
宜注意宝宝口腔的护理 219
宜密切观察宝宝的病情变化 219

流行性腮腺炎 冬春季最易发 220
腮腺炎是如何发生的 220
宝宝得了腮腺炎有哪些症状 220
所有的耳部红肿都是腮腺炎吗 220
流行性腮腺炎喂养宜忌 221
宜吃流食、半流食或软食 221
宜及时补充水分 221
宜吃清热解毒的食物 221
忌吃鱼、虾、蟹、韭菜等发物 221
流行性腮腺炎食物宜忌 222
莲藕 222
金银花 222
馒头片 222
山楂 222
流行性腮腺炎调理食谱推荐 223
· 莲藕大米粥 消肿祛毒 223
· 金银花甘蔗汁 宣风散热 223
流行性腮腺炎护理宜忌 224
宜隔离至腮腺消肿 224
宜对症护理 224

新手爸妈必须掌握的宝宝疾病防护要点

了解婴幼儿的生理、病理特点至关重要

西医说婴幼儿生理特点

呼吸系统

婴幼儿鼻部和鼻咽腔较短，鼻道狭窄，鼻黏膜柔嫩，咽部相对狭小且垂直，喉部相对较长和狭窄，气管比成人狭窄，缺乏弹性组织，黏膜纤毛运动差，不能很好地排出微生物。

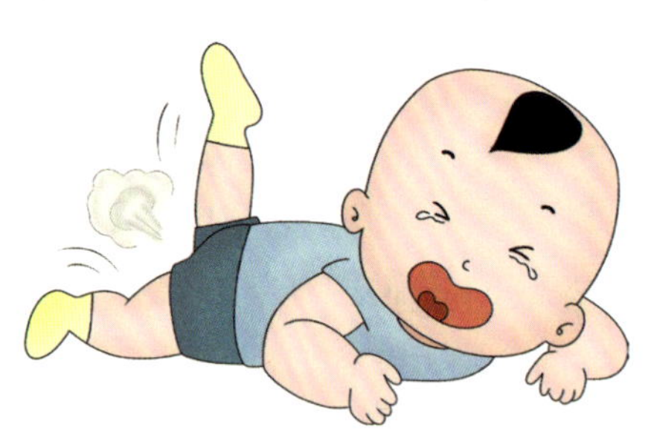

婴幼儿的呼吸频率容易受多种因素的影响，如哭闹、情绪波动、体力活动、体温升高以及呼吸和循环系统疾病、贫血等都可使呼吸进一步加快。

婴幼儿肺组织发育不完善，弹性差，血管丰富，毛细血管及淋巴组织间隙较宽，间质发育旺盛，肺泡数量较少，肺含气量相对较少，故易发生感染。

婴幼儿代谢旺盛，需氧量高。年龄越小，呼吸频率越快，且大脑皮层及呼吸中枢对呼吸调节能力差，易出现呼吸急促、呼吸节律不齐或暂停。

婴幼儿呼吸肌发育不全，胸廓活动范围小，呈腹式呼吸；随年龄增长，呼吸肌渐发达，膈肌下降，肋骨由水平位逐渐倾斜，大多出现混合式呼吸，即胸腹式呼吸。

婴幼儿肺活量及潮气量相对较小，潮气量占肺活量比例大，故呼吸储备力差，缺氧时代偿能力不足，易发生呼吸功能不全。

消化系统

新生儿及婴儿的食管缺乏腺体，弹力纤维和肌层发育不全；胃呈水平位，贲门较宽，且括约肌不够发达，幽门肌肉紧张，空气容易进入胃内，所以容易发生呕吐或溢乳。

婴幼儿胃黏膜血管丰富，腺体和杯状细胞较少，分泌的盐酸和各种酶均比成人少，消化酶的活力较低，消化道的运动功能也不稳定，因此如饮食不当，易造成消化不良。

婴幼儿肠道相对成人较长，肠壁薄，黏膜血管丰富，通透性好，故利于吸收，同时也易发生肠套叠或肠扭转。由于肠壁肌层发育不完善，肠壁薄，肠屏障功能差，病菌和消化不完全的物质易透过肠壁进入血液，引起不适或中毒症状。3~6 个月的婴儿唾液分泌由少到多，可以出现生理性流涎。

> Tips **婴幼儿肠道特点**
>
> 婴幼儿肠道相对成人要长，一般为身长的5~7倍（成人仅为4倍），或为坐高的10倍。而小肠与大肠的比例也超过成人，新生儿小肠与大肠比例为6:1，婴儿为5:1，成人则为4:1，这样可以增加肠道消化和吸收营养的面积，以满足宝宝生长发育所需。

心血管系统

婴幼儿的迷走神经发育尚未完善，交感神经占优势，所以心率较快，随着年龄的增大，心率逐渐减慢；血压与此相反，年龄越小，其生理正常值越低。5 岁以后心脏神经结构渐具成人特征。

泌尿系统

小儿肾脏相对较大，下端位置较低，肾盂及输尿管比较宽，管壁肌肉及弹力纤维发育不完全，容易扩张并易受压及扭曲而导致梗阻，造成尿潴留，引起泌尿系统感染。女婴尿道很短，外口曝露且接近肛门，易受细菌污染；男婴尿道较长，但常有包茎，积垢时也可引起细菌上行性感染。

造血系统

婴幼儿主要是骨髓造血。出生后头 5 年，所有骨髓均为红骨髓，全部参与造血，以满足生长发育需要。以后随年龄增长，黄骨髓增多而红骨髓相应减少。

西医说婴幼儿病理特点

疾病种类

婴幼儿的疾病种类与成人有很大不同。由于婴幼儿时期免疫功能尚未完善，免疫球蛋白较低，机体各系统尚未健全，因此呼吸系统疾病、感染性疾病发病率较高。由于婴幼儿代谢旺盛，对营养物质需要量大，但胃肠功能又不成熟，故极易造成营养缺乏和消化功能紊乱，引发消化系统疾病。

病理变化

由于婴幼儿发育不够成熟，对不同病因引起的反应往往与成人不同，从而发生不同的病理变化。相同的致病因素在不同年龄的婴幼儿身上也会引起不同的病理反应。如婴幼儿稍受疾病的刺激，即会出现异常血象；维生素 D 缺乏时，很容易发生佝偻病；肺部受到感染时，常发生支气管肺炎的病理变化。

临床表现

婴幼儿患急性传染病或感染性疾病往往起病急、来势凶、病情变化快，容易伴发败血症、呼吸衰竭、循环衰竭、水和电解质紊乱等。新生儿患感染性疾病则表现为各方面反应差，如体温不升、白细胞不高等。婴幼儿发热往往容易发生惊厥，腹泻患儿很容易出现脱水和酸中毒表现，婴幼儿肺炎较易并发心力衰竭。

预后转归

婴幼儿患病虽然起病急、变化多，但如果诊治及时恰当，好转恢复也快。而且婴幼儿各脏器组织修复能力较强，后遗症一般较成人少。另一方面，年幼、体弱的婴幼儿患病后病情恶化快，死亡率高于成人。因此，婴幼儿患病以后，及时正确的治疗对预后至关重要。

中医说婴幼儿生理特点

脏腑娇嫩、形气未充

脏腑即五脏六腑，“形”是指形体结构，即四肢百骸、筋肉骨骼、精血津液等。“气”指的是生理功能活动，如肺气、脾气等。

脏腑娇嫩是指婴幼儿机体各系统、器官的形态发育不完善，很脆弱。形气未充是指婴幼儿形体结构和功能活动未臻健全。从婴幼儿脏腑娇嫩的具体表现上，肺、脾、肾三脏最为突出。肺主一身之气，外合皮毛，肺气弱则卫外功能不固，因此婴幼儿时期外感疾病最多。脾为后天之本，主司运化营养精微，婴幼儿营养物质需求量大，而脾胃功能尚未健旺，故脾胃容易受损。肾为先天之本，主骨生髓，婴幼儿初生之时肾气未健，容易出现生长发育障碍。中医将婴幼儿这种娇嫩状态概括为“稚阴稚阳”。

生机蓬勃、发育迅速

生机蓬勃是指婴幼儿生命力旺盛，充满生机。发育迅速是指婴幼儿生长和发育的速度很快。由于婴幼儿出生时机体诸多方面功能尚未成熟，因此，在生长发育过程中，体格、智力以及各种生理功能均不断向完善、成熟方面发展，年龄越小，生长发育的速度越快，对水谷精气需要越迫切，即营养的需要量相对越大。中医将婴幼儿这种生机旺盛的状态概括为“纯阳”。

中医说婴幼儿病理特点

抵抗力差，容易发病

由于婴幼儿脏腑娇嫩、形气未充的生理特点，具有对外界环境的被动适应性和依赖性，对疾病的抵抗能力较差，寒暖不能自调，乳食不知自节，一旦调护失宜，则外易受邪、风、寒、湿、燥、火六淫所侵，内易受饮食所伤，更不能耐受突然的刺激，因此容易受惊、生病。年龄越小，发病率越高，并以外感时肺脾二脏的病症为多见，传染病也多于成年人。

传变迅速，病情易恶化

婴幼儿发病后，病势变化迅速，寒热虚实易互相转化，表现为“易虚易实，易寒易热”。在疾病的进程中，婴幼儿寒证易化热，热极又易生风，因此临床上小儿热证和惊风较多见。而热证又容易导致阳虚衰脱，而出现阴寒之证。小儿患病，初起以实证居多，而实证往往会迅速转化为虚证，或出现虚实并见的症候。若调治不当，容易轻病变重，重病转危。

例如偶患感冒，很快发展成肺炎喘嗽，出现高热咳喘、唇青鼻煽、舌红苔黄的实热证。若医治不及时，出现面色青灰、四肢厥冷、重度发绀、呼吸衰竭的内闭外脱之虚寒证，甚至导致夭折。又如饮食不当引起上吐下泻，当水谷邪气重滞肠胃的初期，可出现发热、腹满胀痛、呕吐酸腐、泻下臭秽、小便黄少、苔黄腻、脉滑实的实证。若吐泻不止，则阴津阳气同时衰竭，又出现神昏肢厥、脉微欲绝的虚脱证。

脏气清灵，易趋康复

婴幼儿为“纯阳之体”，生机蓬勃，活力充沛，脏气清灵，反应敏捷。在疾病发展过程中，其组织再生和修补能力旺盛，且病因单纯，很少受七情影响，只要诊断正确，及时调治，护理周到，则病情好转快，易于康复。

0~3 岁宝宝生长期划分与饮食特点

对于 0~3 岁的宝宝，疾病的发生多与喂养不当有关，所以非常有必要了解不同时期宝宝的饮食特点。

0~28 天：新生儿期

从出生到 28 天称为新生儿期。合理喂养，可使新生儿机体得到所需营养的补充而健康成长。母乳营养最为丰富，是新生儿最好的食品。我们鼓励和宣传母乳喂养，如果母乳不足，可用配方奶喂养，至于量和浓度要根据新生儿的身体情况（即消化与吸收情况）适时调整，以免引起消化不良。

1~12 个月：婴儿期

从宝宝满月到 1 周岁为婴儿期。这一阶段，宝宝体格生长发育特别快，脑发育也很迅速，周岁婴儿体重大约是出生时的 3 倍，身高是出生时的 1.5 倍。这一阶段又是婴儿母乳喂养与辅食喂养相结合，继而从喝奶逐渐过渡到添加辅食的过程。

由于婴儿消化道短而窄，黏膜薄嫩，易于损伤，胃容量小，所以添加辅食应按时按量，量由少至多，质由稀到稠，循序渐进，恰到好处，并要注意观察婴儿大便性状，以防消化不良和食物过敏。

1~3 岁：幼儿期

1 ~ 3 岁称为幼儿期。幼儿期这个阶段，宝宝从断奶到乳牙长齐。此时幼儿从母体获得的免疫抗体逐渐消失，辅食逐渐变为主食；幼儿生长所需的营养尤其是蛋白质增多，但其咀嚼功能又未发育完善，如果这个问题解决不好，很容易发生消化不良、腹泻、呕吐以及缺铁性贫血、佝偻病等。

为了便于幼儿顺利度过乳牙生长期，在确定每日营养素、热量供给的基础上，在制作幼儿膳食时，要尽量做到细、软、烂、碎，并做到经常调换品种花样和口味，使幼儿想吃、要吃和吃得下。给幼儿添加食品要做到适时、适量，恰到好处。

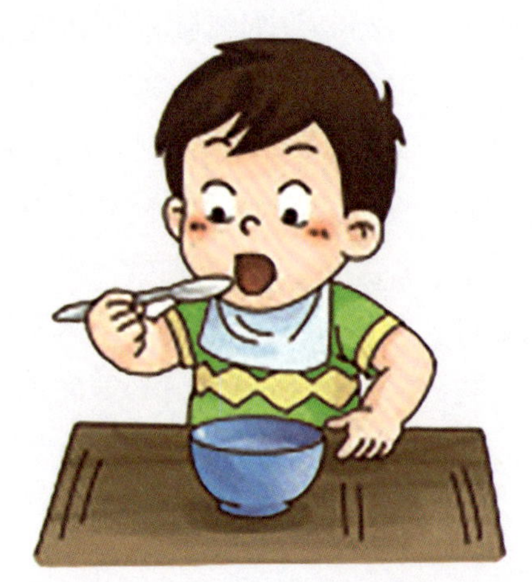

用眼观察宝宝的健康情况

在宝宝的成长过程中，爸妈对宝宝的身体健康情况不了解时，总是有这样那样的担心。其实只要掌握一定的技巧，就能第一时间看出宝宝的身体是否健康。

看脸色

察“颜”观色

中医在诊断疾病时很讲究望诊，“望”，就是观察患者的健康状态，其中脸色是重要的观察内容。一般来说，健康的宝宝大多都是面色红润，富有光泽。一旦宝宝的脸色发生变化，失去原有的红润和光泽，就要留意宝宝的健康是否出现了问题。

宝宝脸色的个体差异

许多爸爸妈妈看到自己宝宝脸色并不是红润的，就担心是否营养不良或患了某些疾病。其实皮肤的颜色有很大的遗传性，皮肤内层黑色素细胞的多少决定了肤色的深浅。另外，皮肤内血液的多少也影响着肤色的红润度，血流量多者肤色发红，反之则发白。所以每个人的体质不同，表现出来的肤色也有差异。

宝宝脸色异常与可能患的疾病

脸色	伴随症状	对应疾病
面色发红	发热、咳嗽伴有流涕	感冒
	发热、有发疹现象	幼儿急疹
	烦躁不安、口唇干燥	发热
面色发黄	精神不佳、眼白呈黄色	新生儿黄疸
	经常腹泻	营养不良性贫血
面色青紫	情绪不佳、精神状态不好	缺铁性贫血
	伴有呕吐、腹泻	食物中毒

看身高与体重

下面是 0 ~ 3 岁男女宝宝的身高与体重发育曲线图。以男孩身高为例，该曲线图中对生长发育的评价采用的是百分位法。百分位法是将 100 个人的身高按从低到高的顺序排列，图中 3rd、15th、50th、85th、97th 分别表示的是第

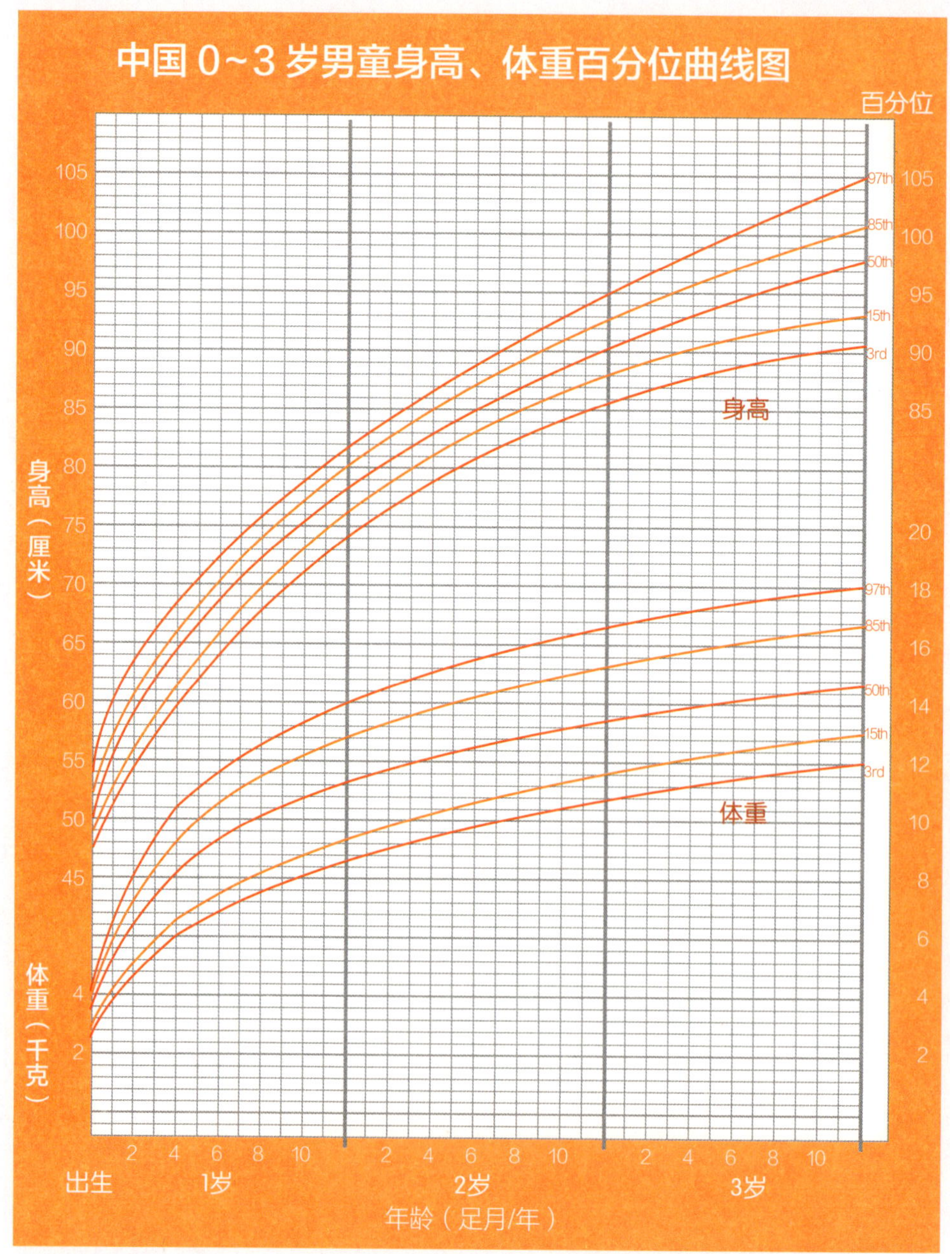

3 百分位、第 15 百分位、第 50 百分位（中位数），第 85 百分位，第 97 百分位。排位在 85th ~ 97th 的为上等，50th ~ 85th 的为中上等，15th ~ 50th 的为中等，3rd ~ 15th 的为中下等，3rd 以下为下等，属矮小。

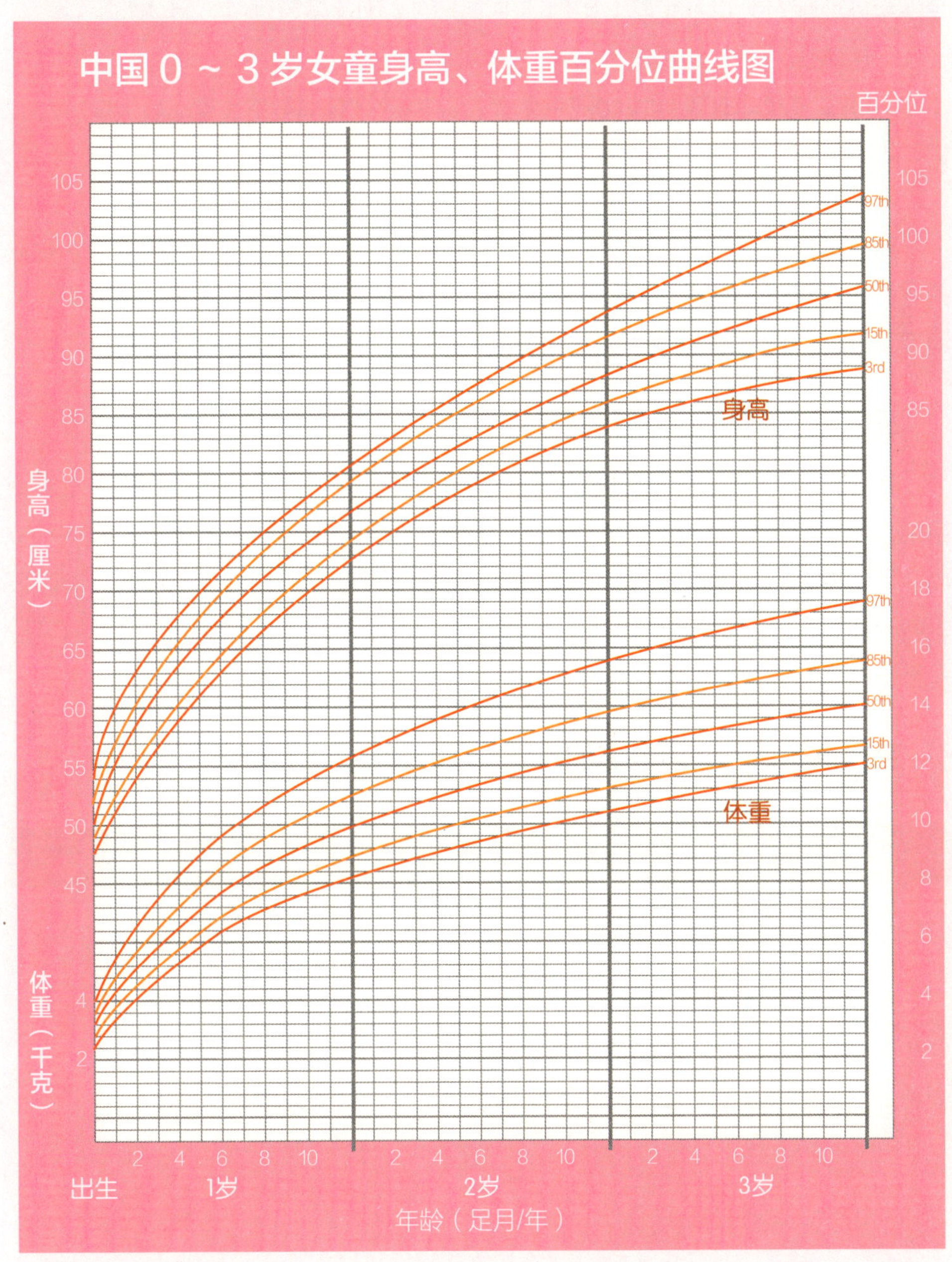

看食欲

添加辅食后宝宝食欲减退，妈妈莫紧张

刚开始添加辅食时，宝宝可能胃口很好，但过一段时间食欲会突然减退，甚至连母乳或配方奶也不想吃。出现这种情况的原因是多方面的，具体如下：

1. 陆续出牙引起的不适。
2. 宝宝体重增加的速度比前半年慢，食物需要量相对少一些。
3. 宝宝对食物越来越挑剔。
4. 宝宝开始有主见，所以会拒绝。

对于这种情况，只要排除了疾病和偏食因素，就应该尊重宝宝的选择。食欲减退和厌食对这一时期的宝宝来说只是暂时现象，不足为奇。妈妈过于紧张或强迫宝宝进食，反而会引起宝宝的反感情绪，使食欲减退的现象持续时间更长。

宝宝食欲缺乏为健康亮起红灯

每个宝宝的体质不同，所以在食量上也存在差异，因此无法仅根据一定的食量来判断健康状况。日常生活中的某些因素有时也会影响宝宝的食欲，如天气炎热、活动过多、吃零食过多等，只要宝宝体重正常增加、精神状况良好，爸爸妈妈就无须担心。但是如果宝宝食欲突然下降、体重减轻、精神状况不佳，这可能是某些疾病信号，应及时就医，查明病因。

宝宝食欲缺乏与可能患的疾病

伴随症状	对应疾病
伴随多汗、颅骨软化	佝偻病
伴有精神萎靡、低热	结核菌感染
伴有腹痛、便血	寄生虫病、胃肠道溃疡
伴随精神状态不佳、疲倦	肾炎、贫血

看排尿

宝宝正常尿液的特点

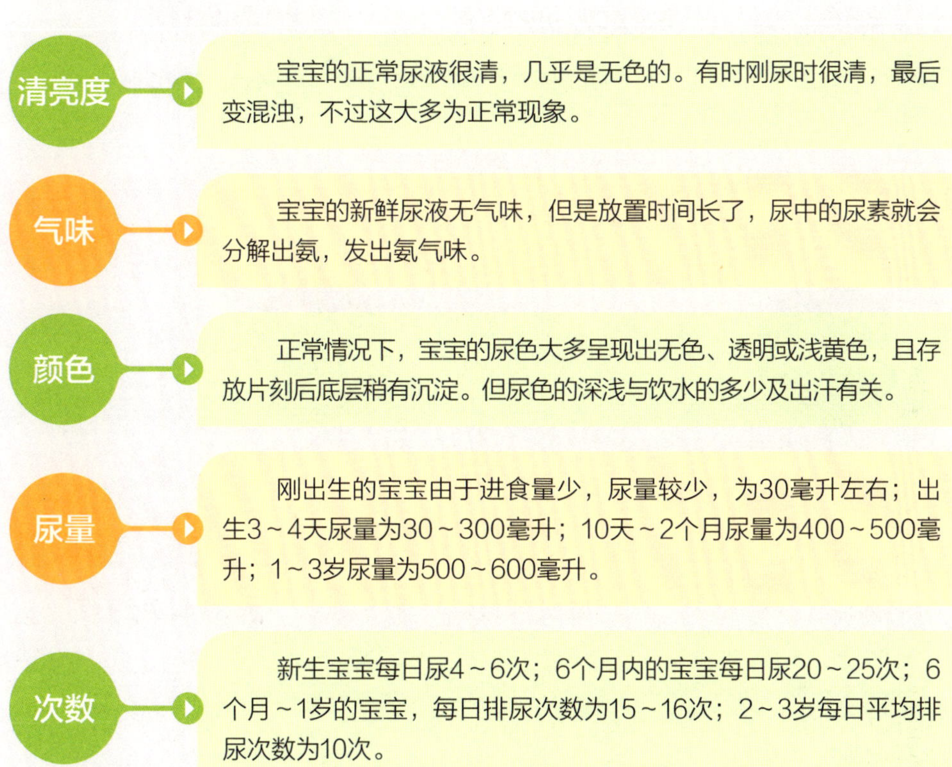

清亮度　宝宝的正常尿液很清，几乎是无色的。有时刚尿时很清，最后变混浊，不过这大多为正常现象。

气味　宝宝的新鲜尿液无气味，但是放置时间长了，尿中的尿素就会分解出氨，发出氨气味。

颜色　正常情况下，宝宝的尿色大多呈现出无色、透明或浅黄色，且存放片刻后底层稍有沉淀。但尿色的深浅与饮水的多少及出汗有关。

尿量　刚出生的宝宝由于进食量少，尿量较少，为30毫升左右；出生3～4天尿量为30～300毫升；10天～2个月尿量为400～500毫升；1～3岁尿量为500～600毫升。

次数　新生宝宝每日尿4～6次；6个月内的宝宝每日尿20～25次；6个月～1岁的宝宝，每日排尿次数为15～16次；2～3岁每日平均排尿次数为10次。

宝宝尿液状况与可能患的疾病

排尿次数	伴随症状	对应疾病
明显减少	伴有水肿、血压升高	肾病
	伴有腹泻、发热、口渴、嘴唇干	脱水
明显增多	伴有体重减轻	小儿糖尿病
	伴有尿急、尿痛	尿路感染

排尿颜色	伴随症状	对应疾病
乳白色	伴有发热、尿痛	肾盂肾炎
深黄色	伴有皮肤、巩膜发黄	黄疸性肝炎
鲜红色或肉红色	呈现血尿	肾炎、尿路结石

什么情况下需要就诊

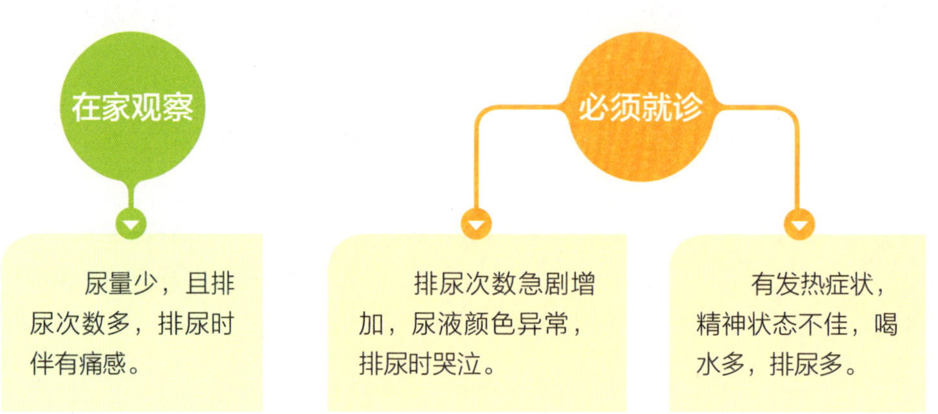

看大便

宝宝大便的次数和质地常常反映其消化功能的情况。母乳喂养的宝宝大便呈金黄色，有酸味；人工喂养的宝宝大便呈淡黄色，较臭；混合喂养的宝宝大便与人工喂养的相似，但比较黄、软。一旦大便的质地、颜色和次数与平时有异样，妈妈们就要提高警惕了。

看屁屁

听到宝宝连续不断地放屁，有的妈妈会担心地找医生，而有的妈妈则会高兴地说:“下气通是好事！”那么，宝宝放屁到底好不好？实际上，具体问题要具体分析。

崩出便便来的屁

6 个月以内的小宝宝常排稀便，有时放屁会带出一点便来，对此妈妈们不用过多担心，到便便成形后，这种现象会逐渐消失。

臭屁

如果宝宝吃母乳，而妈妈又吃大量的花生、豆类或者产气的蔬菜，如萝卜和洋葱等，会导致宝宝放屁多。不过，人工喂养的宝宝如果选用了不合格或超出年龄段的奶粉，也会引发消化不良、肠道内堆积未消化的食物，发酵后气体就会增多，而且味臭。此外，添加辅食后，宝宝如果吃过多的淀粉类主食或过多肉类，放的屁也会很臭。

臭屁伴随腹泻和哭闹可能的原因

如果臭屁伴随腹泻和哭闹，很可能是腹部受凉，或是吃了不洁的食物，应及时就医。

无味的正常屁

多数 6 个月内的宝宝放屁间隔的时间都比较短。有时候还会放“连珠炮”，这其实很正常。在肠道菌群建立的过程中，肠道内会因为分解食物而产生气体，产气的细菌比较多时，宝宝的屁就会增多。这时候宝宝如果没有异常表现，有时候还会显得非常开心，就算屁屁比较多，妈妈也不用担心。

一放屁就哭

有的宝宝在放屁的时候总爱哭，身体扭动，表现出很不舒服的样子，而且放出来的屁有一股酸臭味儿。这可能是喂奶过多、过稠或选用不合适的奶粉造成的，应严格选用适龄奶粉和品牌可靠的奶粉，并按说明书的剂量来冲泡。刚开始吃辅食的宝宝应减少淀粉类食物，增加饮水量。此外，家长也要警惕肠绞痛或其他肠道疾病。肠绞痛的宝宝表现为一放屁就哭，且停不下来、脸部涨红、膝盖缩起、握拳踢脚等。妈妈给宝宝轻轻按摩腹部有帮助。排除这些，有其他不明原因时，家长应及时就医。

无屁

有时，宝宝会几天不放屁，其实也是有隐患的。如果不放屁也不拉便便，并尖声哭闹，呕吐，往往提示宝宝患有肠梗阻，应尽早治疗。

看睡姿

宝宝的身体特别敏感，爸爸妈妈从宝宝的睡姿就可看出宝宝是否健康。

睡姿一 撩衣蹬被口干

如果发现宝宝最近在入睡后经常踢被子，你可别以为他连睡觉都不乖，还要折腾妈妈，他可能是阴虚肺热。当宝宝睡觉时撩衣蹬被，并伴有两颧及口唇发红、口渴喜饮，或手足心发热等症状，中医认为是阴虚肺热所致。

睡姿二 小脸朝下

当你发现小宝宝最近很爱把小脸蛋埋在小枕头里面，别以为他睡觉也害羞，看看他还有没有以下表现：入睡后面朝下，屁股高抬，并伴有口舌溃疡、烦躁、惊恐不安等表现。如果有这些表现，中医认为是“心经热则伏卧”。这常常是小儿患各种急性热病后余热未净所致。

睡姿三 翻来覆去

也许你家的“小魔王”整天调皮捣蛋，进入梦乡还在翻来覆去，不好好睡觉，那么就可能是胃有宿食。

当宝宝反复折腾，且伴有口臭气促、腹部胀满、口干、口唇发红、舌苔黄厚、大便干燥等症状，中医认为，这是胃有宿食的缘故，治疗原则应以消食导滞为主。

睡姿四 哭闹摇头抓耳

你以为宝宝睡觉时哭闹是在跟你撒娇或是抗议他们不想睡觉吗？不一定！当宝宝睡觉哭闹、摇头、抓耳，有时还伴有发热，可能是患有外耳道炎、中耳炎或湿疹。

睡姿五 四肢抖动

宝宝入睡后，四肢抖动，出现“一惊一乍”的情况，多数情况是白天过于疲劳或精神受了过强的刺激（如惊吓）所致。如果抱着宝宝睡，抖动就会减轻。

看精神状态

凡是宝宝精神振作、目光有神、表情活泼、反应灵敏，为无病表现或虽病亦轻；若精神萎靡、目光无神、表情呆滞、嗜睡或躁动，为病势较重。

定期体检，为宝宝健康把好关

为什么要给宝宝定期体检

婴儿时期的体格发育是一生中最为迅速且变化最大的。宝宝的生长是否正常、身体是否有异常情况，都需要定期进行体格检查后做出评定，以便医生和父母根据体检结果对宝宝可能存在的异常情况进行早期干预。因此家长应该认识到宝宝体检的重要性。

宝宝体检前需要做的准备

带上宝宝的相关记录册

带上宝宝的历次体检记录、疫苗接种记录、疾病就诊记录等，如有异常情况，要详细记录下宝宝异常情况发生的时间、部位、变化等，还应记录宝宝抬头、笑出声、会坐、会站、发出单字的时间。

备齐宝宝外出物品

准备一些玩具、食物、水和尿布等物品。等候体检时，宝宝可能会因烦躁而哭闹；看到许多陌生人时，宝宝也会哭闹不休。这时，玩具、小零食都可派上用场，用来分散宝宝的注意力。宝宝在外时间太长，需要补水。

给宝宝穿方便穿脱的衣服和鞋子

由于体检项目较多，有时需要宝宝脱下外衣和鞋子来进行检查，这样穿穿脱脱很容易使宝宝烦躁。妈妈可以给宝宝选择一件长大衣和方便穿脱的鞋子。

体检也讲究“天时、地利、人和”

带宝宝去体检应事先给医院打个电话，尽量避免高峰时段去医院；选择去体检的医院应遵循就近原则；选择宝宝心情好、不哭闹时体检。所以，妈妈们带宝宝去体检时做到“天时、地利、人和”是最为恰当的。

宝宝需要做的体检项目

医生会为宝宝做哪些体检，怎样进行呢？爸爸妈妈只有了解这些才能更好地配合医生顺利地将体检工作完成，并使宝宝愉快地接受体检，不至于造成心理阴影。

1 **问诊：**医生会向父母询问一些宝宝的基本情况，如宝宝断奶的时间、长牙的时间、饮食情况、第一次说话的时间等。

2 **身高、体重、头围、胸围：**医生会为宝宝测量身高、体重、头围、胸围。

3 **头部：**医生会用手轻轻触摸宝宝的头部，用以判断宝宝头部的前后囟门闭合情况。

4 **脖子：**医生会用手上下触摸宝宝的脖子，检查是否有淋巴结肿大等情况。

5 **耳朵：**医生会采用一定的方法，测试宝宝寻找声源的能力，检查耳膜及外耳道，看耳朵内部是否有感染。

6 **眼睛：**医生首先会看宝宝的眼睛是否有斜视的情形，接着观察瞳孔，再看眼睛有无因过敏、感染所引起的异常分泌物。

7 **牙齿：**医生会检查宝宝出牙情况，借以判断宝宝体内微量元素是否缺乏，看宝宝是否有龋齿，以及牙齿的排列与咬合是否正常。

8 **胸腹部听诊：**医生会用听诊器检查宝宝的胸部、腹部，特别是心肺处有无杂音及心跳频率是否异常。

9 **胸腹部触诊：**医生会用触诊的方式，检查宝宝的胸腹部，看宝宝是否有腹水、肝脏或脾脏异常肿大的情形。

10 **生殖器：**检查男宝宝的睾丸是否降入阴囊，包皮是否过长；女宝宝的生殖器是否有炎症。

11 **动作：**医生会观察宝宝的大动作，如抬头、翻身、坐、爬、站、走和跳等，来评价宝宝的发育情况；测试宝宝的精细动作发展情况，如让宝宝用手抓握东西等。

12 **语言：**医生会采用一定的方式与宝宝进行交流，借以判断宝宝对语言的理解和应对能力。

家长需要知道的二类疫苗接种细节

部分二类疫苗接种

通常爸爸妈妈最纠结的都是二类疫苗要不要打，二类疫苗多是自费的，一般包括肺炎疫苗、流感嗜血杆菌疫苗（Hib）、轮状病毒疫苗、水痘疫苗、流感疫苗。

疫苗名称	针对疾病	接种参考	注意事项
流感疫苗	流感	美国推荐6个月以上的宝宝免费接种	首次接种的宝宝，当天接种一针，30天之后再接种一针
肺炎疫苗	7价肺炎疫苗：7种血清型肺炎球菌引起的感染性疾病（如肺炎和中耳炎） 13价肺炎疫苗：13种血清型肺炎球菌引起的感染性疾病	7价肺炎疫苗：3月龄~2岁的婴幼儿、未接种过本疫苗的2~5岁儿童 13价肺炎疫苗：6周龄以上的宝宝	23价肺炎疫苗多用于2岁以上体弱多病的宝宝、65岁以上的老年人等人群
脊髓灰质炎疫苗	小儿麻痹症	有经济实力的家长推荐带宝宝打五联疫苗	口服的活疫苗（糖丸）是免费的，打针的灭活死疫苗需要自费
轮状病毒疫苗	秋季腹泻	每年接种，直至3岁	国外研究表明，轮状病毒疫苗有导致肠套叠的风险，因此口服第一剂轮状病毒后的3周内，要注意观察宝宝有无腹痛、呕吐、血便、腹部肿块等症状，一旦出现以连续腹痛为主的症状，要立即就医

续表

疫苗名称	针对疾病	接种参考	注意事项
水痘疫苗	水痘	建议1岁以上的宝宝打	水痘疫苗长期效果不太好，所以1岁打过第一针后，建议在4~6岁时打第二针以加强保护力

注：参考《冀连梅谈：中国人应该这样用药》

不宜接种的情况

1 患有神经系统疾病，如癫痫、癔症、大脑发育不全或有惊厥史等。

2 患严重心脏、肝脏、肾脏、结核等疾病。

3 患哮喘、麻疹，接种疫苗曾发生过敏情况。

4 重度营养不良、严重佝偻病的宝宝不宜服用脊髓灰质炎糖丸。

5 有免疫缺陷病或使用免疫抑制剂者（如肾上腺皮质激素、放射疗法、抗代谢化学疗法），不能接种活疫苗。

暂缓接种的情况

1 正在发热、感冒或患急性疾病，正在患急性传染病或痊愈后不足2周，有急性传染病密切接触史而未过检疫期。

2 患有化脓性皮肤病，或接种部位有严重皮炎、牛皮癣、湿疹。

3 腹泻，一日大便超过4次以上，不宜服用脊髓灰质炎糖丸。

4 注射过多价的免疫球蛋白者，在6周内不宜接种麻疹疫苗。

接种后注意事项

1 接种注射疫苗后应当用棉签按住针眼几分钟，不出血时方可拿开棉签，不可揉搓接种部位。

2 宝宝接种完疫苗以后不要马上回家，要在接种场所休息30分钟左右，如果出现高热或其他不良反应，可以及时请医生诊治。

3 接种后让宝宝适当休息，多喝水，注意保暖，防止引发其他疾病。

4 接种疫苗当天不要给宝宝洗澡，但要保证接种部位的清洁，防止局部感染。

5 口服脊灰疫苗后半小时内不能进食任何温热的食物或饮品。接种百白破疫苗后，若接种部位出现硬结，可在接种后第二天开始进行热敷以帮助硬结消退。

6 接种疫苗后，如宝宝出现轻微发热、食欲缺乏、烦躁、哭闹的现象，而且反应强烈且持续时间长，应立刻就诊。

第 1 章

营养素饮食宜忌

宝宝成长必需的营养物质

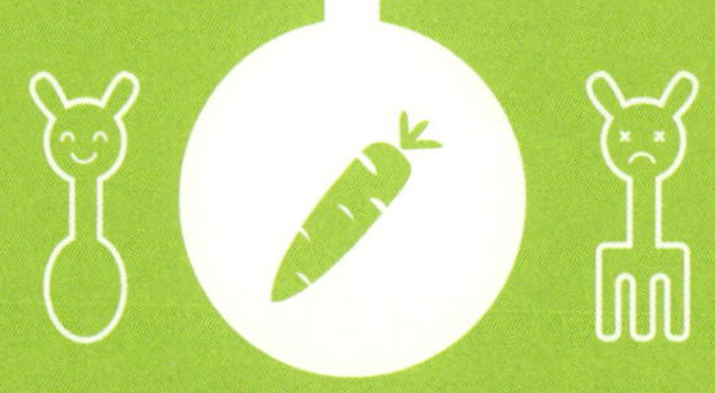

碳水化合物 宝宝活力的源泉

碳水化合物是最主要也是最经济的热量来源，能为宝宝身体正常发育提供大部分热量，起到保持体温、促进新陈代谢、维持大脑及神经系统正常功能的作用。宝宝内脏器官、神经、四肢以及肌肉等的发育与活动都必须得到碳水化合物的大力支持。

0~3 岁宝宝每日碳水化合物推荐摄入量

年龄	推荐摄入量
0~6 个月	65 克（适宜摄入量）
7~12 个月	80 克（适宜摄入量）
1~3 岁	120 克（平均需要量）

缺乏症状

宝宝会头晕，全身无力，精神不振，疲乏，血糖含量降低，脑功能障碍；有的宝宝会发生便秘。由于热量不足，会引起体温下降，宝宝表现为在正常的温度下也畏寒怕冷。宝宝如长期得不到足够的碳水化合物，会出现生长发育迟缓、体重减轻，须引起重视。

营养师告诉你

婴儿期的宝宝不能过多摄入碳水化合物，否则容易影响蛋白质和脂肪的摄入，引起宝宝虚胖和免疫力下降，容易感染各种传染性疾病。

让宝宝适当减少饼干、糖的摄取量，在两餐之间不吃或少吃糖果零食。可以在宝宝做了较多运动时吃点饼干等富含碳水化合物的食物，补充运动消耗的热量。

正确摄入

每克葡萄糖在体内氧化可提供热量 4 千卡。3 个月以内的婴儿体内缺乏淀粉酶，但乳糖酶的活性比成人高，能够消化乳糖和蔗糖。4 个月以后的婴幼儿，淀粉酶开始活跃。

0~6 个月婴儿所需碳水化合物主要来源于母乳，纯母乳喂养的宝宝乳糖每天摄入量约 65 克；7~12 个月婴儿，应把添加谷类等淀粉类食物作为断乳食品的首选，以适应肠道淀粉酶的分泌和促进其活性。随着对热量需要的增加，碳水化合物的总摄入量也应相应增加。

营养素搭配宜忌

碳水化合物和蛋白质同时补充，可以有效避免碳水化合物的过多摄入，避免肥胖的发生。

食物摄取途径

乳糖是婴儿主要的碳水化合物来源。富含碳水化合物的食物为五谷杂粮（包括薯类）、水果等。

每 100 克可食部分碳水化合物含量		
大米	小米	面粉
77.9 克	75.1 克	73.6 克
绿豆	土豆	苹果
62.0 克	17.2 克	13.5 克

营养食谱推荐

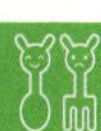

肉末海带面

补充热量、健脑益智

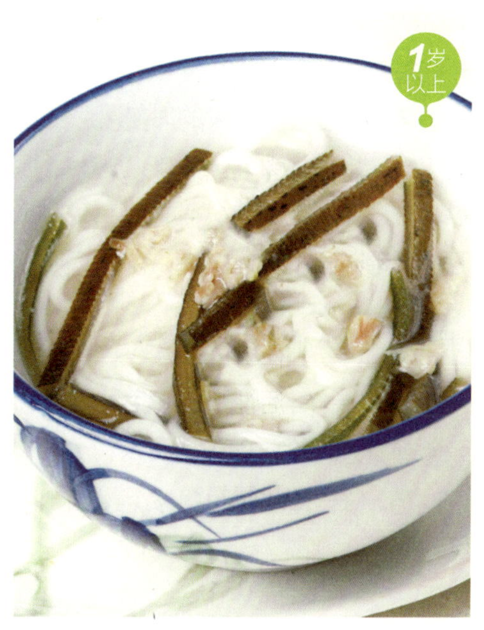

材料 细面条 50 克，瘦肉、水发海带各 15 克，鸡蛋半个。

做法

1. 半个鸡蛋打散，搅匀；细面条截成小段；瘦肉洗净，切末；海带切丝。
2. 水烧开，加入海带丝、细面条段，加入瘦肉末，用小火煮熟，淋上鸡蛋液，煮熟即可。

营养功效

面条中含有较多淀粉，能为宝宝提供热量。海带中含较多的碘，能让宝宝更聪明。

蛋白质 生命第一营养素

蛋白质是构成细胞、组织和器官的主要材料。宝宝体内新陈代谢过程中起催化作用的酶，调节生长和代谢的各种激素以及有免疫功能的抗体都是由蛋白质构成的。此外，蛋白质对维持宝宝体内酸碱平衡和水分的正常分布都有重要作用。

缺乏症状

宝宝营养不良，生长发育迟缓，体重减轻，身材矮小。宝宝可能会出现偏食、厌食的症状。容易发生感冒、咳嗽等免疫力低下的状况。皮肤出现伤口后愈合迟缓，不易愈合。

营养师告诉你

婴幼儿的肝、肾功能较弱，如突然大量摄入高蛋白食物后，容易造成消化吸收障碍。此时，在肠道细菌的作用下，会产生大量的氨类毒物，导致血氨骤然升高，并扩散到脑组织中，进而引起脑组织代谢功能发生障碍。

正确摄入

每克蛋白质能提供热量 4 千卡，宝宝每日由蛋白质提供的热量占总热量的 10%~15%。母乳每 100 毫升能提供蛋白质 1.1~1.2 克，配方奶每 100 毫升提供蛋白质 1.3~2.0 克。

0~3 岁宝宝每日蛋白质推荐摄入量

年龄	推荐摄入量
0~6 个月	9 克（适宜摄入量）
7~12 个月	20 克
1~2 岁	25 克
2~3 岁	30 克

营养素搭配宜忌

补充蛋白质的同时，千万别忘了碳水化合物。因为后者是作为身体热量供应的主要来源，如果身体热量不足，蛋白质便会充当替补，这样反而会增加蛋白质的消耗，降低蛋白质的营养功效。因此在补充蛋白质前要保证身体有足够的热量。

食物摄取途径

母乳蛋白是1岁内婴儿蛋白质的最好来源。随着年龄的增长，所摄入的食物品种日益丰富，各种动植物逐渐成为蛋白质的重要来源，富含蛋白质的食物有蛋奶、鱼肉、禽肉、瘦肉、豆类及豆制品等。

每100克可食部分蛋白质含量			
黄豆	猪瘦肉	牛肉	鸡胸肉
35.0克	20.3克	20.2克	19.4克
鱼类	鸡蛋黄	鸡蛋	牛奶
17.7~21.2克	15.2克	13.3克	3.0克

注：蛋清要1岁以后食用。

营养食谱推荐

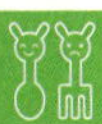

油菜蒸豆腐

补充优质蛋白质

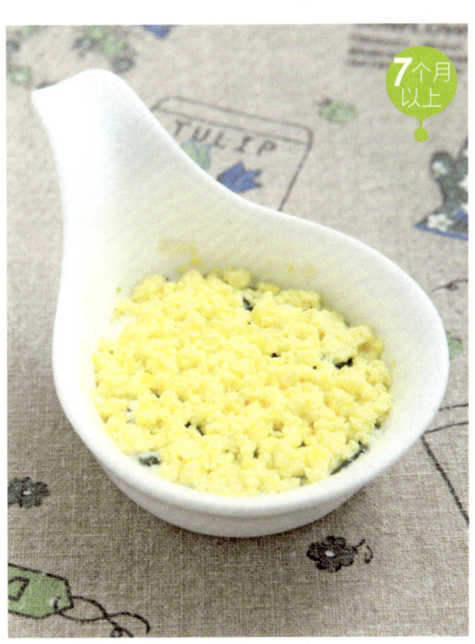

材料 嫩豆腐50克，油菜叶10克，煮熟的蛋黄15克。

调料 水淀粉适量。

做法

1. 油菜叶洗净，放入沸水中焯烫一下，捞出切碎。
2. 豆腐放入碗内碾碎成泥状，然后加入切碎的油菜、水淀粉搅匀，再把蛋黄碾碎，撒在豆腐泥表面。
3. 大火烧开蒸锅中的水，将盛有豆腐泥的碗放入蒸锅中，蒸10分钟即可。

脂肪 储存热量的重要物质

脂肪是构成身体组织的重要物质，能为宝宝提供热量和身体必需的脂肪酸。皮下脂肪有维持正常体温的作用，内脏器官周围的脂肪能缓冲外力冲击，保护内脏。此外，脂肪还能促进脂溶性维生素 A、维生素 D、维生素 E、维生素 K 的吸收，有助于宝宝牙齿和骨骼的发育。

0~3 岁宝宝每日膳食总脂肪适宜摄入量

年龄	适宜摄入量（占总热量百分比）
0~6 个月	45%~50%
7~12 个月	35%~40%
1~3 岁	35%

缺乏症状

免疫力低下，容易感冒；记忆力低下；视力较差；经常感到口渴，出汗较多；皮肤干燥，面无光泽，头发干枯，头皮屑多，甚至患上湿疹；极度缺乏时体重不增加，身体消瘦，生长相对缓慢。还会造成脂溶性维生素 A、维生素 D、维生素 E、维生素 K 的缺乏，从而发生相应的疾病。

营养师告诉你

宝宝不能进食过多脂肪，否则容易引起肥胖、智力发育较同龄儿缓慢、运动能力差等表现。冬天，身体需要较多的热量保暖；活动量大的时候，应该给宝宝适量多吃一些高脂肪食物。

正确摄入

每克脂肪能提供热量 9 千卡。婴儿对总脂肪的需要高于成人，脂肪是婴儿最主要的热量来源，0 ~ 6 个宝宝脂肪提供的热量占每日总热量的 45% ~ 50%；7 ~ 12 个月宝宝脂肪提供的热量占每日总热量的 35% ~ 40%。

进入幼儿期，伴随着生长发育的持续以及生长速率相对减缓，同时随着膳食从以奶类为主过渡到以其他食物的混合膳食为主，宝宝对脂肪总量的需要也会逐渐减少，对脂肪酸的需要也会逐渐接近成人。但 3 岁以内的宝宝，由于大脑发育的特点，对 DHA 仍然有较高的需求。

营养素搭配宜忌

补充脂肪类食物的时候可以适量补充一些含有维生素 A、维生素 D 的食物，因为维生素 A、维生素 D 是脂溶性的，与脂肪一起食用能够更好地被吸收。

食物摄取途径

除了母乳喂养的婴儿脂肪来源于母乳外，宝宝的膳食脂肪主要来源于动物的脂肪组织、肉类以及坚果和植物的种子。富含脂肪的食物有畜肉、禽蛋、动物油脂、植物油、坚果、大豆类等。

每 100 克可食部分脂肪含量		
猪肉	黄豆	核桃
37.0 克	16.0 克	14.9 克
鸡肉	牛肉	牛奶
9.4 克	4.2 克	3.2 克

营养食谱推荐

花生排骨汤

补血、增强记忆力

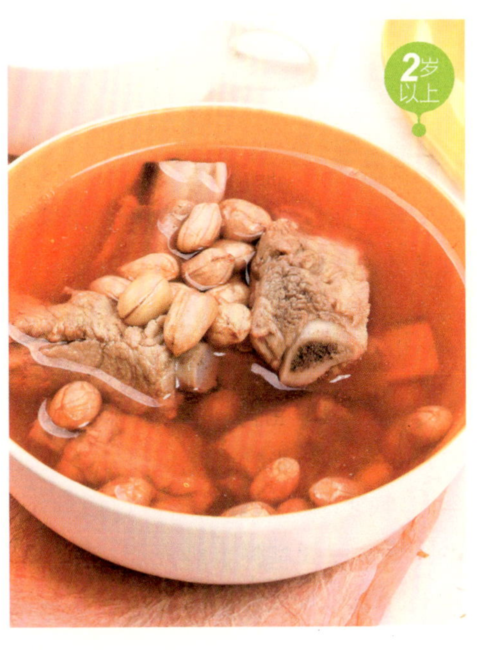

材料 花生米 20 克，排骨 200 克。
调料 盐 2 克。
做法

1. 排骨洗净，剁成块；花生米用清水泡洗干净。
2. 花生米和排骨一起放入煲内，慢火煮 1 小时。
3. 调入少量盐，煮熟即可。

营养功效

猪排骨含有人体必需的优质蛋白质，尤其是丰富的钙质可维护骨骼的健康，具有滋阴润燥、益精补血的功效。

B 族维生素 增强食欲很可靠

B 族维生素包含多个种类，参与体内碳水化合物、蛋白质和脂肪的代谢，是一种水溶性维生素，包括维生素 B_1、维生素 B_2、维生素 B_6、维生素 B_{12}、烟酸、泛酸、叶酸等。下面重点介绍下维生素 B_1、维生素 B_2 和维生素 B_6。

维生素 B_1 又叫硫胺素，主要参与热量代谢，维持神经系统、肌肉和心脏的正常功能，调节胃肠蠕动，维持正常食欲；维生素 B_2 又叫核黄素，主要参与物质代谢和体内抗氧化防御系统的调节，提高机体对环境应激适应能力；维生素 B_6 能协助宝宝产生抗体，调节中枢神经系统。

缺乏症状

维生素 B_1 缺乏

宝宝如果缺乏维生素 B_1，容易出现食欲减退和脚气病。

维生素 B_2 缺乏

儿童是维生素 B_2 缺乏的高危人群，主要原因是膳食摄入不足。维生素 B_2 缺乏的症状有唇干裂、口角炎、地图舌、口腔黏膜水肿充血、口周围和外阴周围皮肤炎症；眼部症状包括眼睑炎、畏光、流泪、视物模糊等，严重者角膜血管增生，发育不良。

维生素 B_6 缺乏

原发性缺乏并不常见，缺乏原因主要有婴幼儿生长发育迅速导致需求量增加，慢性腹泻导致吸收减少，某些药物的长期应用等。

维生素 B_6 缺乏的典型症状是在眼鼻与口腔周围皮肤处发生脂溢性皮炎，小细胞性贫血，忧郁和精神错乱，生长速度减慢，也可发生末梢神经炎等。

营养师告诉你

谷类食物中的维生素 B_1 主要存在于表皮、糊粉层和胚芽中，加工越精细的谷物维生素 B_1 损失越多，因此要常吃粗粮、全谷物，少吃精米精面。

淘米时要快速淘洗，水温不要过高，更不要用手搓洗、用热水烫洗，以防维生素 B_1 损失过多。

在做米饭时，蒸饭比捞饭维生素 B_2 损失少；在烹调肉类时，蒸肉、红烧比油炸维生素 B_2 损失少。

正在哺乳期的妈妈不宜口服维生素 B_6，否则容易引起回奶。

正确摄入

0~3 岁宝宝每日 B 族维生素推荐摄入量

年龄	维生素 B_1 推荐摄入量	维生素 B_2 推荐摄入量	维生素 B_6 推荐摄入量
0~6 个月	0.1 毫克（适宜摄入量）	0.4 毫克（适宜摄入量）	0.2 毫克（适宜摄入量）
7~12 个月	0.3 毫克（适宜摄入量）	0.5 毫克（适宜摄入量）	0.4 毫克（适宜摄入量）
1~3 岁	0.6 毫克	0.6 毫克	0.6 毫克

营养素搭配宜忌

维生素 B_2 与维生素 B_6、维生素 C 及烟酸一起摄取，效果更佳。维生素 B_6 的需求量随蛋白质摄入量的增加而增加，维生素 B_6 与蛋白质摄入量保持适宜的比值，才能维持维生素 B_6 的适宜营养状态。

食物摄取途径

富含维生素 B_1 的食物有全谷类、豆类、坚果类、动物内脏、瘦肉、禽蛋。富含维生素 B_2 的食物有动物内脏、蛋黄、乳类。含维生素 B_6 的食物很广泛，动物性食物的维生素 B_6 利用率优于植物性食物，富含维生素 B_6 的食物有鸡肉、鱼肉、动物肝脏、豆类、坚果类、蛋黄、香蕉、圆白菜、菠菜等。

每 100 克可食部分维生素 B_1 含量	
生花生米	猪瘦肉
0.72 毫克	0.54 毫克
黄豆	面粉
0.41 毫克	0.28 毫克

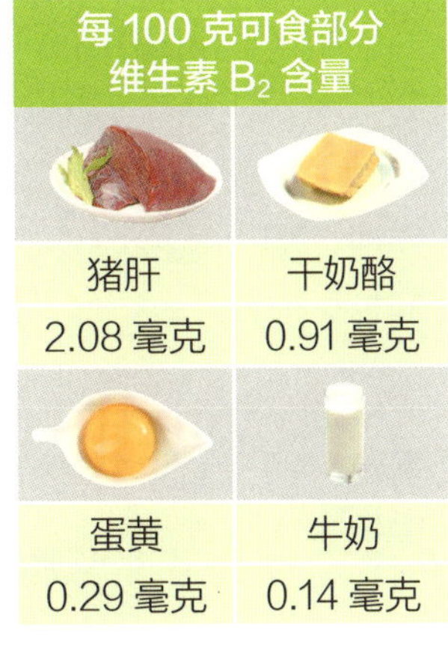

每 100 克可食部分维生素 B_2 含量	
猪肝	干奶酪
2.08 毫克	0.91 毫克
蛋黄	牛奶
0.29 毫克	0.14 毫克

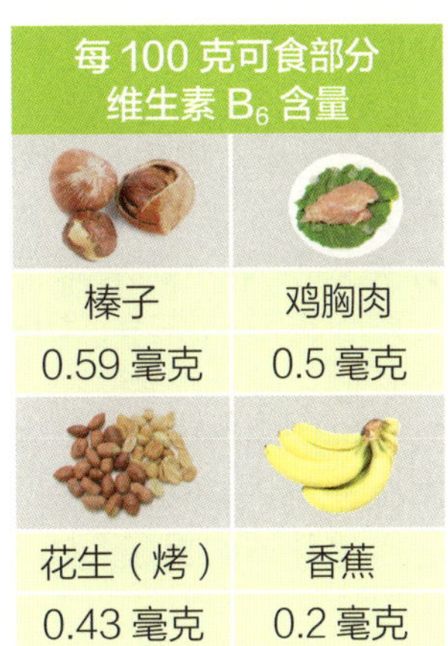

每 100 克可食部分维生素 B_6 含量	
榛子	鸡胸肉
0.59 毫克	0.5 毫克
花生（烤）	香蕉
0.43 毫克	0.2 毫克

营养食谱推荐

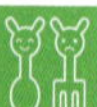

花生大米粥

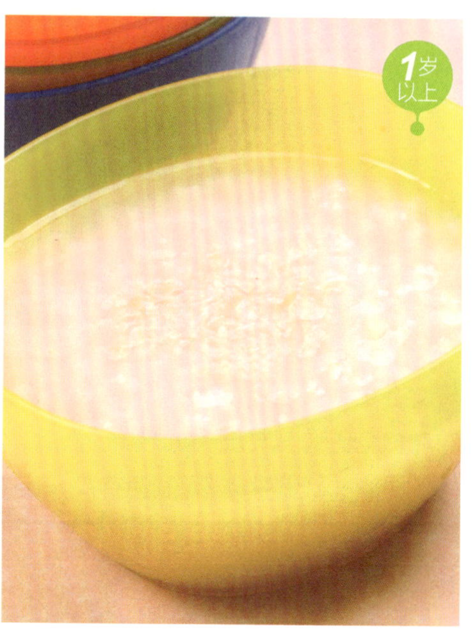

健胃促食

材料 带衣花生米15克，大米25克。

做法

1. 将花生米捣烂；大米淘洗干净。
2. 将花生碎和大米放入锅中，大火煮开，转小火熬煮至粥成熟即可。

营养功效

花生米富含维生素 B_1、蛋白质和不饱和脂肪酸，有醒脾开胃的功效。

猪肝胡萝卜粥

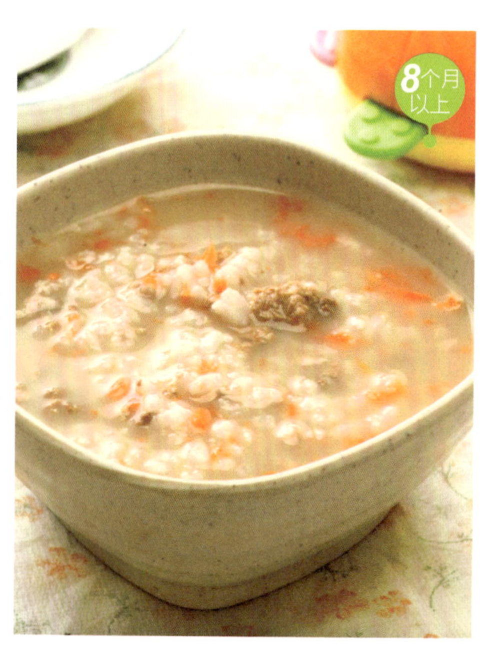

补血、提高免疫力

材料 大米、胡萝卜、猪肝各30克。

做法

1. 大米洗净，用水浸泡30分钟；胡萝卜去皮，洗净，切碎；猪肝洗净，切碎。
2. 锅内倒油烧热，倒入胡萝卜碎翻炒。
3. 大米倒入锅中，加水煮至粥熟，加入猪肝碎和胡萝卜碎，煮熟即可。

营养功效

猪肝富含维生素 B_2 和铁，搭配胡萝卜做粥，有补血、提高免疫力的功效。

维生素 C 增强免疫力的明星

维生素 C 又叫抗坏血酸，由于它具有抗氧化、清除自由基的作用，因此它具有以下功能：能对抗坏血病，增强免疫力，降低慢性疾病的发病率，并能减轻感冒症状；降低过敏物质对身体的影响；促进宝宝牙齿和骨骼的生长，防止牙齿出血；促进胶原蛋白合成，利于伤口愈合；促进神经递质合成；降低血胆固醇；使酶的活性升高，增强药物或毒物的解毒过程；保护 DNA、蛋白质或膜结构免受氧化损伤；帮助宝宝促进铁的吸收与利用。

缺乏症状

胶原合成障碍，致坏血病，有出血倾向，如牙龈肿胀出血、鼻出血、皮下出血等，伤口不易愈合；神经递质合成受到影响；骨骼畸形，易骨折；容易感冒；身体虚弱，面色苍白，呼吸急促；发育迟缓，体重减轻，食欲缺乏，消化不良。

营养师告诉你

尽管维生素 C 的毒性很小，但过量摄入仍可产生一些不良反应。长期服用大剂量维生素 C 后一旦突然停用，尽管保持正常合理膳食，仍可出现坏血病的症状。小儿生长时期过量服用，容易患骨骼疾病。

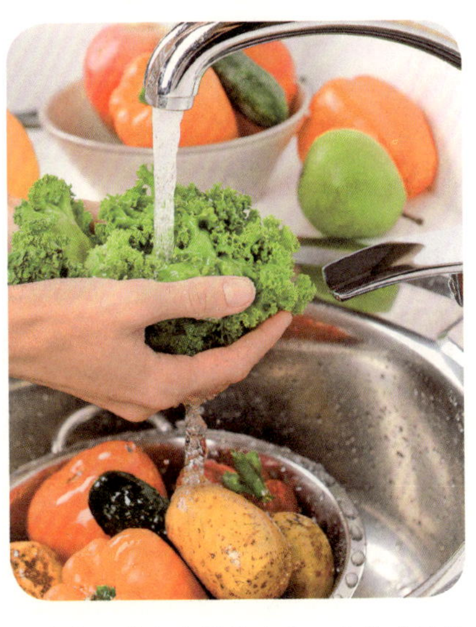

维生素 C 是水溶性维生素，水洗时极易流失，因此，蔬菜最好洗完再切，以免维生素 C 从切口流失。

正确摄入

0~3 岁宝宝每日维生素 C 推荐摄入量

年龄	推荐摄入量
0~6 个月	40 毫克（适宜摄入量）
7~12 个月	40 毫克（适宜摄入量）
1~3 岁	40 毫克

营养素搭配宜忌

维生素C与维生素E一同服用，能提高维生素C的抗氧化力，还可增强宝宝的免疫力。

食物摄取途径

维生素C的主要来源为新鲜蔬菜和水果，一般叶菜类比根茎类含量多，酸味水果比无酸味水果含量多，常见富含维生素C的食物有猕猴桃、鲜枣、橘子、绿叶菜等。

每100克可食部分维生素C含量

鲜枣	猕猴桃	菜花
243毫克	62毫克	61毫克
西蓝花	**草莓**	**大白菜**
51毫克	47毫克	31毫克

营养食谱推荐

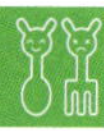

猕猴桃橙汁

增强免疫力、解热止渴

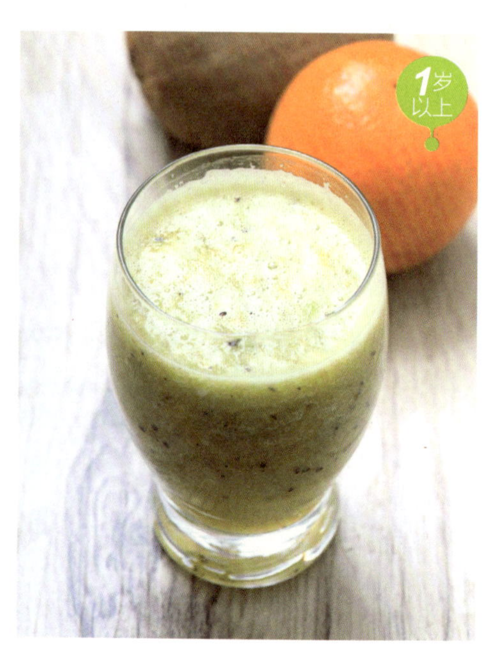

材料 猕猴桃40克，橙子50克。

做法

1. 橙子去皮、去核，切块；猕猴桃去皮，切块。
2. 橙子块、猕猴桃块和适量饮用水放入料理机中搅打即可。

营养功效

猕猴桃性寒，味甘、酸，有清热生津的功效；橙子微凉，味甘、酸，有止渴的功效。两者搭配食用有解热止渴的功效。

钙 让宝宝的骨骼壮牙齿健

钙是人体内含量最多的矿物质，是构成牙齿、骨骼的主要成分，能预防骨质疏松症和骨折；可以维持神经、肌肉的正常兴奋性，完成神经冲动的传导，参与心肌、骨骼肌及平滑肌的收缩及舒张活动，调节心跳节律，维持正常的血压，维持细胞的通透性，可控制炎症和水肿，并有镇静、安神的作用。同时，它也是多种酶的激活物。

缺乏症状

白天烦躁、坐立不安，晚上不易入睡或不易进入深睡眠状态，入睡后易惊醒、多汗，精神不稳定；指甲易脆裂，呈灰白色或有白痕；免疫力低，容易感冒等。轻中度缺乏时会表现为厌食、偏食、关节痛、心跳过缓、牙齿生长缓慢、龋齿、发育不良、手脚痉挛或抽搐等，严重缺乏时可引起小儿佝偻病、X 形腿、O 形腿、鸡胸等。

营养师告诉你

每天吃高钙食物，喝奶过敏、缺乏运动的宝宝应吃钙片来补钙。

有缺锌症状的宝宝应慎服钙剂，应以食补为主，因为钙会抑制人体对锌元素的吸收。

钙剂不要与韭菜、山楂等一起吃，会影响钙的吸收，特别是草酸摄入过多会大大影响钙的吸收。

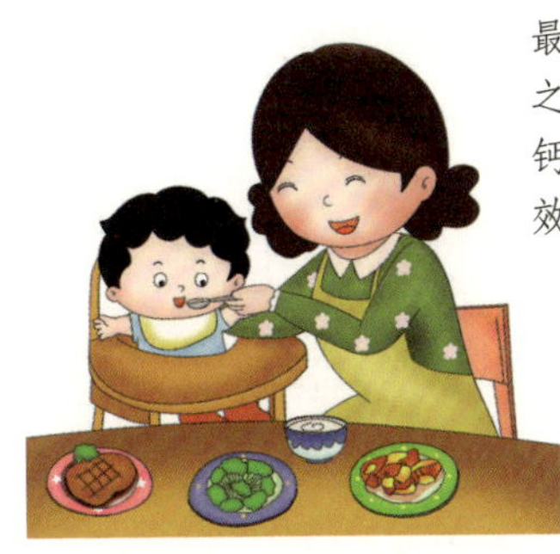

最好在两顿辅食之间给宝宝补充钙剂，这样补钙效果会更好。

补钙的同时还要补充维生素 D，能促进宝宝对钙的消化吸收。

让宝宝多晒晒太阳，能很好地补充维生素 D，这样能保证宝宝在吃饭时摄入的钙质能更好地被吸收。宝宝晒太阳时不要隔着玻璃，并且要根据气温变换选择合适的时间段。

正确摄入

0~3 岁宝宝每日钙推荐摄入量

年龄	推荐摄入量
0~6 个月	200 毫克（适宜摄入量）
7~12 个月	250 毫克（适宜摄入量）
1~3 岁	600 毫克

营养素搭配宜忌

钙与维生素 D 是一对好搭档，维生素 D 可以全面调节钙代谢，增加钙在小肠的吸收，维持血中钙和磷的正常浓度，促使骨和软骨正常钙化。

食物摄取途径

纯母乳喂养的婴儿，其母乳钙完全能满足婴儿的需要。7~24 月龄婴幼儿所需钙，可由母乳或配方奶以及食物提供。

食物中钙的最好来源是奶及奶制品，不但含量丰富，而且吸收率高。豆类、蛋类和绿色蔬菜也是钙的较好来源；少数食物，如虾皮、海带、芝麻酱等含钙量也很高。

每 100 克可食部分钙含量

芝麻酱	虾皮	荠菜	海带（水发）
1170 毫克	991 毫克	294 毫克	241 毫克
黄豆	豆腐	牛奶	鸡蛋
191 毫克	164 毫克	104 毫克	56 毫克

注：黄豆、鸡蛋应在宝宝 1 岁后才可食用。

营养食谱推荐

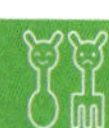

蔬菜牛奶羹

促进骨骼发育

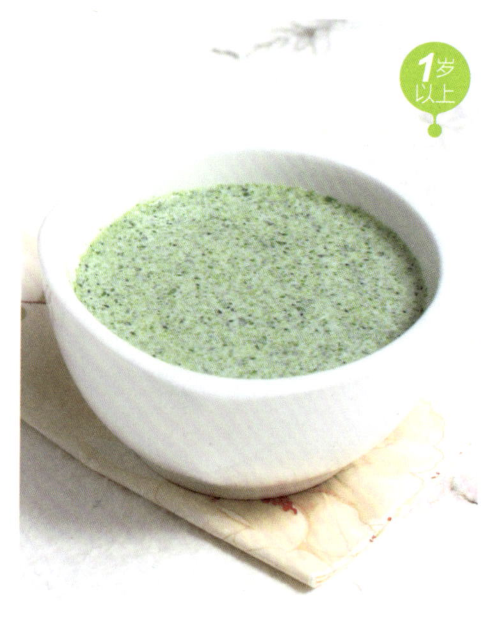

材料 西蓝花、芥菜各 50 克，牛奶 200 毫升。

做法

1. 西蓝花、芥菜分别洗净，切块，放入榨汁机中，加适量水，榨成汁。
2. 奶锅中放入牛奶和榨好的蔬菜汁，混合后大火煮沸即可。

营养功效

西蓝花含有丰富的维生素 C，可让宝宝的皮肤富有光泽和弹性，还可提高宝宝的免疫力。搭配富含蛋白质、钙质的牛奶，可促进宝宝骨骼发育。

铁 宝宝血液的缔造者

铁是人体含量最多的必需微量元素，是造血的主要原料，对预防并治疗缺铁性贫血有明显的作用；铁可以保持宝宝健康的肤色，促进宝宝的生长发育，提高免疫力，防止疲劳，增加耐寒性，为宝宝脑细胞提供营养素和充足的氧气。

缺乏症状

如果宝宝缺铁，血红蛋白就不能运送足够的氧气到身体的器官和肌肉，不仅会引起精神不振、烦躁不安、食欲减退等，严重的还会导致缺铁性贫血，影响大脑发育，对宝宝的认知发育造成损害，且在以后补充铁后难以恢复。此外，铁缺乏还可导致宝宝的抵抗力降低。

爸爸妈妈要注意监测宝宝身体的含铁情况，一般在 10 毫摩 / 升以上可食补，低于 10 毫摩 / 升则需要补充铁剂。

营养师告诉你

如果服用铁剂，最好不要马上喝奶，因为会抑制铁的吸收。

铁剂不宜在饭前服用，因为铁剂对胃黏膜有刺激作用，饭前服用易引起肠胃不适，还不利于人体吸收。

使用铁质炊具烹调食物可增加食物中铁的含量，但尚不能肯定人体对来自铁质炊具的铁与食物中自然存在的铁有相同的利用率。

不能用铁锅煮山楂等酸性食物，也不要长时间将酸性食物存放在铁容器内，以免在酸性条件下铁大量溶入食物中。

正确摄入

乳汁中铁含量相对较低，不能满足 6 个月以上宝宝的需求，因此在这一时期最容易缺铁，应该注意每天从其他膳食中补充。早产儿和低体重儿出生时体内铁储存较少，出生后生长发育速度比足月儿快，需要比足月儿更多的铁。6~24 月龄婴幼儿生长发育速度较快，铁需要量大，受膳食铁供给的限制，较易出现铁缺乏。此外，6~24 月龄婴幼儿可因为对牛奶蛋白质过敏、肠道隐性

0~3 岁宝宝每日铁推荐摄入量

年龄	推荐摄入量
0~6 个月	0.3 毫克（适宜摄入量）
7~12 个月	10.0 毫克
1~3 岁	9.0 毫克

出血而出现铁缺乏。2 岁以后生长发育速度减慢，身体铁储备开始积累，缺铁的危险性降低，但可因钩虫感染等导致肠道失血和铁丢失而发生铁缺乏。

营养素搭配宜忌

维生素 C 能促进铁元素的吸收，因此进食富含铁的食物的同时，应该添加富含维生素 C 的食物。

食物摄取途径

母乳中铁含量不高，0~6 个月婴儿所需铁依赖胎儿期铁储备，7 个月后迅速增加的铁需求量需要依赖铁强化辅食和含铁量丰富的动物性食物作为辅食补充。富含铁的食物有动物肝脏、动物血、水产类、畜禽肉类等，铁强化奶或米粉是较大婴儿铁的主要膳食来源。蔬菜中的铁吸收不好，但是进食量多，通过协同维生素 C，可促进吸收。

每 100 克可食部分铁含量		
干木耳	鸭血	猪肝
97.4 毫克	30.5~39.6 毫克	22.6 毫克
蛤蜊	猪血	黄花菜
10.9 毫克	8.7 毫克	8.1 毫克
牛肉	猪瘦肉	
3.3 毫克	3.0 毫克	

营养食谱推荐

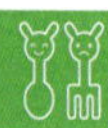

猪肝瘦肉粥

补血、明目

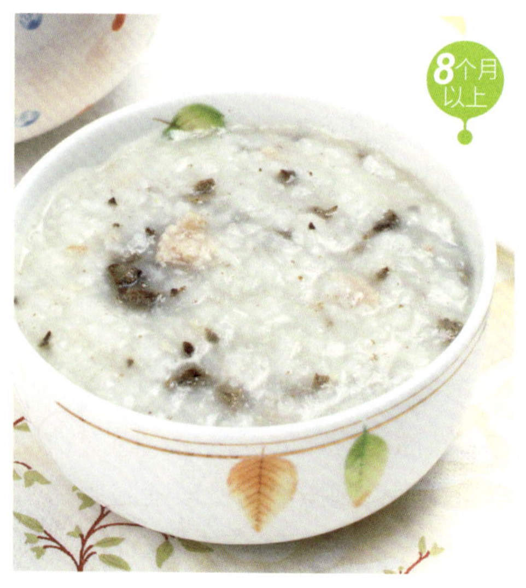

材料 鲜猪肝、猪瘦肉、大米各 30 克。

做法

1. 猪肝、猪瘦肉洗净，剁碎，加油拌匀；大米洗净，用水浸泡 30 分钟。
2. 将大米放入锅中，加适量清水，煮至粥将熟时，加入拌好的猪肝碎、瘦肉碎，再煮至肉熟即可。

锌 促进发育、增进食欲

锌可维持宝宝正常的味觉功能及食欲，促进宝宝的生长发育和智力发育，促进宝宝正常的性发育，提高宝宝的反应能力和免疫力，促进伤口的愈合，维护正常视力和肌肤完整性。

缺乏症状

生长发育缓慢，身材矮小，性发育迟滞；免疫力降低，短期内反复患感冒、支气管炎或肺炎，口腔溃疡反复发作，伤口愈合缓慢；味觉减退，食欲差，挑食、厌食，有异食癖；指甲上有白斑，指甲、头发无光泽、易断、易脱落；皮肤色素沉着，有横纹。

容易紧张、疲倦，警觉性降低；易激动、脾气大，多动、注意力不能集中、记忆力差，甚至影响智力发育。

营养师告诉你

母乳喂养的宝宝一般不用特别补锌。在宝宝的饮食中，如果没有挑食、偏食的现象，一般不会缺锌。给宝宝补锌时，不能盲目使用含锌的补品或药品，最好在平时注意增加含锌的食物。

有研究表明，味精可能是导致宝宝缺锌的重要原因，建议正在哺乳的妈妈和宝宝尽量避免摄入味精。此外，常见含各种色素的食物易导致锌缺乏，如彩色糖果、饮料等。

正确摄入

0~3 岁宝宝每日锌推荐摄入量

年龄	推荐摄入量
0~6 个月	2.0 毫克（适宜摄入量）
7~12 个月	3.5 毫克
1~3 岁	4.0 毫克

营养素搭配宜忌

食用富含锌的食物时，可以多食用含维生素 A、维生素 D 的食物，可促进锌元素的吸收。

食物摄取途径

食物中大部分锌与蛋白质和核酸结合，一般处于稳定的络合状态，富含蛋白质的动物性食物和贝类是锌的最好来源。富含锌的动物性食物有牡蛎、畜禽肉及肝脏、蛋类、海鱼，植物性食物的含锌量一般较低，主要存在于谷类、豆类的胚芽及坚果，精加工过程可导致锌丢失。

每 100 克可食部分锌含量			
牡蛎	扇贝（鲜）	猪肝	牛肉
9.4 毫克	7.2 毫克	5.8 毫克	4.7 毫克
海米	黄豆	猪瘦肉	鲈鱼
3.8 毫克	3.3 毫克	3.0 毫克	2.8 毫克
花生米（炒）	紫菜	核桃	鸭肉
2.8 毫克	2.5 毫克	2.2 毫克	1.3 毫克

营养食谱推荐

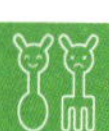

牡蛎南瓜羹

补锌

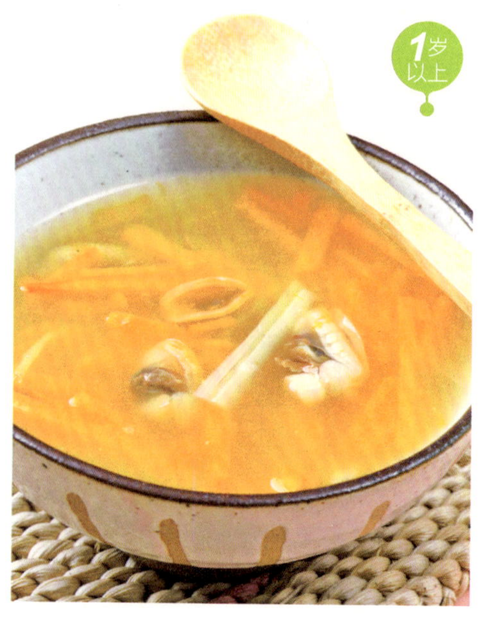

材料 南瓜 100 克，鲜牡蛎 50 克。
调料 盐、葱丝、姜丝各适量。
做法

1. 南瓜去皮、瓤，洗净，切成细丝；牡蛎洗净，切成丝。
2. 汤锅置火上，加入适量清水，放入南瓜丝、牡蛎丝、葱丝、姜丝，大火烧沸，改小火煮，盖上盖熬至呈羹状关火，放入盐搅匀即可。

第2章

宝宝呼吸系统病症饮食宜忌

感冒咳嗽好得快

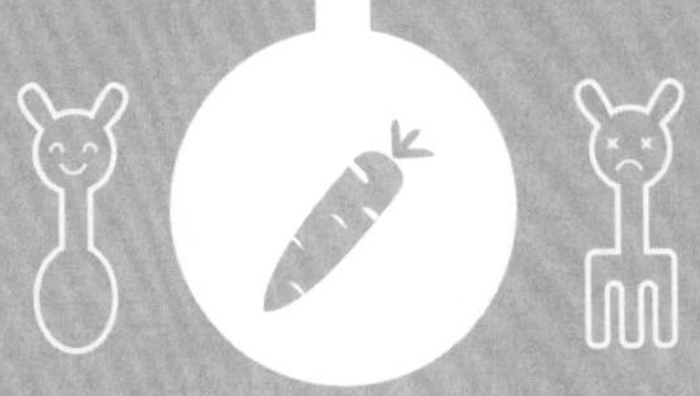

感冒 特别容易光顾的不速之客

感冒多由病毒、细菌引起

小儿感冒，也叫急性上呼吸道感染，是宝宝最常见的疾病，主要侵犯宝宝鼻咽部。鼻咽感染常可出现并发症，涉及邻近器官如喉、气管、肺、口腔、鼻窦、中耳、眼以及颈淋巴结等。有时鼻咽部原发病的症状已好转或消失，而其并发症可迁延或加重。

根据引起感冒病原体的不同可将感冒分为病毒性感冒和细菌性感冒。

病毒性感冒

一般有普通感冒、流行性感冒和病毒性咽炎等。

病毒性感冒是由呼吸道病毒引起的，其中以冠状病毒和鼻病毒为主要致病病毒，病毒从呼吸道分泌物中排出并传播。

病毒生存在人体细胞内，没有药物可以直接杀死感冒病毒，有效方法就是依靠人体免疫系统。

细菌性感冒

一般有细菌性扁桃体炎等。

可由金黄色葡萄球菌或者链球菌，还可能是支原体等引起。如果检查结果显示白细胞计数较高，可确定是细菌引起的感冒。

治疗细菌性感冒，需要在医生的指导下用药，必要的时候需要用到抗生素。

轻松辨别不同感冒

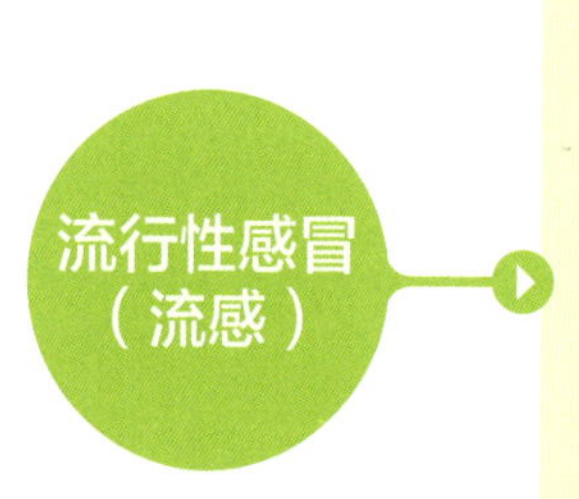

症状

寒战、发热、喉咙痛、肌肉疼、头疼、咳嗽、虚弱无力等。虽然普通感冒也有类似症状，但流感往往更严重，而且有时伴有呕吐。

多发季节

秋冬季节大量流行。

致病原因

由黏液病毒科的RNA病毒引起。

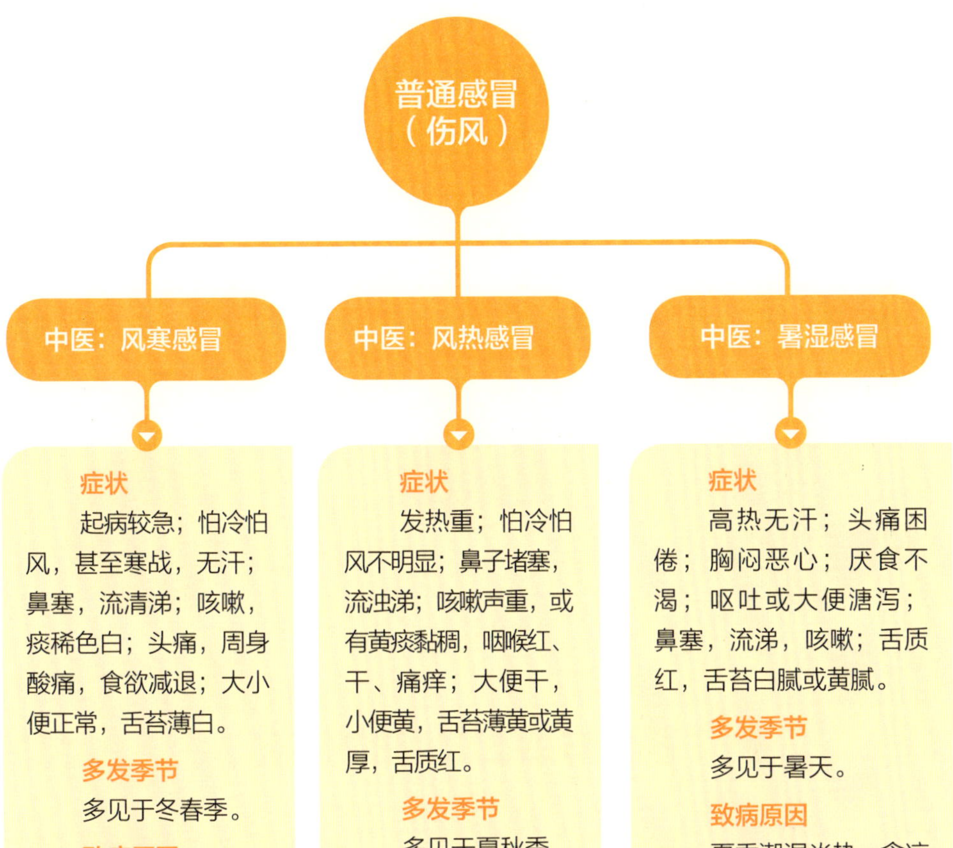

小儿感冒容易与哪些疾病混淆

在季节转换时，儿童身体抵抗力较差，经常会被感冒侵袭，但是家长们需要注意，有一些常见病和感冒初期症状相似，要注意区分，及时就医，不要因为判断失误而延误病情。

宝宝感冒初期，或是体温不超过 38.5℃，或经物理降温有效的，可以先不用去医院，自己在家护理。注意，6 个月以内的宝宝出现感冒症状，不论症状轻重，不要自行服药，最好去医院就诊。

容易与感冒混淆的疾病

流行性脑脊髓膜炎

起病时有发热、鼻塞及轻微咳嗽。很快转为寒战、高热，剧烈头痛，甚至出现抽搐。

麻疹

在发病的头1~2天有发热，有上感症状，伴流泪、流涕等。第三天起先在口腔内黏膜上出现麻疹斑。

风疹

在发病的头24小时，有轻度上呼吸道感冒症状，如发热、流涕、咳嗽等，1~2天后皮肤出现浅红色丘疹。

百日咳

发病时有感冒样的鼻塞、流涕、干咳、低热等，但咳嗽越来越重，呈阵发性和痉挛性咳嗽。

猩红热

起病急，高热，发热3天后，先在头部、胸上部皮肤呈猩红色，并出现皮疹，然后扩展蔓延至全身。

水痘

起病时有微热，全身不适，2天后在躯干和头面部皮肤上出现红色米粒大小的丘疹，尤以四肢比较多。

宝宝感冒后谨防“两炎”

季节交替时孩子容易患感冒。孩子患感冒之后，父母要注意细心观察孩子是否因感冒而继发了“两炎”，即急性喉炎和急性中耳炎。

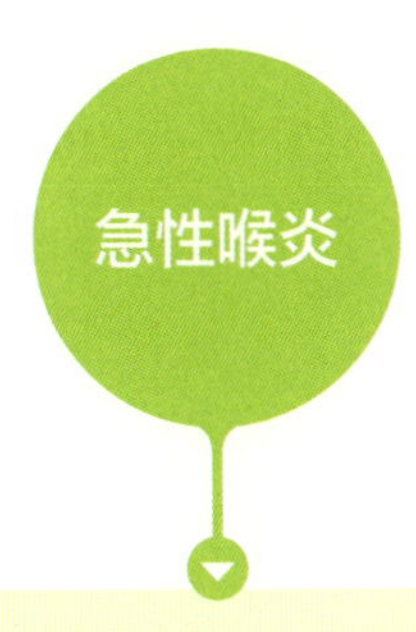

易发年龄段

6 个月至4 周岁的孩子。该年龄段孩子喉部软骨尚未发育成熟，一旦感冒，咽喉充血、肿胀，很容易造成咽喉通气不畅，呼吸困难。

症状

患儿咳嗽加剧，咳嗽声与普通的咳嗽声不同，因声带发炎、水肿，咳嗽时呈“空空”的声音，重者咳嗽声如狗吠。

病因

该病多因上呼吸道感染，受凉刺激所致，起病急，一旦发生急性喉炎，一定要及时就医，防止呼吸困难加剧。

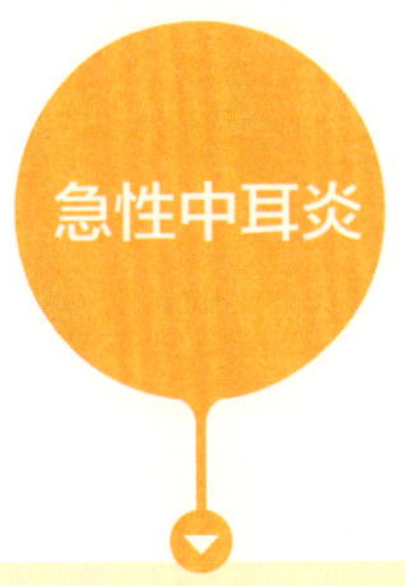

易发年龄段

6岁以下的孩子。

症状

多伴有发热，症状较急，中耳道的炎性分泌物向外耳道渗出，呈黄绿色脓性分泌物，有异味。在未见到分泌物渗出之前，孩子多有耳朵疼痛及耳鸣。较小的孩子表现为哭闹，或抓耳朵现象，要及时治疗，否则可造成孩子鼓膜穿孔或迁延为慢性中耳炎，对孩子的智力发育也不利。

病因

婴幼儿的咽鼓管平而短，如果患上呼吸道感染，鼻咽部的细菌很容易沿着咽鼓管咽口进入中耳，引起中耳炎症。

感冒喂养宜忌

宜喝点热饮，减少流鼻涕

一项研究发现，热果汁对鼻腔气流、普通感冒和流感症状的积极效果令人惊讶。喝一些略带苦味的热饮也特别有益。很多医生建议 1 岁以上的宝宝可以适当喝点加蜂蜜、姜的热开水和鲜柠檬汁。

宜多吃新鲜蔬果

如胡萝卜、南瓜、猕猴桃、苹果、土豆、红薯、黄瓜等。水果和蔬菜能促进宝宝的食欲，帮助消化，补充宝宝体内所需的维生素和各种矿物质，增强宝宝免疫力，有助于身体恢复。维生素 C 具有抗菌消炎作用，增强免疫功能，对抗自由基对宝宝体内组织的破坏。维生素 A 具有保护和增强上呼吸道细胞的功能，从而抵抗各种致病因素侵袭。维生素 E 可以提高宝宝免疫功能，增强抗病能力。此外，锌能增强宝宝对感冒病毒的抵抗力，铁是免疫细胞生长所需要的。

宜吃些流质和半流质的辅食

宝宝感冒期间一般偏爱流质食物。未添加辅食的宝宝应尽可能多喝奶；已经添加辅食的宝宝除了增加奶量外，还可以适当增加白开水和米粥等的摄入；大点的宝宝还可适当喝些清淡的汤或吃些带汤的食物，如南瓜汤、豆浆、烂面条等，和胃祛寒，易于消化，不仅有利于补充营养和水分，预防脱水，又能促进血液循环，增加排尿，加速废物排泄，减少体内毒素。尤其适用于食欲下降、风寒感冒的宝宝。

感冒后如何均衡膳食

- **宜吃**

清粥、米汤、面线汤、蛋花汤、豆花、豆花水、绿豆汤、荸荠水。

- **每日流质入量**

1200~1500 毫升（鲜榨果汁、白开水等）。

- **蛋白质摄入量**

0~6 个月宝宝的推荐摄入量为每天 9 克，7~12 个月宝宝每天 20 克，1~3 岁宝宝每天 25 克，主要来源为豆奶、豆腐、牛奶、脱脂乳、鲜鱼、瘦肉末、蛋羹等。

宜补点锌，缩短感冒病程

研究发现，补锌能够缓解感冒的严重症状，并缩短病程。

1 补锌能缩短感冒病程。无论哪个年龄段的人群，在感冒期间，服用补锌制剂，都可以缩短感冒病程。

2 补锌能缓解感冒症状。在出现感冒症状的第一天就补锌，能够有效抑制病情，减轻症状。与未曾补锌的患者相比，服用锌的患者好得更快。

3 补锌可增强人体免疫力。人体 90% 的疾病与免疫力有关，锌是促进免疫器官发育的重要元素，抵抗力强了，感冒好得快。

这样给宝宝补锌

从饮食中摄取丰富的锌最安全

含锌较多的食物有牡蛎、贝类、猪瘦肉、牛肉、鸭肉、猪肝、鱼类、鸡蛋、黄豆、玉米、小米、核桃、松子等，要根据宝宝的具体情况选用补锌食物。

不可用锌强化食品代替日常饮食

给宝宝补锌时，不能以大量的锌强化食品代替富含锌的日常食物作为主要补锌的主要途径。

选择锌强化食品应先做营养咨询

选择含锌较多的营养强化食品之前，最好先带宝宝到营养门诊，在营养师或医生的指导下适量补充，防止过量补锌与其他营养素产生拮抗作用。

补充锌制剂一定要在医生指导下进行

对于缺锌严重的宝宝，除了饮食补充之补，还需要进行锌制剂治疗。但一定要在医生的指导和监测下进行。

0~6 个月宝宝感冒后宜坚持喂母乳

宝宝感冒后吃母乳会比较困难，但也要坚持，这样有助于增强宝宝免疫力，对治疗感冒有辅助作用。

此外，哺乳前要将宝宝鼻腔内的分泌物清理干净，这样有利于宝宝顺利吸吮。

6 个月 ~1 岁宝宝感冒后宜依年龄段添加辅食

6 个月 ~1 岁的宝宝免疫系统尚未发育成熟，容易感冒。而感冒后，可以根据宝宝的月龄选择适宜食材给宝宝做色香味俱佳的辅食。

6 个月
可吃些菠菜汁、胡萝卜泥、苹果汁等
7~9 个月
可以吃些洋葱粥、冬瓜汤等
10~12 个月
可以吃些绿豆芽汁、葱白粥等

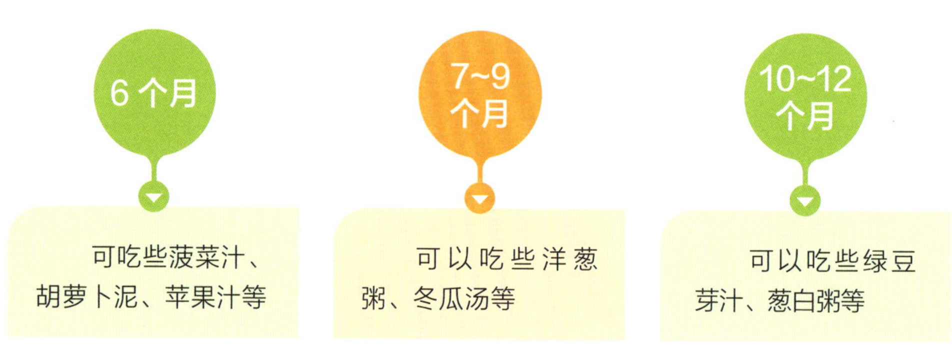

根据宝宝的月龄给患感冒的宝宝添加辅食，既能满足宝宝成长需要，还能补充宝宝因为感冒、发热流失的水分，防止宝宝出现虚脱的情况。

1 岁以后的宝宝宜补充蛋白质

患了感冒，为了抵御病毒、细菌，宝宝的代谢会增加，对热量的需求量也会增加，且体内要合成大量的抵抗病原菌的免疫球蛋白，这就需要吃富含蛋白质的食物，如豆腐、鲜鱼、鸡胸肉、牛肉、鸡蛋等，可以给宝宝吃蛋黄豆腐、牛肉小米粥等，以补充蛋白质。

1 岁以后的宝宝宜多补充水分

1 岁以后宝宝的感冒 80%~90% 是由病毒引起的。宝宝感冒后会因发热而导致体内水分大量流失，且体力消耗也会非常大。而宝宝感冒后没有食欲，如果不喜欢喝白开水，可以给宝宝准备一些果汁、甜汤等，如雪梨汁、百合甜汤等。

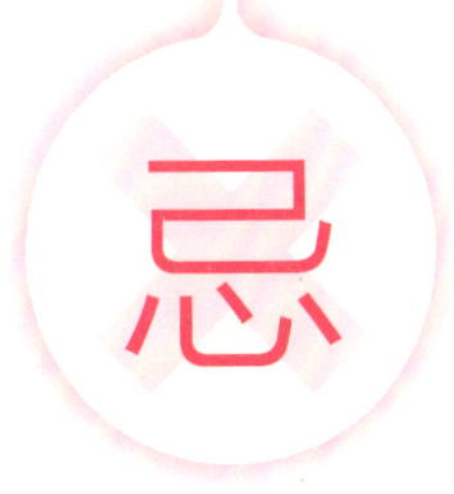

忌肥腻

发热会导致唾液分泌、胃肠活动减弱，消化酶、胃酸、胆汁的分泌也都会相应减少，从而不利于高脂高蛋白食物的消化。正确的膳食安排原则是，清淡易消化，减少肥腻。

忌饱食

医学专家认为，孩子发热时宜饿不宜饱。奥妙在于适度的饥饿状态，可使机体产生大量对抗急性细菌感染的物质。研究人员发现，免疫系统对进食和饥饿的反应有所不同，禁食一天后的化验检查显示，血液中白细胞介素 -4 的水平升高了 4 倍，正是这种物质能促进机体产生抗体。

忌多吃甜食

甜食会对免疫力产生消极影响。有关专家试验显示，假设血液中一个白细胞吞噬细菌的能力平均为 14，甜食会使白细胞吞噬细菌的能力下降，使病程延长。

另外，甜食助湿，会使炎症难愈、感冒加重。

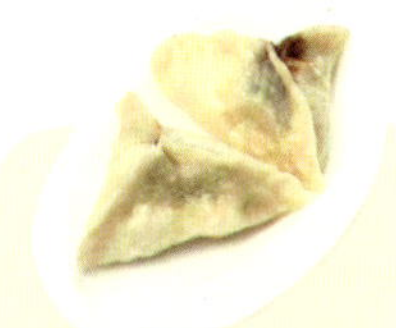

吃一个糖三角之后降为10

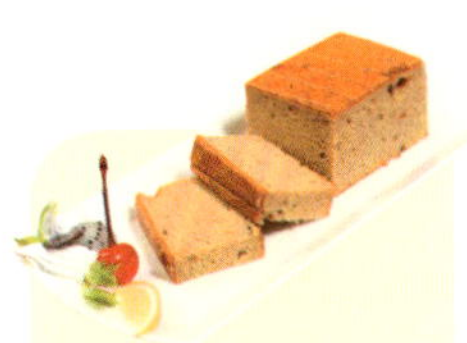

吃一块糖点心之后降为5

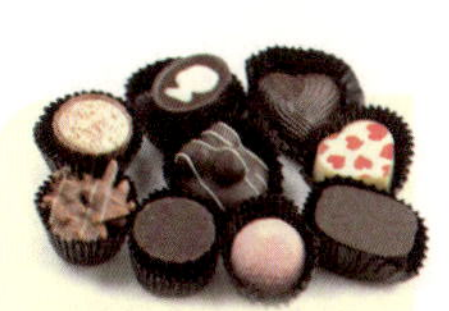

吃一块浓奶油巧克力之后降为2

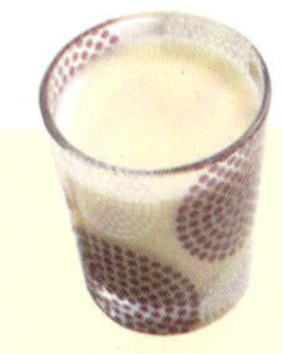

喝一杯香蕉甜羹后降为1

忌食辛热、酸、咸的食物及补品

辛热食物易生痰，会加重发热症状；酸食敛痰；太咸的食物易诱发咳嗽或使咳嗽加重；补品会使咳嗽难愈。

感冒食物宜忌

姜

功效解析：姜能消炎、散寒、发汗，缓解流鼻涕等感冒症状，更适合风寒感冒的孩子食用。

适合宝宝吃的年龄：8 个月以上。

如何烹调更有效：生姜表皮中含有较多的营养成分，在食用时应该少去皮或不去皮，避免营养成分浪费。

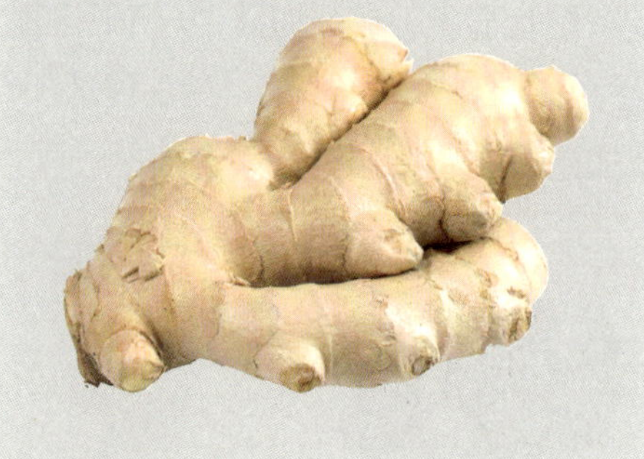

白菜

功效解析：白菜中含有丰富的维生素 C，有助于强化免疫细胞对抗感冒病毒，对流感有食疗作用。

适合宝宝吃的年龄：6 个月以上。

如何烹调更有效：白菜中维生素 C 和膳食纤维含量高，切的时候宜顺其纹理切，这样可减少维生素 C 和膳食纤维的损失，并且相对易熟。烹调的时候加点醋，可减少白菜中维生素 C 的损失。

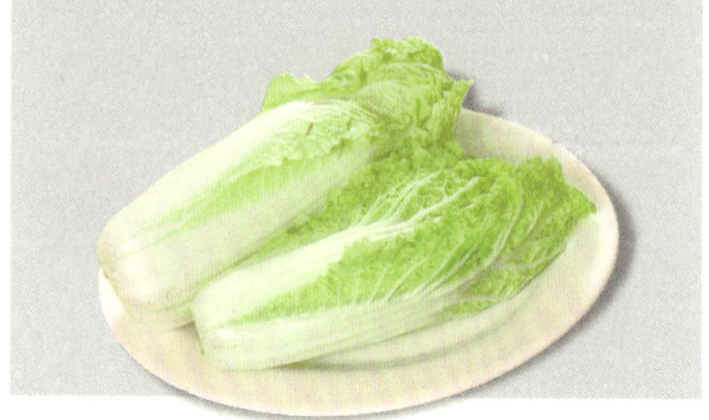

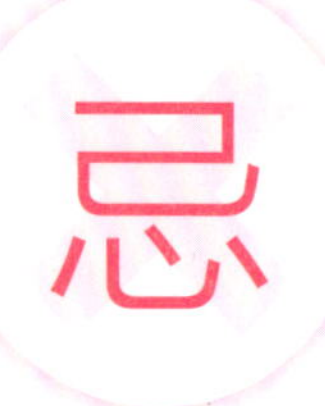

冷饮

冷饮容易造成肺气闭塞，使感冒症状加重，日久不愈。

橘肉

橘皮虽有止咳化痰的功效，但橘肉反而会生热生痰，因此宝宝感冒期间不宜食用。

感冒调理食谱推荐

生姜梨水

散寒发汗

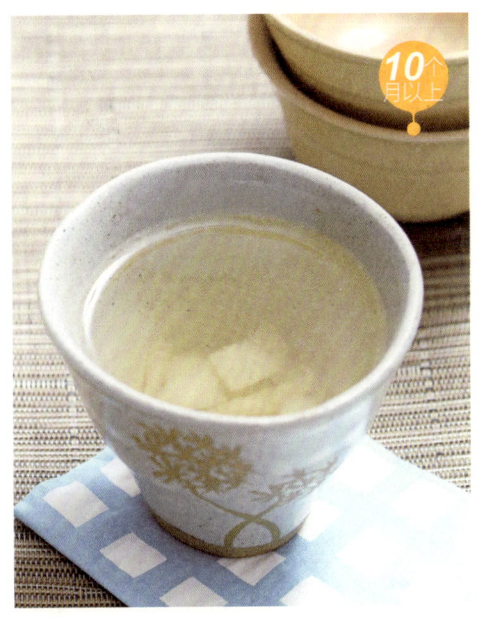

材料 雪梨1个，生姜1小块。

做法

1. 雪梨洗净，切片；生姜洗净，切小块。
2. 雪梨片、生姜块放入锅中，加入适量水，煮成汤即可。

营养功效

生姜性温，有发汗解表的功效，对辅助治疗风寒感冒有益；秋梨性凉，有清热生津的功效，有利于缓解感冒后口渴的情况。

白菜绿豆饮

清热解毒

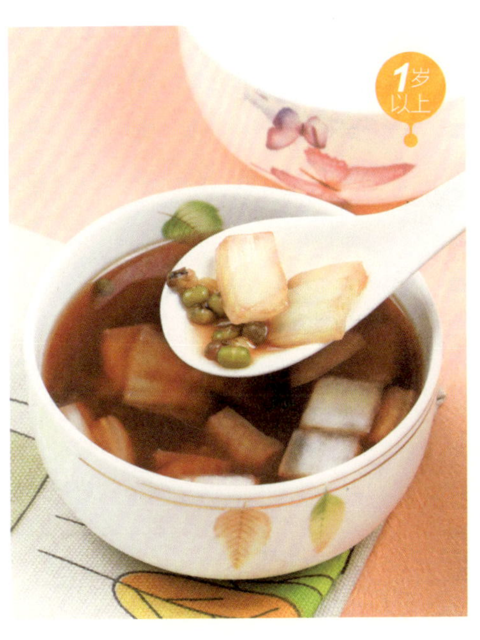

材料 白菜帮2片，绿豆30克。

调料 白糖1克。

做法

1. 绿豆洗净，放入锅中加水，用中火煮至半熟；将白菜帮洗净，切小片。
2. 白菜帮片加入绿豆汤中，煮至绿豆开花、菜帮烂熟，加入白糖调味即可。

温馨提示

本款饮品可以起到清热解毒的功效，适合外感风热的宝宝饮用，每日2~3次。

感冒护理宜忌

家长宜观察宝宝的感冒症状

宝宝感冒期间，家长应该仔细观察宝宝的症状表现，判断病情的轻重。当宝宝出现以下症状时，家长应给予重视，以便能及时去医院就诊。

观察宝宝的精神状态

如果宝宝的精神状态很不好，总是爱睡觉、不想吃饭，那么即使他感冒前期的症状并不严重，也应该到医院就诊；相反，如果宝宝的精神状态很好，爱吃、爱玩，那说明病情不严重。

观察宝宝的咳嗽情形

如果宝宝仅出现轻微的咳嗽症状，一天也咳不了几声，那么可以先在家观察，但如果宝宝咳嗽很频繁，夜里睡觉都受到了影响，要及时去医院就诊；或者，当宝宝出现了咳痰现象，家长能够听到咳嗽的声音很深，不是来自于嗓子的浅咳，也说明情况比较严重。

观察宝宝鼻部症状

如果宝宝感冒后期，从流清鼻涕变成了流浓黏鼻涕，可能是继发了细菌感染，家长应引起重视，否则一旦鼻炎加重或发展至鼻窦炎，病情就不好控制了；如果宝宝的鼻塞症状特别严重，导致夜间躺下时无法入睡，也应该及时去医院就诊。

观察宝宝的发热状况

如果宝宝持续高热，体温维持在39℃以上，一两天都居高不下，说明感冒比较严重，应及时去医院就诊。

感冒初期出现犬吠样咳嗽需警惕

宝宝出现犬吠样咳嗽，其主要表现是：声音嘶哑严重，呼吸时有喉鸣，咳嗽时会发出类似于小狗在吠叫的声音。这有可能是喉炎。所以，家长发现宝宝出现这种症状时，即便是在感冒的第一天，也应该及时去医院就诊。

给宝宝勤漱口，缓解咽喉痛

针对感冒的宝宝，漱口是一个很好的缓解症状和消除病菌的方式，还可以暂时缓解咽喉痛。可直接用温水漱口，还可以在温水中加上一勺盐，每天漱 4 次即可。

让宝宝充分休息

对于感冒的宝宝，良好的休息是至关重要的，尽量让宝宝多睡一会儿，适当减少户外活动，别让宝宝累着。

如果宝宝鼻子堵了或者痰多，可以在宝宝的褥子底下垫上一两块毛巾，将其头部稍稍抬高，促进痰液排出，减少对肺部的压力。

帮宝宝擤鼻涕，保持呼吸道通畅

宝宝还太小，不会自己擤鼻涕，让宝宝顺畅呼吸的最好办法就是帮宝宝擤鼻涕。

缓解堵塞

可以在宝宝的外鼻孔中抹点凡士林油，能减轻鼻子的堵塞。

缓解鼻涕黏稠

可以试着用吸鼻器或将医用棉球捻成小棒状，沾出鼻子里的鼻涕。

缓解鼻塞、流鼻涕

把生理盐水滴到宝宝鼻孔里，帮助宝宝保持鼻孔滋润和清洁鼻腔，帮他们通气。这里说的生理盐水指的是医院输液时使用的灭菌生理性氯化钠，用灭菌的小滴管吸出来，滴一滴到宝宝的鼻孔，也可以把生理盐水滴到灭菌棉棒上，然后小心地塞进宝宝的鼻孔，刺激他的鼻子，让他打喷嚏，这样就可以把鼻垢打出来，鼻塞就可以得到缓解了。如果觉得去医院开生理盐水麻烦，可以去药店买生理性海水鼻腔喷雾剂。

保持居室湿润、清洁

宝宝感冒，呼吸道会出现不适，所以护理宝宝时要特别注意保持居室的湿润、清洁。

1 注意居室的清洁，把家中的一些死角打扫干净，电视机、电脑、茶几下、床下、沙发缝里、柜子缝隙是容易积灰的地方。

2 宝宝的床单、被褥、毛巾等也尽可能使用棉制品，而且要经常换洗。

3 宝宝的毛绒玩具也是导致咳嗽的一大隐患，所以应注意宝宝玩具的清洗。

4 室内湿度适宜，对宝宝的呼吸道黏膜有一定的保护作用。如果室内太干燥，可用加湿器加湿。

5 每天用白醋和水清洁加湿器，避免灰尘和病菌的聚集和滋生。

这些情况，宝宝宜马上就医

小儿脏腑娇嫩，病情变化快，易并发下呼吸道感染，如支气管炎及肺炎等病。如发生以下情况，应立即带宝宝就医。

- 咳嗽症状持续3天以上。
- 持续流鼻涕10~14天。
- 宝宝月龄小于3个月。
- 宝宝高热，体温≥39℃。
- 明显的呕吐、腹泻、精神萎靡、食欲差等。
- 呼吸困难：鼻翼翕动，呼吸时锁骨上、肋骨间、胸骨上皮肤向下凹陷，即出现“三凹症”。
- 呼吸急促，伴有皮疹、喘息、声音嘶哑、面色苍白或青紫。
- 用中成药治疗2~3天，感冒症状不减或加重。

巧用推拿，赶走感冒症状

揉曲池 感冒发热不用愁

精准定位 屈肘，在肘窝桡侧横纹头至肱骨外上髁中点。

推拿方法 用拇指指端按揉曲池穴100次。

取穴原理 有疏通经络、解表退热、利咽等作用。主治宝宝风热感冒、咽喉肿痛、咳喘、肩肘关节疼痛等症。

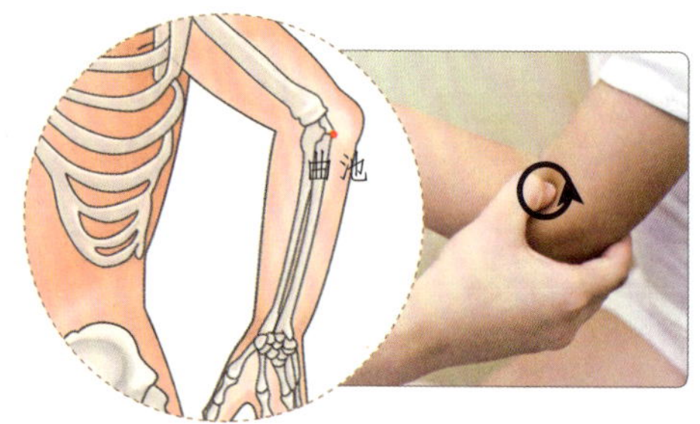

清补肺经 清热宣肺治感冒

精准定位 无名指掌面指尖到指根成一直线。

推拿方法 用拇指指腹从无名指根向指尖方向直推为清，称清肺经；从指尖向指根方向直推为补，称补肺经。清、补各100次。

取穴原理 补益肺气、清热宣肺。主治宝宝感冒、发热、咳喘等症。

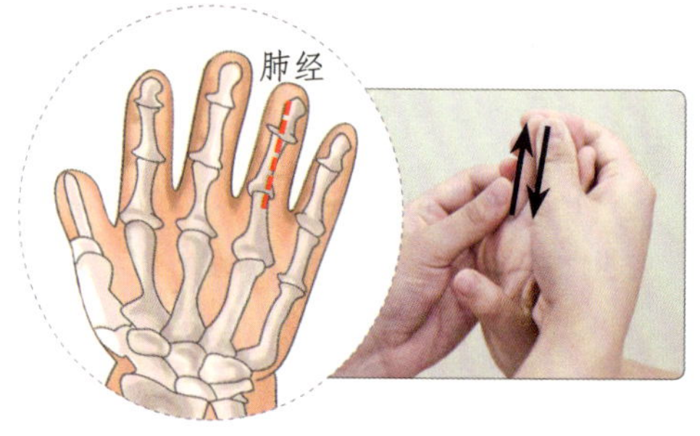

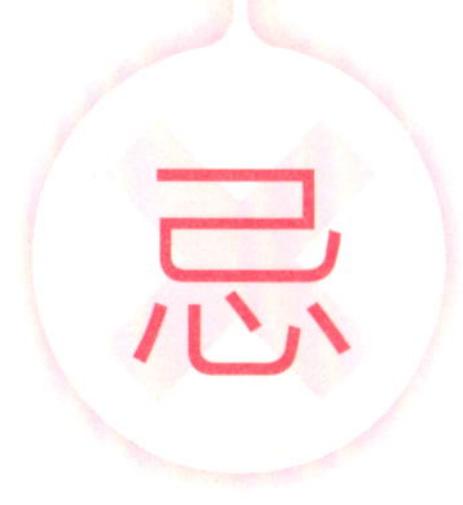

宝宝感冒用药忌走入这些误区

很多家庭都会备常见药以备不时之需。如果宝宝患了感冒，家长通常会选择不去医院，在家给宝宝吃药。要谨记，科学用药、安全用药是很关键的。给宝宝用药存在几个误区：

误区 1 感冒不用吃药

很多父母觉得感冒是小病，会和大人一样过段时间就自然而然痊愈了。这种想法是错误的，宝宝抵抗力弱，感冒如果不及时治疗的话，很可能会引发一系列并发症，如支气管炎、中耳炎、肺炎等。千万不能掉以轻心，要及时对症治疗。

误区 2 只要是感冒药就好

有些父母给宝宝使用感冒药时，认为只要是宝宝能吃的感冒药就行。其实感冒药的成分很重要，宝宝吃的药应该具有这几种成分：解热止痛剂、镇咳药物、鼻减充血剂和抗组胺药物。感冒药里无论缺少了哪一种成分，都是会影响疗效。

误区 3 吃抗生素才好得快

相对来说，抗生素见效快，很多父母不想宝宝多受罪，会采用抗生素。抗生素的主要作用是抑制或杀灭细菌，而大多数感冒都是由病毒引起的。盲目使用抗生素，不仅不能缩短病程，还会延误病情，增加细菌耐药性。抗生素的使用最好遵循医生的指导。

误区 4 打针好得快

宝宝一生病，父母会很焦急，希望宝宝能快点好，往往急着带宝宝去打针。打针或者静脉输液的疗效和安全性有时不如口服药物，所以如果情况允许，服用感冒药即可。另外，所有感冒药只能缓解症状，不能马上治好感冒。

误区 5 中药没有不良反应

很多人都认为中药不会和西药一样对人体产生不良作用，所以完全依赖中药。

其实不管是中药还是西药，都会对人体产生不良反应。中药对感冒分类复杂，如风寒、风热、热咳、寒咳、外感咳嗽、内伤咳嗽等，如果不加辨证随便吃中药，不仅不能治病，反而会加重病情。

误区 6 给宝宝服用成人药

有的家长会给宝宝按成人剂量减半服用成人药物，这样给宝宝用药是不科学的。宝宝的肝脏对药物的解毒能力、肾脏对药物的清除能力不如成人，宝宝大脑的血脑屏障功能发育不完全，还不能阻止某些药物对大脑的伤害。不能给宝宝随意服用成人药物，减少剂量也不行。

发热 宝宝的身体在和病菌作战

发热也叫发烧，本身并不是一种疾病，只是疾病的一种症状。事实上，它是身体为了抵抗病毒与细菌所产生的一种保护性反应。

发热是一种正常的免疫反应

发热一定要马上降体温吗

宝宝发热时，妈妈会非常着急，看着宝宝难受的样子心疼，就会想办法马上降体温。宝宝发热时一定要马上降体温吗?

一定程度上讲，发热是病毒、细菌等病原体入侵人体后，通过体温调节中枢主动发起的一场“自卫战”，是对抗病菌的一种保护机制，是宝宝免疫力的反应。

所以，宝宝发热不是病，它只是某种疾病的一个症状表现，通常从这个表现中可以找到一些线索，比如温度的高低、热型、起病原因、伴随症状等。在医生看来，发热不是诊断，并不是必须马上先把体温降下来，而应该寻找出现发热症状的疾病。

Tips **持续高热对宝宝的危害**

需要注意的是，不要使宝宝处于持续发热状态。发热，尤其是高热，会促使宝宝大脑皮层处于过度兴奋或高度抑制的状态，使宝宝出现烦躁不安、昏睡等表现，还能导致宝宝食欲缺乏、便秘等；发热也会加重宝宝身体内器官的“工作量”，导致身体防御疾病的能力下降。

孩子发热会烧出脑炎或肺炎吗

发热本身如果没有引起热性惊厥，就不会造成宝宝任何部位实质性的损伤。但引起发热的原因可能会造成脑炎等伤害。所以，遇到宝宝发热，在控制高热的同时，要通过医生的帮助寻找原因，及时采取治疗措施，促使宝宝康复。

发热可以烧出肺炎，这种说法完全是一种误解。之所以会出现肺炎，是由于病情发展的结果，并不是发热本身导致的。

区分正常的体温升高和发热

正常的体温升高

宝宝的体温易于波动。感染、环境以及运动等多方面因素都可使宝宝的体温发生变化。宝宝体温升高不一定就是异常，也就是说，体温的升高不一定就是发热。若有短暂的体温波动，但全身状况良好，又没有其他异常表现，就不应认为宝宝在发热。

其实，就像我们大人在运动后体温会有所升高一样，小儿哭闹、吃奶等正常生理活动后，体温也会升高。一般情况下，体温不会升得太高，多为 37.5℃。

正常人体温在一定的范围内波动：一般腋窝温度为 36 ~ 37.4℃。

体温超过 37.5℃定为发热。进一步划分为：37.3 ~ 38℃为低度发热；38.1 ~ 39℃为中度发热；39.1 ~ 41℃为高热；超过 41℃为超高热。

异常的体温升高（发热）

体温异常升高也就是发热，与哭闹后造成的体温升高是不同的。发热时不仅体温增高，还同时存在因疾病引起的其他异常表现，例如面色苍白、呼吸加速、情绪不稳定、恶心、呕吐、腹泻、皮疹等。

由于小儿个体差异和导致疾病原因的不同，发热的表现和过程存在很大的差别。比如同样是肺炎，有的宝宝发热不高，有的宝宝高热达 39 ~ 40℃；又比如上呼吸道感染的发热可持续 2 ~ 3 天，而败血症可持续数周。发热的起病有急有缓，有的先有寒战继之发热，有的发热很高但四肢及额头发凉。这种情况用手触摸四肢及额头很难察觉发热，而触摸胸腹部就会感觉到小儿发热。

找出发热的原因

小儿的变蒸热是正常现象

变蒸又叫小儿变蒸，一般是指婴幼儿在生长过程中，有身热、脉乱、汗出等症，而身无大病。小儿生长发育旺盛，其形体、神智都在不断地变异，蒸蒸日上，故称“变蒸”。

“变蒸”无其他病症

变蒸一般只是发热，不伴有其他病症，“变蒸”用通俗的语言来解释，就是宝宝生长发育过程中的发热。中医典籍《脉经》《诸病源候论》等认为，变蒸是宝宝正常的生长过程，就像竹子长节一样，一般新生儿64天一蒸，1岁后128天一蒸，每次会有5天的发热期，对健康并无大碍。小儿在生长发育阶段，常会出现发热但精神良好的情况，一些家长会误以为是感冒等，其实这可能就是变蒸。

“变蒸”和发热的区别

变蒸和疾病引起的发热是有明显区别的。

1 变蒸时，宝宝一般都是微热，体温在37.5℃左右，而且精神状态很好，饮食、睡眠等都很正常。而疾病引起的发热一般会伴随其他症状。

2 变蒸只是宝宝生长发育的一种现象，并非所有宝宝在变蒸时都有发热现象，况且婴幼儿就算是病理性发热，也无法准确地辨别。

小儿发热的 5 个病因

除了变蒸外，小儿发热从病因上可分为以下五大类，以第一类感染性疾病最多见。

感染性疾病（约占 40%）

包括各种细菌、病毒、寄生虫、真菌、支原体、螺旋体和立克次体等感染引起的呼吸、消化、泌尿、中枢系统及全身性感染性疾病。

血液病与恶性肿瘤（约占 20%）

各型白血病、恶性淋巴瘤、恶性组织细胞病或神经母细胞瘤等。

结缔组织病与变态反应性疾病（约占 20%）

系统性红斑狼疮、结节性多动脉炎、少年型类风湿性关节炎、结节性非化脓性脂膜炎、皮肌炎、恶性肉芽肿病、风湿热、血清病、皮肤黏膜淋巴结综合征、血管性免疫母细胞淋巴结病等。

神经系统疾病（约占 10%）

中毒性脑病、颅脑损伤、大脑发育不全、间脑病变、脑炎后遗症、蛛网膜炎等。

其他（约占 10%）

高钠血症、郎格罕细胞组织细胞增生症、结节病、烧伤、骨折、血肿、血管内栓塞、暑热症、无汗性外胚叶发育不良、抗生素引起的菌群失调等。

看有没有出疹，疹退热就消

幼儿急疹具有“疹退，热出，病愈”的特点。一开始宝宝会发热到 38℃左右，精神状况还可以，也能吃点东西，一般不会有流鼻涕、咳嗽等症状。两三天后，宝宝会突然出一身淡黄色的疹子，体温慢慢下降。三四天后疹子一退，热也跟着退了。

是不是穿太多，喝水又太少

如果给宝宝穿太多而喝水又太少，很容易引起发热，尤其是夏天。这种发热叫功能性发热。宝宝的新陈代谢比成人旺盛，加上蛋白质饮食食用较多，产热较多，通过皮肤的散热才能释放出来。散热的主要方式就是出汗，如果水分供应不足，出汗较少，从体内产生的热量也不能带出来，就会出现发热甚至高热。

打完疫苗后也可能有发热反应

宝宝打疫苗之后，如白百破（主治白喉、百日咳、破伤风）等活疫苗，都会有一些反应，低热就是常见反应，体温在 37.5~38℃。另外有一种情况是，宝宝接种疫苗时已经感冒或得了其他疾病，只是没有表现出来，而接种疫苗后疾病突然发作出来。

宝宝脾虚积食也能引起发热

宝宝饮食不当，脾胃虚弱致使食物蓄积肠胃，无法消化的食物在胃肠堆积发酵而产生热能的发热，以婴幼儿为最多。这种发热多是四肢掌心热，只要消食便可退热。

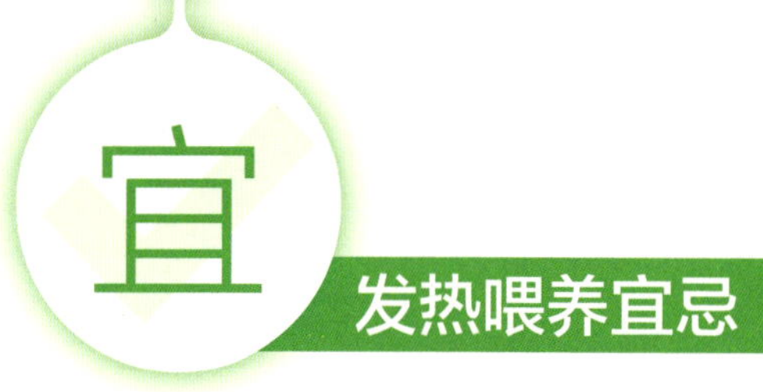

给宝宝补充水分

发热会带走宝宝身体里的水分，增加宝宝脱水的危险。所以，宝宝发热时要多喝水，既可以喝白开水、电解质水，也可以喝天然果汁等。如果是 2 岁以内的宝宝，想喝奶的话，也可以通过喂母乳或配方奶来补充水分。

防止脱水，宜多饮白开水

宝宝发热时，就是要出汗、排尿才能让体温降下来，所以一定要让宝宝多喝水。隔个十来分钟就让宝宝喝水，让他能多出汗、多尿尿。

喝水防止虚脱

喝水可以补充丢失的水分，防止虚脱。宝宝发热时，心率和呼吸都会增快，呼吸加快、皮肤温度升高和不同程度的出汗都增加了水分的丧失，不及时补充水分容易造成脱水。特别是出汗后，应补充充足的水分，以免虚脱。一旦发生轻度到中度脱水，可以给宝宝补充电解质液体，比如含糖或含盐的温水、米汤、苹果汁、口服补液盐等。

喝水有利于代谢散热

宝宝发热时，体细胞代谢也会加快，各种代谢都要有水的参与，所以身体此时对水的需要量会增加。

喝水可以排出毒素

多喝水才能多排尿，促进体内的毒素以及代谢废物尽快排出，利于宝宝尽快康复。如果宝宝实在不爱喝白开水，可以往水中加一点新鲜果汁。

宝宝发热期饮食宜分步走

1 **总体饮食宜清淡。**发热时唾液的分泌、胃肠的活动会减弱，消化酶、胃酸、胆汁的分泌都会相应减少，而食物如果长时间滞留在胃肠道里，就会发酵腐败，最后引起中毒。因此饮食宜清淡、少油腻。

2 **吃母乳的宝宝坚持母乳喂养。**发热时，母乳喂养的宝宝要继续吃母乳，并且增加喂养的次数和延长每次吃奶的时间。奶粉宝宝可以给稀释的牛奶、稀释的鲜榨果汁或白开水。

3 宝宝发热时饮食以流质、半流质为主。为宝宝准备的食物要易于消化，多选流食或半流食。流质食物有牛奶、米汤、绿豆汤、少油的荤汤及各种鲜果汁等。夏季喝绿豆汤，既清凉解暑又有利于补充水分。

体温下降食欲好转时改半流质饮食，如藕粉、代乳粉、米粥、鸡蛋羹、面片汤等。以清淡、易消化为原则，少食多餐。不必盲目忌口，以防营养不良、抵抗力下降。伴有咳嗽、痰多的宝宝，不宜过量进食，不宜吃海鲜或过咸、过油腻的菜肴，以防引起过敏或刺激呼吸道，加重症状。

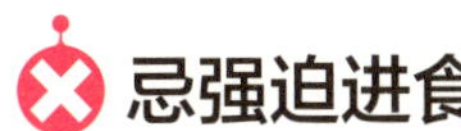

忌强迫进食

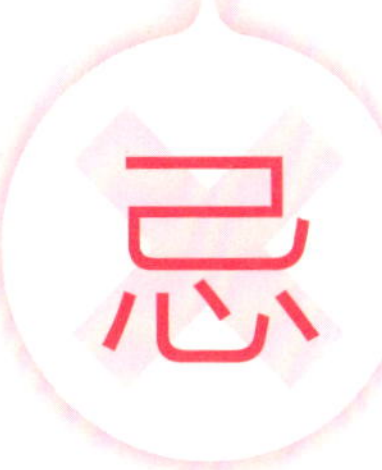

有些妈妈认为发热会消耗营养，于是强迫宝宝吃东西。其实，这样做反而让宝宝倒胃口，甚至引起呕吐、腹泻等，使病情加重。

忌喝太多水

据相关资料统计，水中毒的状况一般好发于6个月以内的婴儿，症状包括嗜睡、不安、厌食、呕吐、体温降低等，甚至出现全身性痉挛、昏迷的现象。

之所以出现水中毒的情形，主要因为婴儿的肾脏功能要到1岁以后才能逐渐达到成人的标准。因此，一旦宝宝喝水太多，肾脏将无法及时排出体内的过多水分，而水分积聚在血液中导致钠离子浓度被过分稀释，造成低血钠，引起水中毒，进而影响脑部活动。

不同年龄段宝宝平均水分摄取量

年龄	平均体重（千克）	每日总水量（毫升）
3天	3.0	250 ~ 300
10天	3.2	400 ~ 500
3个月	5.4	750 ~ 850
6个月	7.3	950 ~ 1100
9个月	8.6	1100 ~ 1250
1岁	9.5	1150 ~ 1300
2岁	11.8	1350 ~ 1500

注：以每日摄入所有含水分的食品（如白开水、纯母乳、配方奶等）共计每日总水量。

发热食物宜忌

芦根

功效解析： 芦根有清热生津、和胃止呕、除烦的功效，发热的宝宝食用后有解热、止渴的作用。

适合宝宝吃的年龄： 6个月以上。

如何烹调更有效： 新鲜芦根汁液尤其丰富，生津作用最佳，与大米一起熬粥，可用于治疗宝宝热病伤津、烦热口渴。

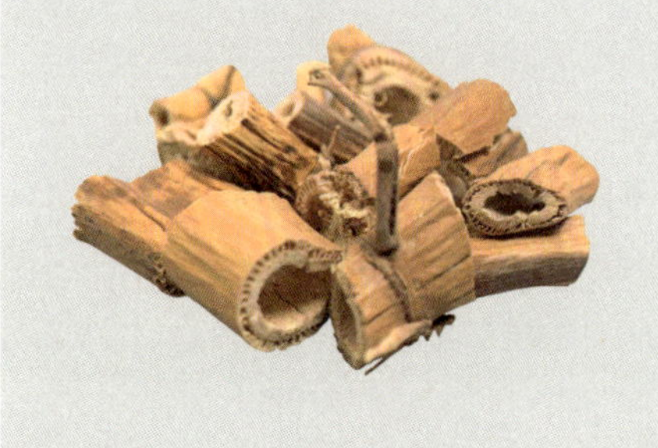

西瓜

功效解析： 西瓜具有清热解暑、除烦止渴的功效，且富含维生素C和大量水分，可以补充宝宝因发热流失的水分，避免脱水。

适合宝宝吃的年龄： 7个月以上。

如何烹调更有效： 在宝宝发热时吃上一小块西瓜，会改善发热、口渴汗多、烦躁等不适。除生食外，还可以制成西瓜汁、西瓜膏、甜汤等。但不宜一次吃太多，否则会使大量水分进入胃中，冲淡胃液，造成宝宝消化不良。

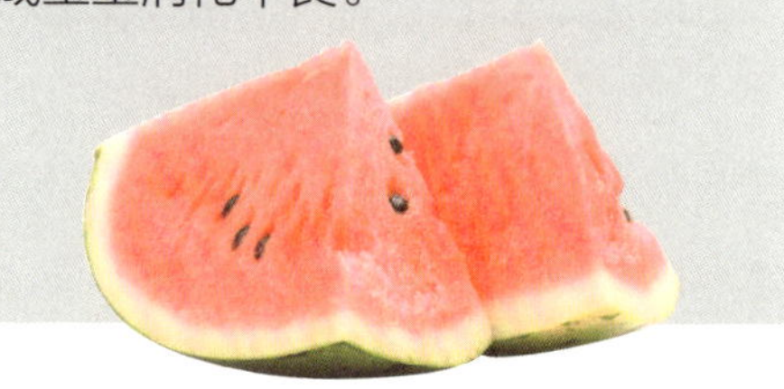

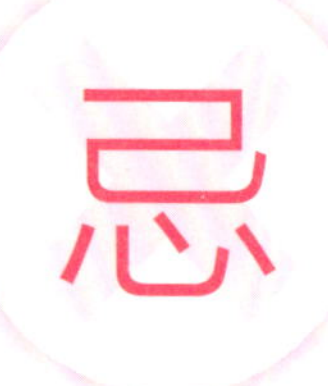

荔枝

荔枝性质偏温热，会导致宝宝出现心气烦躁，加重上火症状。

鸡蛋

如果有发热伴消化道感染的患儿，基于减轻消化负担考虑，一般不给鸡蛋等高蛋白食物。

发热调理食谱推荐

芦根粥

散寒发汗，主治小儿风寒感冒

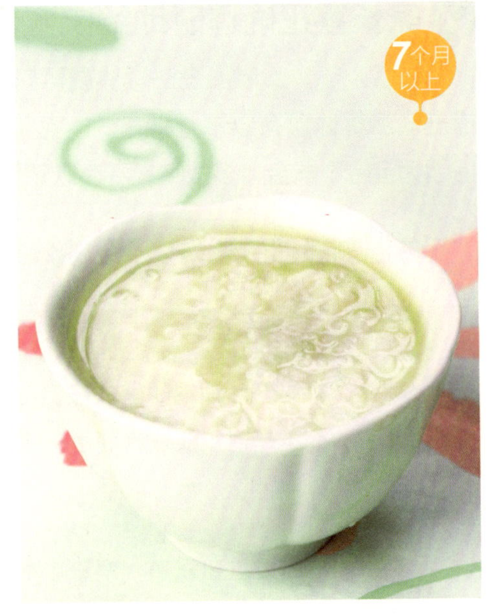

材料 鲜芦根 15 克，大米 35 克。

做法

1. 芦根洗净，放入锅中，加适量水煮，取汁待用。
2. 锅中加适量水，倒入洗净的大米，熬粥至八成熟时，倒入药汁至粥熟即可。

温馨提示

芦根粥宜现做现食，不宜存放过久。适合外感风热的宝宝食用，每日 2~3 次。

西瓜番茄汁

清热解毒

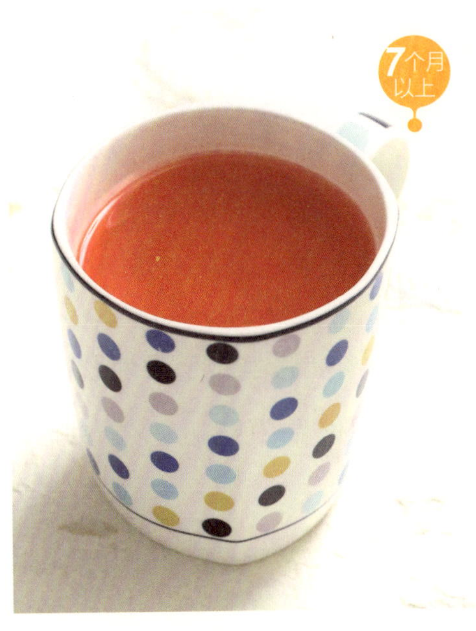

材料 西瓜瓤 30 克，番茄半个。

做法

1. 西瓜去子；番茄用沸水烫一下，撕皮，去子。
2. 将滤网或纱布清洗干净，滤取西瓜和番茄中的汁液即可。

温馨提示

果汁因为口感好，宝宝会比较喜欢，但不能将其代替白开水。因其糖分和热量比较高，如果一整天都喝果汁，那么宝宝成肥胖儿的概率也会随之增加。

发热护理宜忌

家长宜正确适时地给宝宝量体温

宝宝发热，父母通过测量体温可以及时了解病情变化，这样有助于采取相应措施。测量体温有以下几种方式：腋温、口温、耳温、肛温。其中肛温最准确，但因为宝宝不配合，多数家长不喜欢采取这种方式，而最常用的测量位置是腋下。

体温测量部位和方法有讲究

测量部位	具体操作	发热温度	备注
口温	将温度计顶端朝里放在宝宝舌下一侧，而不是直接放在舌面上让宝宝含住，3分钟后取出	> 37.2℃	温度计的放置位置对测量结果的准确性非常重要
耳温	首先要拉直耳道，对于1岁内的宝宝，只需向后拉耳朵	> 37.2℃	测量时间短，非常适合不太配合的宝宝
腋温	把温度计的尖端放入宝宝腋窝深处，父母用一只手稍用力按住宝宝的上臂（可以环抱着宝宝以帮助他合紧手臂），使体温表在腋窝中央夹紧，5分钟后取出	> 37.4℃	宝宝动来动去会降低读数的准确性
直肠温	让宝宝仰卧，将肛表头部用油类润滑后，慢慢插入肛门，深达肛表的1/2为止，放置3分钟后读数	> 38℃	使用前要做好消毒处理

测量体温哪些细节不能忽视

对于测体温这件事儿，总听到有些妈妈抱怨：“1分钟内测2次体温，温度怎么差了2℃。”

其实，出现上述情况不是体温计测量不准确，而是我们在测量体温时忽视了一些小细节。

1 若宝宝腋下有汗，一定要擦干后稍等片刻再测。

2 在体温表与皮肤之间不能夹有内衣或被单，以免影响测量结果。

3 不要在宝宝刚喝完奶后立即测量，应等30分钟让体温恢复正常后再测量。

4 不要在宝宝刚擦浴或洗澡后马上测。

5 宝宝哭闹或剧烈活动后体温会升高，要稍作休息再测体温（也可以在宝宝安静时或睡眠后再测体温）。

6 每天监测体温最好在固定时间段进行（餐后半小时以外），这样更具有比较的价值。宝宝发热时，测体温要勤。

不同年龄降温方法也不同

6 个月以下的宝宝

6个月以下的小婴儿，医生不主张用药物，宝宝太小，吃退烧药会造成出汗，如果出汗很多，水分就会丢失很多，会造成宝宝血液循环量不够，易出现循环衰竭，很危险。所以小婴儿在家里退烧，多主张用物理方式降温，最常见的方法就是给小婴儿温水擦浴。使用退烧药降温前一定要咨询医生，避免因药量有误或禁忌等给宝宝造成伤害。

6 个月以上的宝宝

如果吃喝拉撒都正常，即使宝宝体温高于38.5℃，也不必马上服用退烧药，可先给宝宝温水擦浴，继续观察。如果宝宝有高热惊厥史或出现其他不适，就要服用退烧药。

物理退烧宜用这些方法

少穿衣服 | 温水澡 | 保证排便 | 温湿敷 | 适量喝水

正确用药见效快

发热的宝宝，可服用退烧药对乙酰氨基酚、布洛芬等。这两种药物的安全性已经经过实践证明，不必因担心不良反应而拒绝给宝宝用药。

口服退烧药起效时间一般为半个小时左右，半个小时后，如果宝宝体温下降，且身体状态良好，可以辅以物理降温。对于一般的发热，如果一种退烧药能很好地控制体温，建议使用单一药物退烧，可以避免发生两种药物剂量混淆的情况。对于持续的高热，如果一种药物退烧效果不理想，可在儿科医生指导下两种药物交替使用，能减少 24 小时内每种药物的使用次数，降低发生不良反应的风险。

退烧药	对乙酰氨基酚	布洛芬
适合年龄	6 个月以上	6 个月以上
降温度数	1 ~ 2℃	1 ~ 2℃
药效高峰	3 ~ 4 小时	3 ~ 4 小时
维持药效时间	4 ~ 6 小时	6 ~ 8 小时
使用剂量	每 4 小时 10 ~ 15 毫克 / 千克	每 6 小时 5 ~ 10 毫克 / 千克
每日次数	4	4
退烧特点	起效快	退热平稳，对于 39℃以上的高热效果更好
注意事项	有严重肝肾损伤或对此药过敏的宝宝禁用	6 个月以下或肾功能不好的宝宝慎用，过敏宝宝禁用

这些情况，宝宝宜马上就医

- 如果宝宝只有2个月大，甚至更小，直肠温度达到37.8℃或更高（口腔温度高于37.5℃，腋下温度高于37.3℃）时。
- 3~6个月大的宝宝，直肠温度达到38.3℃或更高的发热。
- 大于6个月的宝宝，直肠温度达到39.4℃或更高的发热。
- 发热伴有严重的咽喉疼、耳朵疼痛、咳嗽、难以解释的出疹、反复发生的呕吐和腹泻时。
- 宝宝无精打采、昏昏欲睡。
- 持续高热超过24小时。
- 连续3天服用退烧药仍无明显好转。
- 高热时出现情绪激动，如看起来似乎受了惊吓、看见不存在的物体、说话很奇怪等。

Tips 服用退烧药后的正确护理

退烧药是通过发汗达到退烧目的的，所以，吃了退烧药后，要给宝宝多喝水发汗，或用温水擦浴协助退烧。

宝宝退烧后，要观察体温、出汗情况。若汗出热退，则病情好转，及时为宝宝擦干身体，更换衣服及被褥，以防受凉。

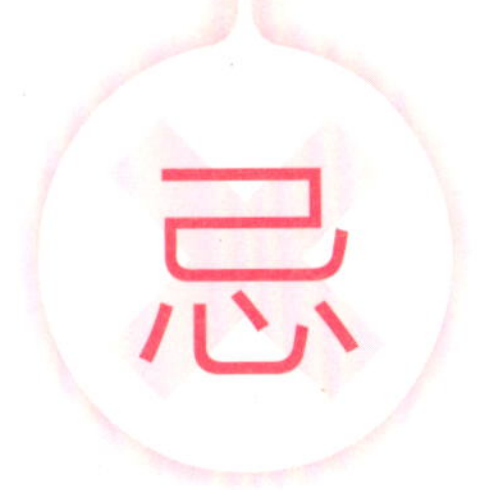

发热患儿忌“捂”

婴幼儿体温调节中枢尚未发育完全，还不太会用出汗这一方式来降低体温，所以小孩感冒易发热，而且往往体温很高也不出汗降温。因此，很多人认为小孩感冒发热“捂一身汗”就能降体温，这是很不科学的做法。

越“捂”体温越高

发热的患儿千万不能“捂”，有些家长以为把宝宝裹得严严实实，给宝宝“捂出一身汗来”，体温就能降下来了，事实上，越“捂”体温越高。这样做不仅影响宝宝散热、降温，还会诱发小儿高热惊厥甚至休克等危险。所以，宝宝发热，第一时间要解开患儿的衣服来散热。

脱衣服注意避风

在没有冷风直吹的情况下，为宝宝脱去过多的衣服或解开衣服，有利于散热。当脱下宝宝的衣服时，他很可能会哭闹，不要因此而慌张。

忌常用酒精降温

酒精比较冰，用高浓度酒精或冷水擦浴，会引起小儿血管强烈收缩，导致畏寒、浑身发抖等不适，甚至会加重小儿缺氧，出现低氧血症。另外，用酒精擦浴，小儿由鼻腔吸入的酒精会对其肝脏造成刺激。所以，一般不主张家长自己给小儿用酒精擦拭。但若小儿高热或超高热不退，可在医生指导下用 50% 酒精擦洗腋下、腹股沟、腘窝、颈部等处。

忌常吃退烧药

退烧药属于镇痛药，对白细胞是有损伤的。有的宝宝病毒感染后，本来白细胞就偏低，如果用退烧药会进一步加重白细胞降低，白细胞不足可以引起抵抗力下降，不利于病毒清除。所以一般不建议给宝宝马上使用退烧药。特别是 6 个月以内的宝宝，物理降温的方法最好。

咳嗽 宝宝的肺需要保护了

咳嗽是宝宝最常见的呼吸道疾病症状之一。宝宝支气管黏膜娇嫩，抵抗病原体感染能力差，很容易发生炎症，引发咳嗽。咳嗽是一种自我保护现象，也可能预示着宝宝身体的某个部位出了问题，提醒父母要注意宝宝的身体健康了。

轻度咳嗽是有益的

“久咳会不会转成肺炎”“咳嗽成什么情况该去医院”“一咳嗽是不是就得吃止咳药”……这些担心和疑惑时时困扰着家长，让他们难以抉择。

咳嗽是一种保护性反射动作，能有效清除呼吸道内的分泌物或进入呼吸道的异物，从而保护宝宝的呼吸道。当宝宝的呼吸道受到外界的各种刺激（如冷空气、烟雾等）时，神经末梢就立即给大脑延髓咳嗽中枢发出信号。于是，大脑下达指令：赶紧咳嗽，把“入侵者”赶出去！于是，咳嗽就出现了。

咳嗽是一种有益的动作。作为家长，心里一定要有这个概念。因此在一般情况下，对轻度而不频繁的咳嗽，只要将痰液或异物排出，就可以自然缓解，无须用镇咳药。

另外，肺炎不是由咳嗽导致的，而是由引起肺炎的病原体所致。治疗宝宝的咳嗽，最重要的不是止咳，而是找到引起咳嗽的原因，然后对症治疗。

慢性咳嗽要引起高度重视

短期的咳嗽并不可怕，但如果咳嗽时间持续过久，则要当心是否是慢性咳嗽了。慢性咳嗽是鼻后滴流综合征、支气管哮喘、胃食道反流病、嗜酸细胞性支气管炎、慢性支气管炎、支气管扩张、支气管内膜结核以及某些药物等所致。其中前 3 种病占慢性咳嗽病因的 90%。

如果是顽固性咳嗽，且咳嗽多发于夜间或凌晨，常为刺激性咳嗽，肺部检查无哮鸣音，这个时候就该警惕是否患上了一种特殊类型的哮喘——咳嗽变异性哮喘或咳嗽型哮喘。此类患儿常常被误诊为慢性支气管炎或慢性咽喉炎，长期使用抗生素而症状却得不到缓解。

辨别咳嗽的类型

风寒咳嗽

风寒咳嗽往往是因为身体受寒引起的。最典型的症状是：舌苔发白，出现怕冷、畏寒、怕风等感冒的症状，流清涕或是鼻腔干燥没有鼻涕。咳嗽无痰或是吐白色的泡沫痰。

风热咳嗽

风热咳嗽主要是受热邪或内热重引起的。主要症状是舌尖、口唇很红，伴有口臭，眼屎多，流黄脓鼻涕，吐黄脓痰。

支气管炎咳嗽

支气管炎是细菌或病毒入侵气管引起的咳嗽，支气管炎导致的咳嗽往往特别厉害，使宝宝非常难受。

积食性咳嗽

积食性咳嗽是因为积食引起的，有时候宝宝吃了太多巧克力、糖或是肉、鱼虾等高蛋白的食物，就会出现积食、咳嗽、发热、呕吐及厌食等症状。积食性咳嗽最典型的症状是白天不咳，一平躺下来就咳个不停。

如果宝宝睡熟后，半夜突然咳，妈妈要先警惕宝宝是不是积食了。回忆一下宝宝最近阶段的饮食，同时观察宝宝舌头上的脾胃反射区，有没有舌苔白厚、黄腻等症状。如果有，甚至还有口臭，就很可能是积食了。

过敏性咳嗽

过敏性咳嗽一般是夜间或清晨起床后咳嗽，一般无痰或少痰，运动后咳嗽会加重。通常与外界不良刺激有关。

肺炎

如果咳嗽伴有流鼻涕，且咳嗽持续时间比流鼻涕时间长，还有发热和呼吸过快或过慢、肺部啰音等不适，宝宝可能是患上了肺炎，需要立即就医。

哮喘

患有哮喘的宝宝一般会同时出现咳嗽和哮喘两种情况，且多发生在宝宝玩耍或夜间睡觉时。咳嗽可以直接听见，但哮喘可能只有医生用听诊器才能听到。一般来说，宝宝在使用了哮喘药后，咳嗽和哮喘都能有所好转。

呛咳

宝宝突然咳嗽也可能是被呛到了。这时的咳嗽有助于清除气管内的异物或食物，但若宝宝出现了呼吸困难，应及时就医。爸爸妈妈千万不要把手伸到宝宝嘴里试图抠出里面的物体，因为这样可能会把物体推到下方，引起气管梗阻。

咳嗽喂养宜忌

宜以清淡的饮食为主

宝宝咳嗽期间的饮食，要以清淡为主，但同时要保证富含营养且易消化、吸收。若宝宝食欲不佳，可做一些味道清淡的菜粥、片汤、面汤之类的易消化食物，既有利于宝宝进食，又能够补充体力，加快恢复。

水果宜挑着吃

不是所有水果都适合咳嗽的宝宝吃，例如枇杷、梨、红枣等，这些具有清热化痰、健脾、养肺功效的水果，可以让宝宝多吃。但像苹果、橘子、葡萄等酸甜口感的水果不宜多吃，因为酸能敛痰，使痰不易咳出。

宜多喝白开水稀释痰液

要喝足够的水，以满足患儿生理代谢需要。因为充足的水分可帮助稀释痰液，使痰易于咳出，最好是白开水，绝不能用各种饮料来代替白开水。也可在白开水中加入一些新鲜梨汁，对润肺止咳大有好处。

未添加辅食的宝宝

一般来说，只要宝宝吃奶状况正常，就不需要再额外补充水分，除非在天气非常炎热、室内没有空调的情况下，才可以补充少量白开水。

添加辅食的宝宝

6个月以上的婴儿多半已经开始接触奶水之外的辅食，水分摄取的来源更加丰富。因此，可以在宝宝进食后或两餐之间补充少量白开水。

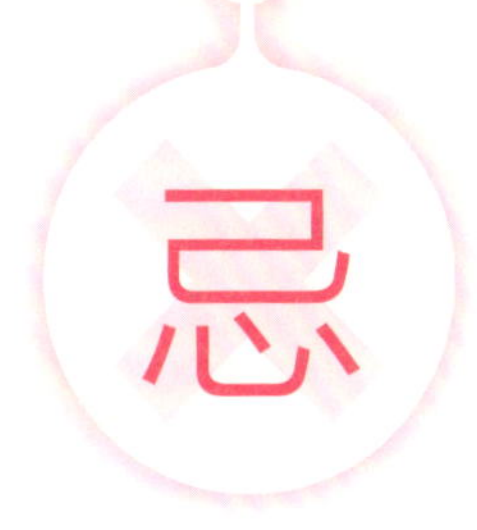

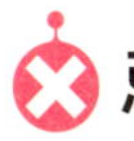

忌冷饮寒凉

咳嗽时不宜让宝宝吃寒凉食物，尤其是冷饮和冰激凌等。因为中医认为身体一旦受寒，就会伤及肺脏，如果是因肺部疾患引起的咳嗽，此时再吃冷饮，就容易造成肺气闭塞，症状加重，日久不愈。

另外，宝宝咳嗽时多会伴有痰，痰的多少跟脾有关，而脾主管饮食消化及吸收，一旦过多进食寒凉，就会伤及脾胃，造成脾的功能下降，聚湿生痰。

Tips **其他忌食食物**

1. 忌食甜食和咸食，吃咸易诱发咳嗽致使咳嗽加重；吃甜助热生痰。所以应尽量少吃甜食和过咸的食物。

2. 忌食含油脂较多的食物，如花生、瓜子、巧克力等，食后易滋生痰液，使咳嗽加重。

3. 忌食肥甘、厚味、油腻食物，因这些食物会内伤脾胃，产生内热而加重病情。

风寒咳嗽第一阶段忌用百合和川贝

宝宝风寒咳嗽的第一阶段，主要表现为流清涕，这时应远离百合和川贝。因为百合会将邪气闭合在身体里；而川贝性微寒，味苦、甘，具有清热润肺、止咳化痰的功效，一般用来缓解燥咳。所以百合和川贝并不适合在宝宝风寒咳嗽的第一阶段使用。

秋天受凉咳嗽忌用秋梨膏、石斛

到了秋天，气温骤降，宝宝体内的津液开始积聚，就会导致一些寒邪进入肺部，主要表现就是鼻腔干燥，没有鼻涕，也没有痰，总是干咳。这时，错误的做法就是用秋梨膏、石斛等润燥的药物滋润身体。

正确的方法是帮助宝宝温暖身体，让津液重新回到体表，可以给宝宝喝些姜汤、苏叶汤等，让寒邪散出体外，这样凉燥就消失了。

咳嗽食物宜忌

银耳

功效解析：银耳性平，味甘、淡，归肺、胃、肾经。具有润肺化痰的功效，对肺热咳嗽有一定的辅助治疗效果。

适合宝宝吃的年龄：1岁以上。

如何烹调更有效：银耳滋阴润肺，西瓜清热利尿，二者搭配做成汤羹，止咳效果好，尤其适合风热咳嗽的宝宝食用。煮绿豆汤如果只是想清凉解暑的话，绿豆煮开花就可以了；如果想清热解毒的话，就要煮得久一点儿。

白萝卜

功效解析：白萝卜性凉，味辛、甘，归肺、胃经。具有清热化痰、润肺止咳的功效，对小儿咳嗽、咳痰、呼吸困难等有食疗功效。

适合宝宝吃的年龄：7个月以上。

如何烹调更有效：白萝卜顶部到3~5厘米处适宜切丝爆炒、做汤、调馅，味道极佳；萝卜中段适宜生吃，可拌沙拉、做凉菜，也可以炝炒、做汤；萝卜中段以下到尾部可炒、炖汤、做馅。

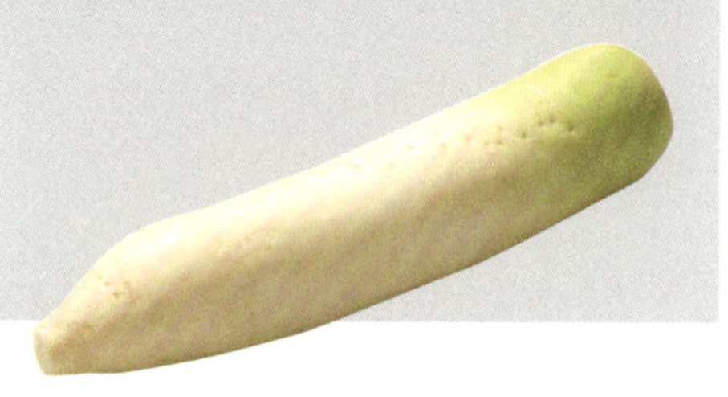

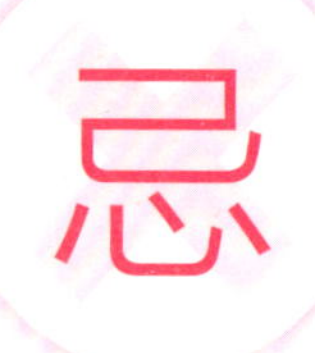

海鲜

海鱼、海虾等多食可积温成热，易生痰，咳嗽的宝宝不宜食用，否则可加重咳嗽、喘息、咳吐黄痰等症状。

羊肉

羊肉属于温热食物，食用后可助热上火，加重痰结、气喘、咳嗽等症状。

咳嗽调理食谱推荐

香芹洋葱蛋黄汤

补虚散寒

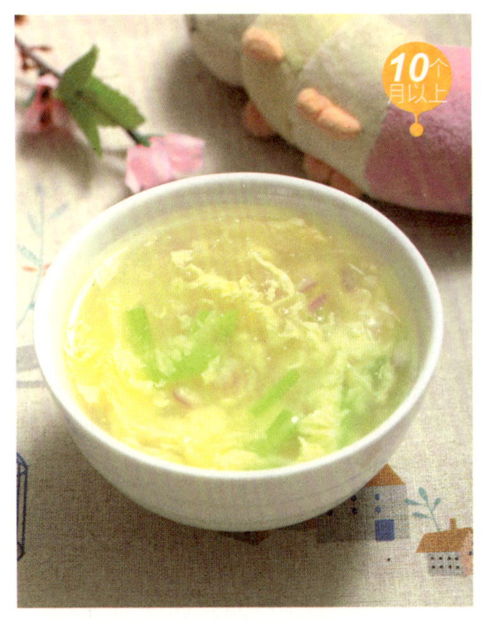

材料 鸡蛋1个，干香芹10克，干洋葱30克。

调料 鸡汤、淀粉各适量。

做法

1. 香芹洗净，切小段；洋葱洗净，切碎；鸡蛋分离出蛋黄，打散。
2. 锅中加水，将鸡汤、香芹段和洋葱碎煮开，将蛋黄液慢慢倒入汤中，轻轻搅拌。
3. 淀粉加水搅开，倒入锅中烧开，至汤汁变稠即可。

白萝卜山药粥

补肺化痰

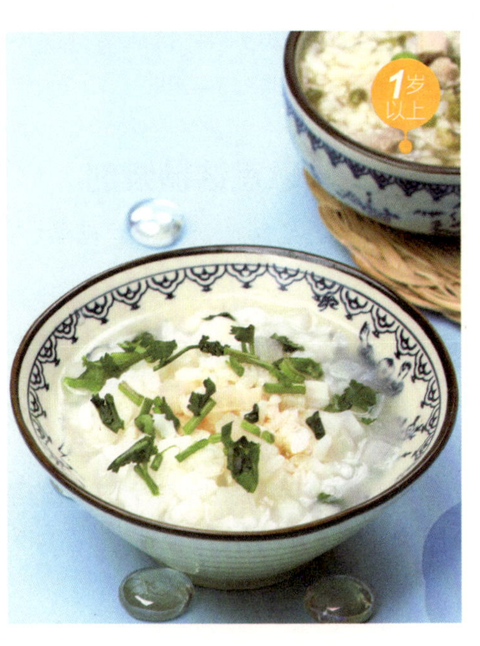

材料 白萝卜50克，山药20克，大米40克。

调料 香菜末4克，盐、香油各1克。

做法

1. 白萝卜去缨、去皮，洗净，切小丁；山药去皮，洗净，切小丁；大米洗净，用水浸泡30分钟。
2. 锅置火上，加适量清水烧开，放入大米，用小火煮至八成熟，加白萝卜丁和山药丁煮熟，加盐调味，撒上香菜末，淋上香油即可。

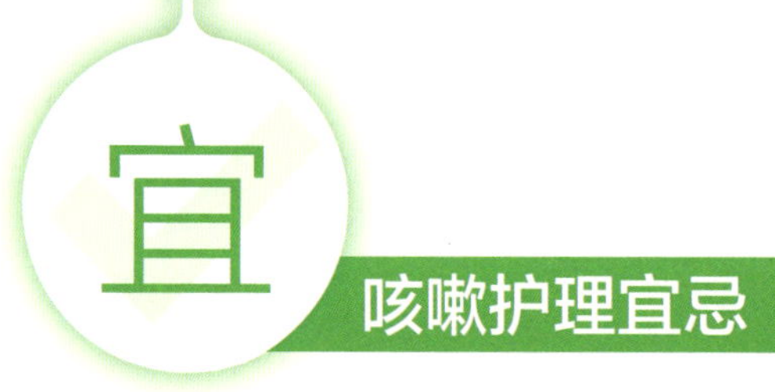

宜 咳嗽护理宜忌

宜细心观察宝宝的身心状态

认真观察宝宝的精神状态，仔细回想宝宝近期的饮食及状态，尤其要回想有没有什么特别的状况。这样更容易知道宝宝的情况是否紧急，也更能做到心里有数。即使去医院，也能更详细地把宝宝的状况描述给医生。

宝宝咳嗽宜先排痰再止咳

宝宝年纪小，还不会正确咳痰，痰液容易积聚在体内。宝宝一旦患了呼吸道疾病，常常会伴有频繁咳嗽，再加上宝宝的气管、支气管比较狭小，因炎症产生的痰液较难排出。有一些家长一听到宝宝咳嗽，就显得特别紧张，急着给予止咳药，其实应该先给宝宝祛痰。

宝宝咳嗽宜注意抱姿

宝宝咳嗽痰多时，应将其头部抬高，促进痰液排出，减少腹部对肺部的压力；还可将宝宝竖着抱起，轻轻地抚摩或拍打其后背，这样能使宝宝感到舒服一些。

Tips

宝宝咳嗽应用什么药

在宝宝咳嗽时，首先应该把着眼点放在排痰上，先设法帮宝宝排痰。在药物的选择上，应首选具有祛痰功效的药物，以使黏附在支气管黏膜上的痰液得到稀释，并借助咳嗽的动作排出痰液。

小儿咳嗽宜选糖浆剂

治疗小儿咳嗽应选用兼有祛痰、化痰作用的止咳药物，其中又以糖浆剂为最优。

糖浆剂的优点

1 糖浆剂服用方便、口味甘甜、药物吸收好，对胃肠刺激小，尤其适用于儿童、老人以及吞咽困难者。

2 糖浆剂服用后易附着在咽喉部位的黏膜上。由于糖浆剂一般都比较黏稠，因此停留在咽喉部位的时间较长，从而有效缓解咳嗽症状，液体制剂则易于流失。

服用糖浆剂，尽量少饮水

一般来说，服用止咳糖浆时，如复方甘草合剂和川贝枇杷膏等，应尽量少饮水。如果大量喝水，会冲掉黏附在咽喉、气管部位的止咳药物保护层，大大降低止咳效果。

此外，糖浆类止咳药物最高含糖量达85%，小儿糖尿病患者应权衡利弊，谨慎使用。

这些情况下，宝宝宜马上就医

- 3个月以下的宝宝咳嗽。
- 咳嗽伴有呼吸困难。
- 咳嗽伴有喘鸣、呕吐或皮肤青紫。
- 咳嗽影响宝宝进食和睡眠。
- 咳嗽突然出现，且伴有发热。
- 被食物或其他物体呛到后出现的咳嗽。

宝宝喝水呛着怎么办

如果宝宝喝水呛了，应该让他俯卧在大人膝上或床上，用力拍打其背部，让他将水咳出来。如果宝宝因咳嗽引发呕吐，应迅速将宝宝脸侧向一边，以免呕吐物向后流入咽喉及气管。然后把手帕缠在手指上伸入宝宝口腔中，将呕吐物快速清理出来，然后用小棉棒清理宝宝鼻孔。

宜用推拿缓解宝宝咳嗽

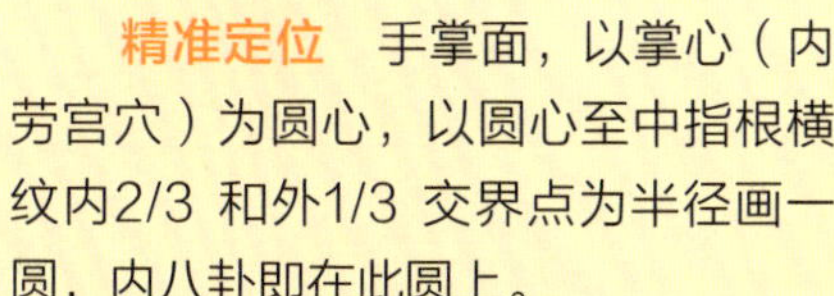

精准定位 手掌面，以掌心（内劳宫穴）为圆心，以圆心至中指根横纹内2/3 和外1/3 交界点为半径画一圆，内八卦即在此圆上。

推拿方法 用拇指指端顺时针方向运孩子内八卦100～200次。

取穴原理 运内八卦能宽胸理气、止咳化痰、消食化积。主治孩子咳嗽、痰多等。

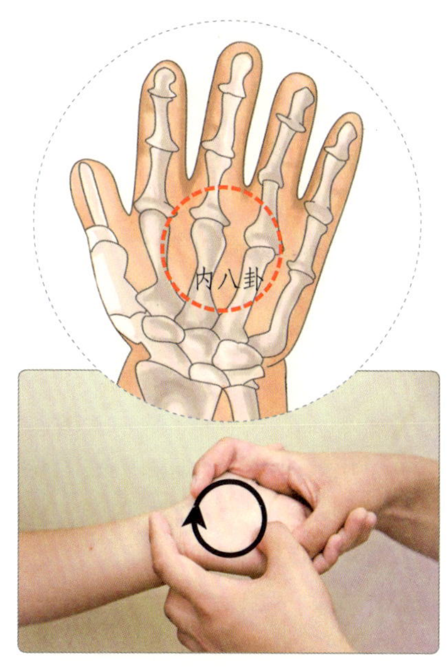

补肺经
补肺气止咳

精准定位 无名指掌面指尖到指根成一直线。

推拿方法 用拇指指腹从宝宝无名指尖向指根方向直推肺经100次。

取穴原理 补肺经可补益肺气、化痰止咳。主治宝宝感冒、发热、咳嗽、气喘等。

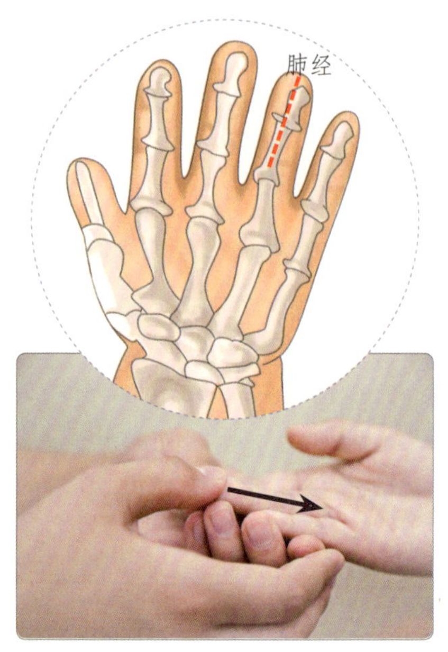

推膻中
理气宽胸止呕

精准定位 前正中线上，两乳头连线的中点处。

推拿方法 用拇指桡侧缘或食中二指指腹自宝宝天突向下直推至膻中100次。

取穴原理 膻中穴有理气宽胸、止咳化痰、止呕的功效。推膻中能有效改善宝宝咳嗽、气喘、呕吐、打嗝等问题。

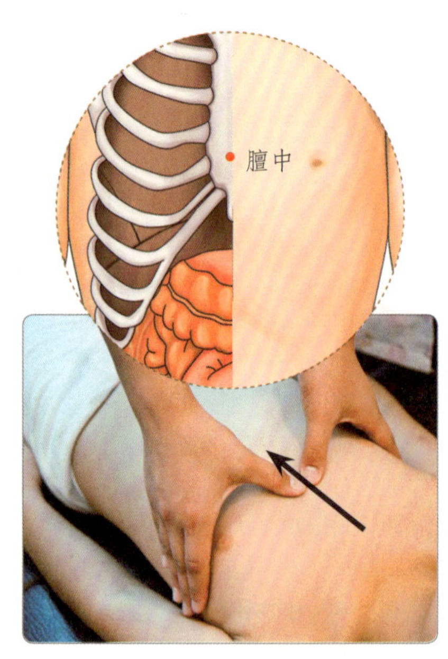

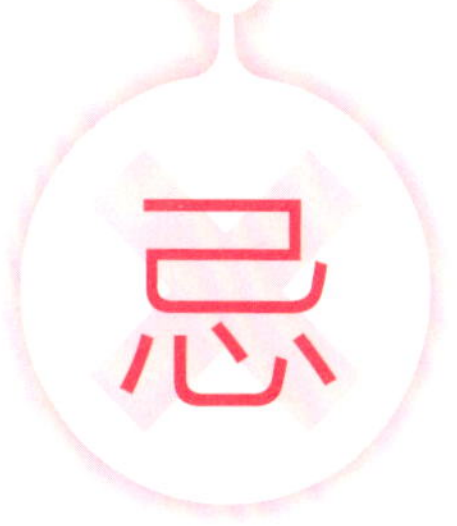

咳嗽时忌给宝宝洗澡

因为洗澡会增强血液循环，年龄太小的宝宝会因不愿洗澡而哭闹不止，继而引发咳嗽，这样不仅会使宝宝受凉，还会加重病情。痰多的宝宝也会因洗澡而使分泌物增加。

治疗小儿咳嗽忌走入这些误区

误区 1 一咳嗽就吃药

宝宝的支气管黏膜较娇嫩，抵抗力弱，容易发生呼吸道炎症。有的家长特别紧张，一听到宝宝咳嗽，就急着看病找药。

实际上，咳嗽有清洁呼吸道使其保持通畅的作用。通过咳嗽，可将呼吸道内的病菌和痰液排出体外，减少呼吸道内病菌数量，减轻炎症细胞浸润。如果咳嗽不是由细菌感染引起的，无须吃药。

误区 2 上次吃的药这次接着用

有的家长以为宝宝咳嗽了，吃点止咳糖浆，再加上上次宝宝生病医生开的止咳药就行了。有时吃了效果不好，再换另一种止咳药试试。这些做法都是很危险的。

咳嗽分为热咳、寒咳、伤寒咳嗽、内伤咳嗽等，止咳药也有寒、热、凉之分，不对症下药，无法达到止咳效果。如川贝止咳露偏寒，不适合风寒咳嗽者服用。寒咳者如果有哮喘病，一旦错服寒性药物，使抵抗力更差，病情更重。

误区 3 常吃润喉片

有的润喉片里加了带有麻醉作用的物质，如果多吃的话，舌头与喉咙已适应这种麻麻的感觉，会变成习惯性依赖，不利于治疗疾病。因此，在咳嗽初期，应避免吃含有药性的润喉片。

误区 4 一咳嗽就吃抗生素

有的家长看到宝宝感冒咳嗽，就急着使用抗生素，其实，抗生素主要是用来对付细菌的，如果咳嗽是由于病毒感染引起的，盲目使用抗生素基本没有什么效果，甚至会影响宝宝的健康。

急性支气管炎
细心看护，预防并发症

急性支气管炎，简称“急支”，是婴幼儿发病较多、较重的一种疾病，多见于6个月以下的宝宝，常伴有或继发于呼吸道感染，是常见病、多发病和伴发病。如果治疗不及时或不彻底，会诱发支气管肺炎、支气管扩张、肺气肿、肺心病等，所以家长应细心看护宝宝，以防并发症的发生。

“急支”演绎不同症状

咳嗽

发病可急可缓，大多先有上呼吸道感染症状。当炎症殃及气管、支气管黏膜时，则出现咳嗽（干咳）和咳痰。患病初期宝宝为单声干咳，或咳出少量黏液痰，随病情发展咳嗽加剧，痰呈黏液浓痰。婴幼儿不会吐痰，大多吞下。

体温

可高可低，但多为低热，也有宝宝体温可以达到38～39℃，会持续数天，有的会持续2～3周。

不同阶段的对应症状
年长儿症状
全身症状较轻，但多见头痛、疲乏、食欲缺乏。
婴幼儿症状
除上述症状外，还会出现呕吐、腹泻等消化道症状。

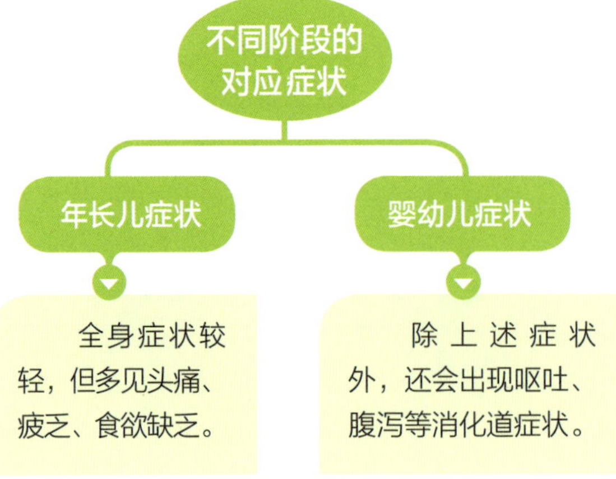

其他症状

咽部多有充血，肺部呼吸音粗，或有干啰音、湿啰音。其性质及部位常有变化。

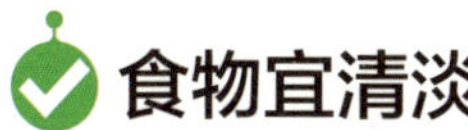

食物宜清淡

宝宝的日常饮食应清淡、易消化、富有营养。新鲜蔬菜如白菜、菠菜、油菜、萝卜、胡萝卜、番茄、黄瓜、冬瓜等，不仅能补充多种维生素和矿物质，而且具有清痰、去火、通便等功能。黄豆及豆制品含人体需要的优质蛋白质，可补充支气管炎对机体造成的营养损耗。

宜多喂水

宝宝患急支时多有不同程度的发热。水分蒸发较大，缺水后痰更稠，不容易咳出，应注意给患儿多喂水。可用糖水或糖盐水补充，也可用米汤、蛋汤补给。饮食以流质或半流质为主，以便增加体内水分，满足机体需要。

宜营养均衡

宝宝患急支时营养物质消耗较大，加之发热及病毒、细菌影响胃肠功能，消化吸收不良，因而宝宝体内营养缺乏是不容忽视的。对此，要采取少食多餐的方法，给予宝宝清淡、营养充分、均衡易吸收的半流质或流质饮食，如稀饭、烂面条、鸡蛋羹、蔬菜泥和水果汁泥等。

忌

忌海腥油腻

因“鱼生火、肉生痰”，故急性支气管炎的宝宝应少吃黄鱼、带鱼、虾、蟹、肥肉等，以免助火生痰。

忌刺激性食物

辣椒、胡椒、蒜、葱、韭菜等辛辣之物，均能刺激呼吸道使症状加重，菜肴调味也不宜过咸、过甜，冷热要适度。

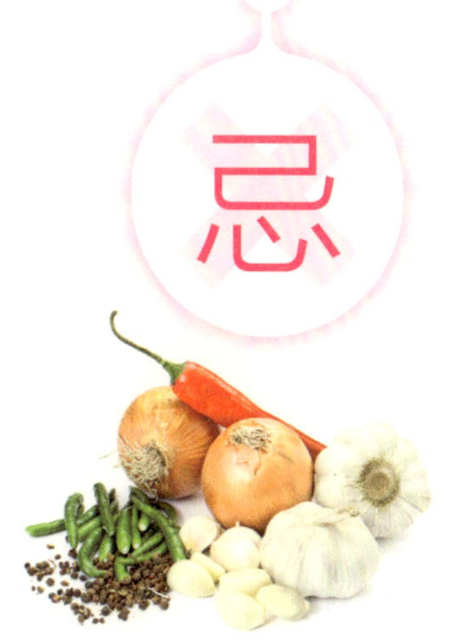

急性支气管炎食物宜忌

百合

功效解析：百合性微寒，味甘，归心、肺、胃经。具有清肺止咳、祛痰平喘、清心安神的功效。

适合宝宝吃的年龄：1岁以上。

如何烹调更有效：鲜百合多用来炒菜吃，干百合则常用来煲汤粥。鲜百合口感更香甜，干百合口感较韧，耐熬煮。

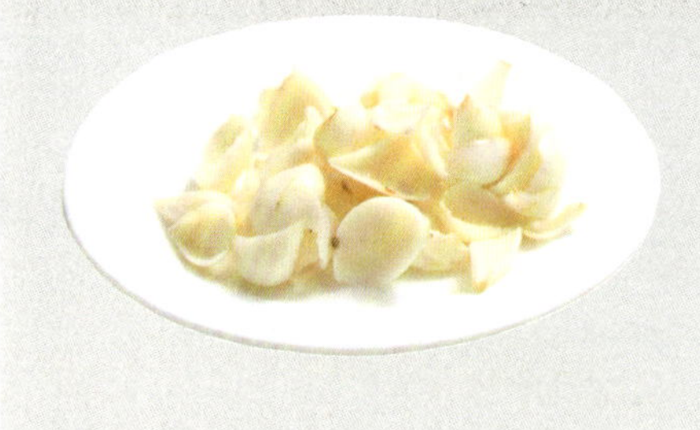

豆腐

功效解析：豆腐性凉，味甘，归脾、胃、大肠经。可清热润燥、利小便、解热毒，适用于痰喘、百日咳、支气管炎等。

适合宝宝吃的年龄：10个月以上。

如何烹调更有效：可以将豆腐隔水蒸熟，加醋和少量盐拌匀，佐餐趁热吃。每日1次，每次50~100克。

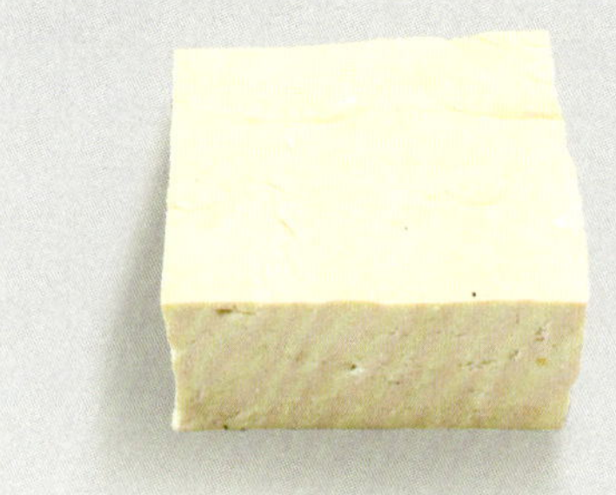

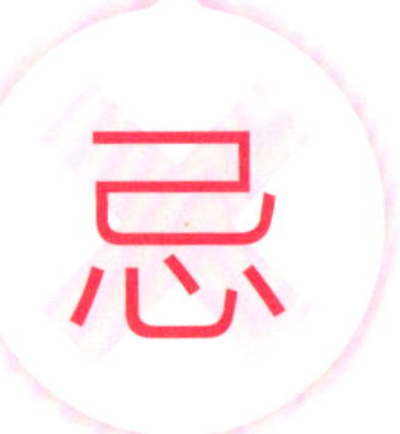

花生

花生含油脂较多，过多食用容易滋生痰液，加重咳嗽。

洋葱

洋葱可助热生痰，并可刺激支气管黏膜，如果患儿食用，容易导致局部水肿，加重咳喘。

急性支气管炎调理食谱推荐

百合银耳粥

润燥止咳

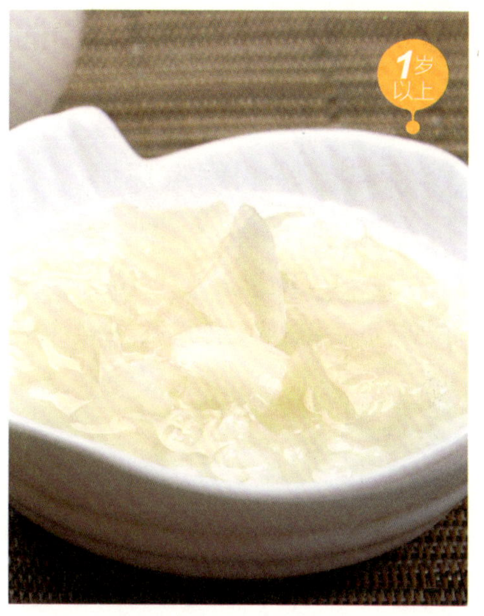

材料 百合、干银耳各10克，大米40克。

做法

1. 将百合、银耳放入适量水中浸泡片刻，发好。
2. 大米淘洗干净，加水煮粥。
3. 将发好的银耳撕成小块，和百合一起冲洗干净，放入粥中，继续煮，待银耳和百合煮化即可。

营养功效

银耳滋润，百合润肺，搭配做成粥给宝宝食用，能预防因天气干燥引起的咳嗽。

豆腐粥

清热润燥、补充体力

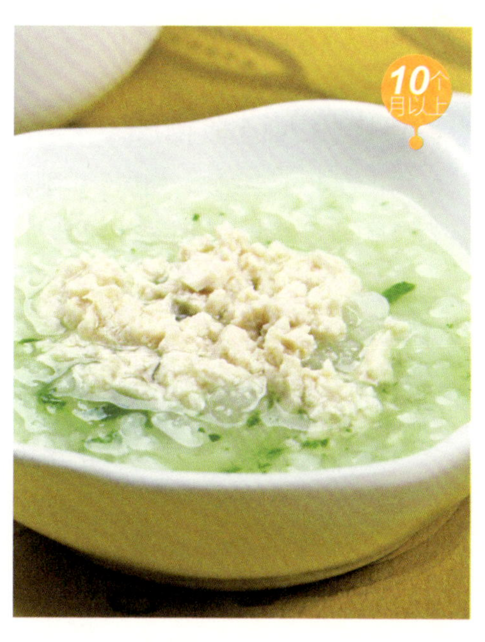

材料 豆腐20克，白粥40克，青菜10克。

做法

1. 将白粥放到小奶锅中，加热至稍沸，转为小火。
2. 用勺子将豆腐捣碎，加入粥中。
3. 将青菜洗净，剁碎后放入锅中，煮沸后关火即可。

急性支气管炎护理宜忌

保证充足的睡眠和适当的休息

宝宝发病时应增加日间卧床休息的时间，以减少热量消耗，加快身体恢复。

保持良好的居家环境

宝宝所处居室温度、湿度要适宜，如果室内太过干燥，可放一个加湿器以调节湿度。经常开窗通风，以使室内空气清新。另外还要避免冷空气、灰尘、刺激性气味对宝宝呼吸道的刺激。禁止被动吸烟。

保暖

气温变化，尤其是寒冷的刺激可降低支气管黏膜局部抵抗力，加重支气管炎病情。因此，家长要随气温变化及时给患儿增减衣物，尤其是睡眠时要给患儿盖好被子，使体温保持在 36.5℃左右。

雾化吸入助祛痰

宝宝咳嗽、咳痰时，表明支气管内分泌物增多，为促进分泌物顺利排出，可用雾化吸入剂帮助祛痰，每日 2 ~ 3 次，每次 5 ~ 20 分钟。

防止吸入过敏物质

防止吸入过敏物质，如粉尘、刺激性气体或烟雾、花粉、真菌孢子等，甚至还有过冷的空气等，这都容易加重患儿的病情。

不要捂宝宝

适当给予冷暖刺激，不要捂孩子。宝宝出汗再捂干，容易受凉。

扁桃体炎 影响宝宝食欲的疾病

扁桃体在机体抵抗力低时会感染细菌或病毒，引起炎症，进而使宝宝出现发热、咳嗽等病症，称为扁桃体炎。扁桃体炎是宝宝的常见病。

不同扁桃体炎的不同症状

扁桃体炎有急性和慢性之分，其症状表现也不相同。

急性扁桃体炎

起病急，症状较明显，宝宝有低热或高热，咽痛，伴有恶寒、乏力、头痛、全身痛、食欲缺乏、恶心和呕吐等症状。扁桃体部位有明显的充血和肿大，年龄幼小的宝宝则表现为流口水、拒食、哭个不停。病情严重者扁桃体上可见数个化脓点，又称化脓性扁桃体炎，此时宝宝体温可能很高，持续时间也更长。

慢性扁桃体炎

症状较轻，偶尔表现为咽干、发痒、有异物感等，常反复发作，可能会有急性发病史。颈下淋巴结会经常性肿大，可以摸到球结状的硬块，肿胀情况可能会持续数周。

家长在辨别症状时不能只凭全身症状，而应检查宝宝的咽部，若有明显充血和肿大，就可做出正确判断。

宝宝为什么易患扁桃体炎

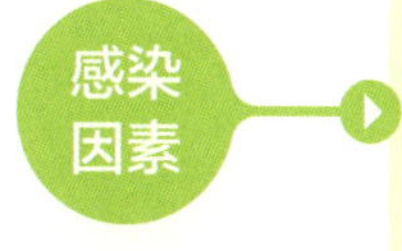

扁桃体炎的主要致病菌为乙型溶血性链球菌，流感杆菌、肺炎双球菌及腺病毒等也可引发本病，细菌和病毒混合感染者也较多见。引发扁桃体炎的病原体可通过飞沫、食物或直接接触传播。

病原体常存在于正常人的口腔及扁桃体内而不致病，当某种因素使宝宝全身或局部抵抗力降低时，病原体会乘虚而入，从而导致本病的发生。

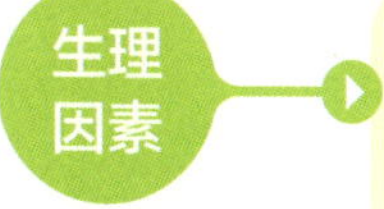

与成年人相比，婴幼儿鼻腔及咽部相对狭小，而且位置较垂直，鼻咽部有丰富的淋巴组织，很容易感染病菌。

扁桃体炎喂养宜忌

术后宜采取流质或半流质饮食

宝宝患扁桃体炎后，医生会根据病情决定是否切除。若切除，术后应注意饮食，冷食可促进血管收缩，预防术后出血，可适当吃些。术后 1 ~ 2 周要吃流质或半流质食物，如米粥、青菜汤、蛋羹、烂面条等。还应让宝宝多饮水。

不用手术的宝宝宜清淡饮食

1 饮食宜清淡，可选择吃一些乳类、蛋类等高蛋白食物，以及橙子、白菜等富含维生素 C 的食物。

2 应适当多给宝宝饮水，也可以喝些果汁等。

3 当宝宝出现吞咽困难时，不要强迫宝宝进食，可以选择易吞咽、易消化的半流质饮食，如米汤、绿豆汤、果蔬泥、蛋汤等，以减轻咽喉疼痛。

4 宜食一些清热去火的食物，如金银花、百合、梨、蜂蜜等。

宝宝喝些酸奶可以减轻咽喉疼痛，但最好不要空腹食用，否则会伤害宝宝娇嫩的肠胃。

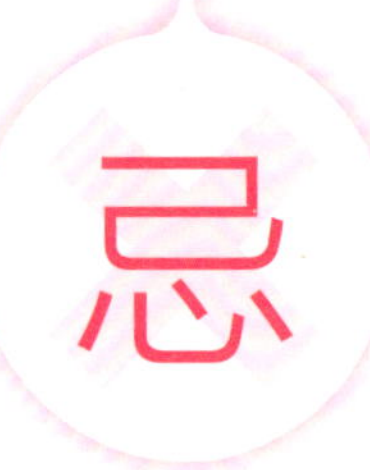

忌肥腻、鱼腥发物、各种补品

1 肥腻食物：如油条、薯条、炸鸡等，这类食物容易导致宝宝上火生痰，加重咽喉肿痛。

2 鱼腥发物：如鱼、虾、蟹等，这类食物易生热聚痰，诱发扁桃体发炎。

3 各种补品：这类食物能造成湿热内阻，会加重病情。

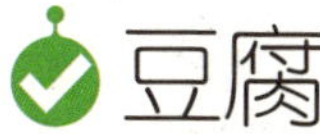

扁桃体炎食物宜忌

豆腐

功效解析：豆腐性凉，味甘，归脾、胃、大肠经。易吞咽、易吸收，能提供钙、蛋白质等，有利于提高抵抗力。

适合宝宝吃的年龄：10个月以上。

如何烹调更有效：取200克豆腐、100克黄瓜，煮汤代茶饮，让宝宝分次喝完。

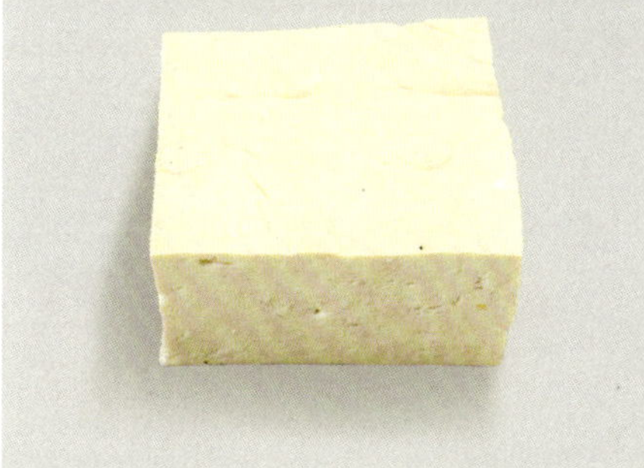

金银花

功效解析：金银花性寒，味甘，归肺、胃、心经。具有清热解毒、降火祛燥的功效。

适合宝宝吃的年龄：1岁以上。

如何烹调更有效：用250克鲜金银花、适量水做成金银花露，冷饮或温饮，每次30～50毫升。也可熬粥喝。

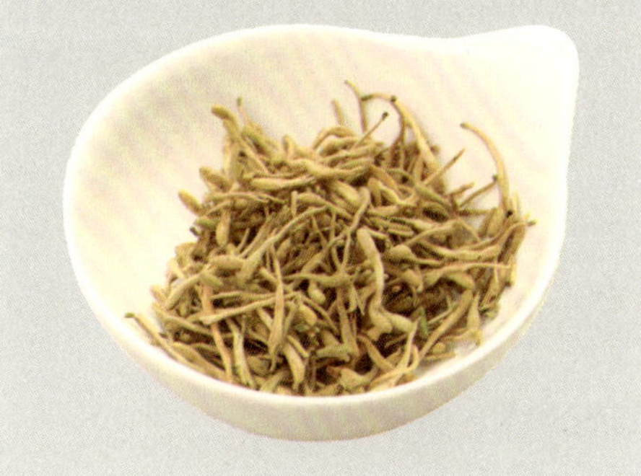

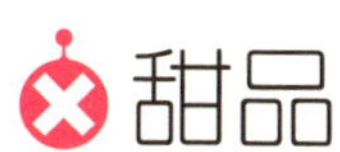

甜品

甜品容易助脾生痰，不利于宝宝扁桃体炎的恢复。特别是冰激凌等冷饮，这类甜品容易使毛细血管痉挛收缩，加重炎症。

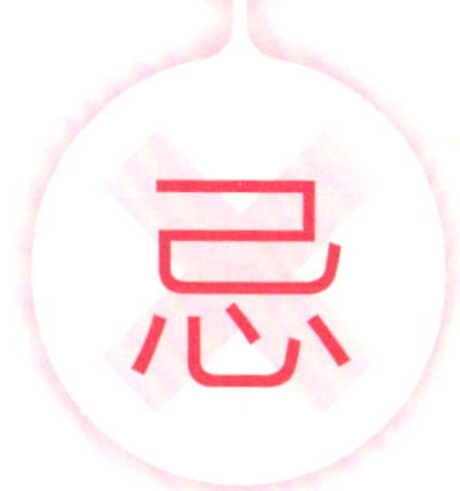

扁桃体炎调理食谱推荐

绿豆芽拌豆腐泥

提高免疫力、清热去火

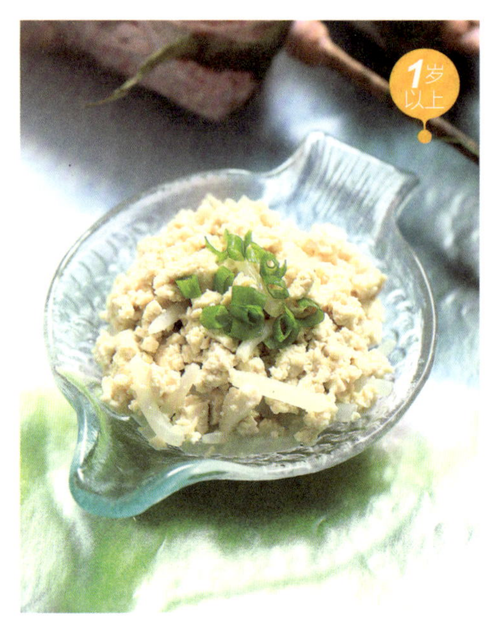

材料 绿豆芽 50 克，豆腐 100 克。
调料 葱花、香油各适量。
做法

1. 绿豆芽洗净，切小段，开水焯熟。
2. 豆腐洗净，切块，开水焯烫，研磨成泥。
3. 将备好的材料加入葱花、香油，一起拌匀即可。

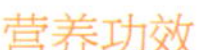

营养功效

绿豆芽比绿豆的维生素 C 含量高很多，能够提高宝宝的免疫力，搭配豆腐一起食用，更能起到清热去火的作用，缓解炎症。

金银花粥

清热消炎、解毒凉血

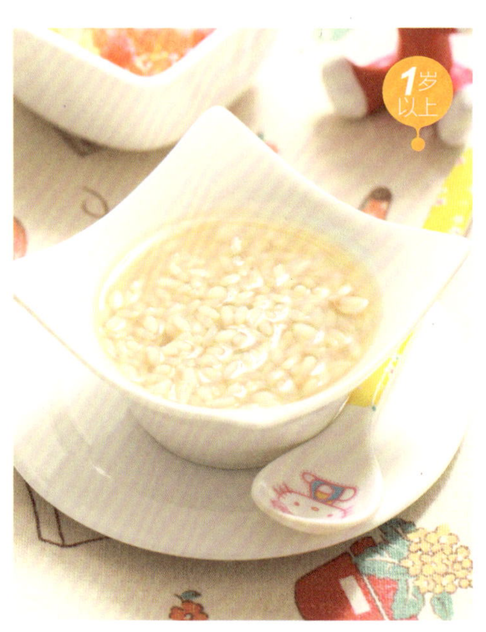

材料 金银花 10 克，大米 30 克。
调料 白糖适量。
做法

1. 将金银花洗净，加清水适量，浸泡 5 ~ 10 分钟。
2. 水煎取汁，加大米煮粥，待熟时调入白糖，再煮沸即可。每日 1 ~ 2 剂，连续 3 ~ 5 天。

营养功效

金银花有清热消炎、解毒凉血的作用，能改善扁桃体炎引起的咽痛、发热。

宜

扁桃体炎护理宜忌

居室宜洁净

宝宝的居室应干净、清洁，空气宜清新，避免在室内吸烟，以减少对宝宝咽部的刺激。温度、湿度也应适宜，室温以不感觉冷为宜，不宜太高。

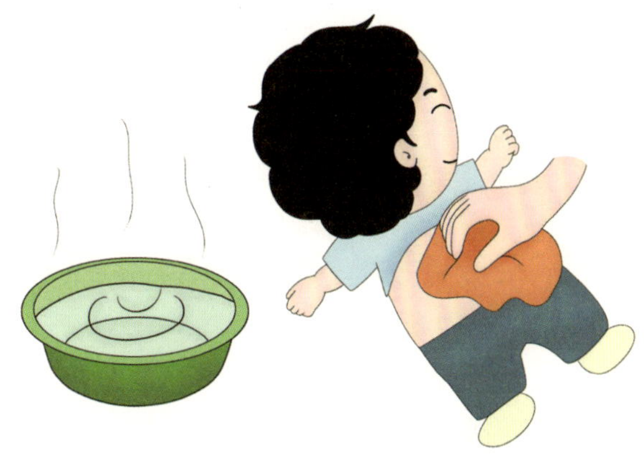

若扁桃体炎伴随高热不退，可采用温水擦浴的物理降温法给宝宝降温。

保持宝宝口腔卫生

可用淡盐水漱口，每天 4 次，保证口腔清洁，以缓解炎症。

增强抵抗力

患有慢性扁桃体炎的宝宝要增强抵抗力。天气好时常带宝宝到户外锻炼，增强机体的抵抗力。

注意增减衣物

天气变化或早晚温差大时，要注意给宝宝增减衣服，以防加重宝宝的病情。宝宝体温过高时，最好用物理方法降温，用温水泡澡或冰袋敷宝宝的头颈部，防止宝宝发生惊厥。

遵医嘱用药

听从医嘱，每天用淡盐水、复方硼酸溶液或1 ： 5000 呋喃西林溶液漱口，或选用度米芬含片、溶菌酶含片等。

这些情况，宝宝宜马上就医

扁桃体炎是婴幼儿时期的多发病，如治疗不及时或不彻底常会反复发作。因此，一旦发现宝宝出现相关症状，应及时就医。

- 突然出现不明原因的长期低热。
- 扁桃体过度肿大，影响到呼吸和睡眠。

肺炎 宝宝的肺部感染了

肺炎，顾名思义就是“肺部感染了”。本病多见于 3 岁以下的宝宝，且一年四季都可发病。虽然这种疾病在过去非常危险，但现如今，大多数宝宝只要获得恰当的治疗，都是可以康复的。

不同阶段宝宝肺炎的表现及病因

新生儿肺炎

对于新生儿来说，肺炎初期会表现为精神状态不佳、发热、咳嗽、呼吸浅或不规则，深吸气时能听到细小水泡音；也有不发热而咳喘重者，伴有烦躁不安、流鼻涕、哭声低微、食欲缺乏、寒战、腹泻、拒奶、吐奶、呛奶等症状。

新生儿肺炎通常有两种情况，一种是吸入性肺炎，一种是感染性肺炎。

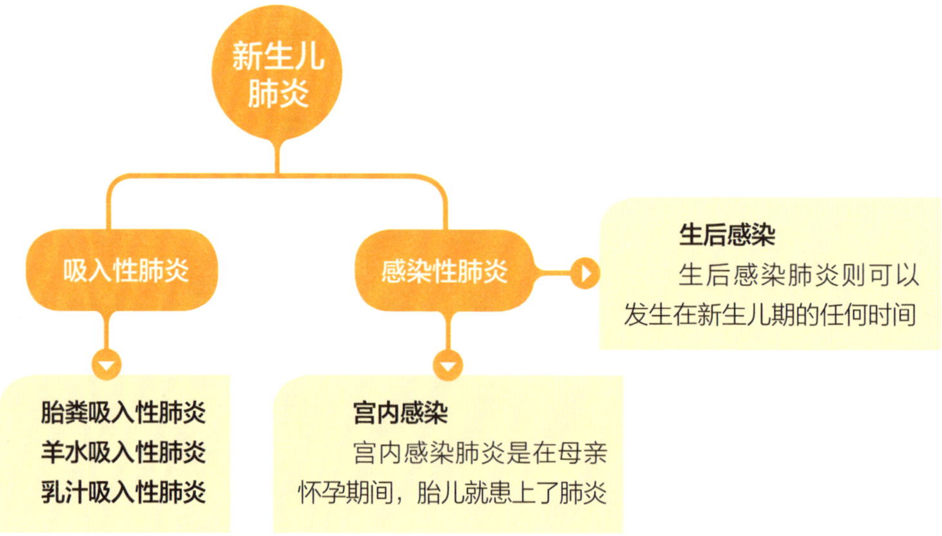

这两种肺炎都比较严重，宝宝一出生就有明显的病症，如呼吸困难、皮肤青紫等，需要住院治疗。早产儿、低体重儿、发育缺陷儿、难产儿，特别是宫内缺氧儿，发生新生儿肺炎的概率较高。

感染性肺炎是新生儿肺炎中最多见的，往往是由大人传染所致。由于新生儿抵抗力差，大人患普通感冒，宝宝就有可能患肺炎。此外，宝宝其他部位的感染，如脐炎、皮肤感染、口腔感染等，也可以引起肺炎。

乳汁吸入性肺炎是由于新生儿特别是早产儿、低体重儿，口咽部或食道的神经反射不成熟，肌肉运动不协调，乳汁被误吸入呼吸道引发的肺炎。

不论属于哪种类型，如果病情严重，都会产生一定的危险性，病菌有可能会播散到宝宝的全身，从而引起败血症、脑膜炎等更严重的并发症。

婴幼儿肺炎

对于稍大点的宝宝，如果有发热、气喘、咳嗽的症状，既可能是感冒、扁桃体炎等呼吸道感染，也可能是因宝宝免疫力低下所致的肺炎。

判断宝宝是否患肺炎的方法

观察胸凹陷法

新生儿患了肺炎后，需要比平时更用力吸气才能完成一次气体交换，所以吸气时可以看到胸壁下端明显向内凹陷，医学上称为胸凹陷。家人最好在宝宝睡觉时仔细观察，如果宝宝出现呼吸浅快和明显的胸凹陷现象时，就说明宝宝可能患了肺炎，应立即就医进行治疗。

数呼吸法

世界卫生组织提供了一个简单的诊断肺炎的标准：在患儿相对安静状态下数每分钟呼吸的次数，如果发现超过以下标准，就说明宝宝有肺炎的可能，就要赶紧送宝宝到医院诊治了。

- 2个月以下婴儿呼吸次数≥60次/分。
- 2～12个月婴儿呼吸次数≥50次/分。
- 1～5岁小儿呼吸次数≥40次/分。

Tips

如何正确数呼吸

给宝宝数呼吸时，如果将呼气算 1 次，吸气算 1 次就错了。正确的做法是数满一分钟，每一呼一吸算 1 次呼吸。如果发现呼吸次数有异常，应当反复数几次。

肺炎喂养宜忌

根据宝宝的喂养情况来安排饮食

由于肺炎宝宝的消化功能会暂时下降，如果饮食不当会引起消化不良和腹泻。所以，爸爸妈妈应根据宝宝的年龄特点为其提供营养丰富、易于消化的食物。

宝宝情况	适合吃的食物
母乳喂养的宝宝	仍以母乳为主，适量喝点水
配方奶喂养的宝宝	可根据消化情况决定奶量
添加辅食的宝宝	可以吃些营养丰富、易于消化、清淡的食物，如面片汤、稀饭等

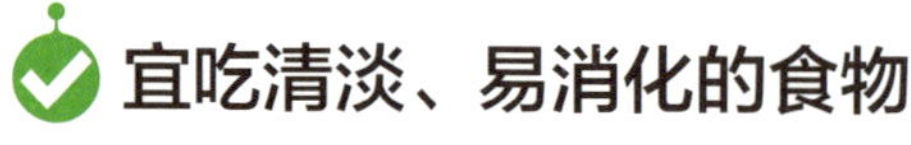

宜吃清淡、易消化的食物

肺炎患儿常有高热、胃口较差、不愿进食的表现，应给予营养丰富的清淡、易消化的流质（如母乳、牛奶、米汤、蛋花汤、菜汤、果汁等）、半流质（如稀饭、面条等）饮食，少食多餐，避免过饱影响呼吸。

应防止患儿呛奶

家长给宝宝喂奶时应细心、耐心，防止宝宝呛奶引起窒息。每吃一会儿奶，应将奶头拔出，让宝宝休息一会儿再喂。喝配方奶的宝宝应抱起或头高位喂奶，或用小勺慢慢喂入；呛奶的患儿，可在奶中加婴儿米粉，使奶变稠，可减少呛奶。

应增强宝宝自身抵抗力

应为宝宝补充足够的热量、营养和水分，增强抵抗疾病的能力。如果宝宝吸奶困难，可以采用滴管或小勺，一滴滴、一勺勺地喂给宝宝。

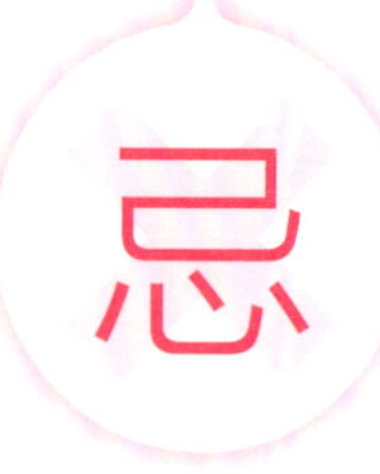

忌乱服清热药

金银茶、青果、板蓝根冲剂等清热药，对肺炎患儿有益。但不能长时间服用，特别对体质较弱的宝宝，切勿轻易服用清热药。否则会伤及人体正气，使原来的症状加剧。

肺炎食物宜忌

山药

功效解析：山药性平，味甘，归肺、脾、肾经。具有健脾补肺的功效，适合肺炎宝宝食用。

适合宝宝吃的年龄：8 个月以上。

如何烹调更有效：把山药切碎食用，更容易消化吸收其中的营养物质。

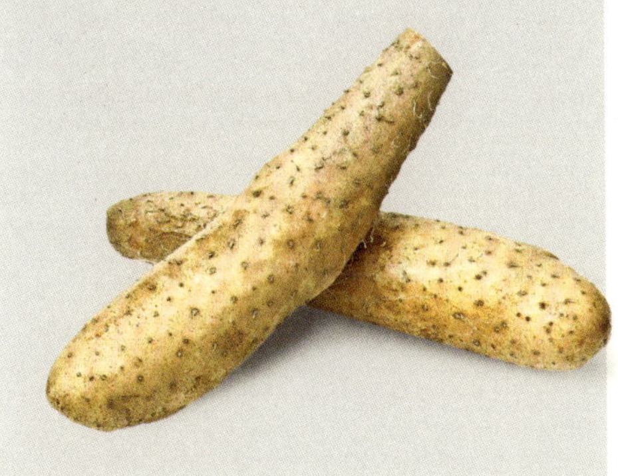

百合

功效解析：百合性微寒，味甘，归心、肺、胃经。具有清肺止咳、清热利尿的功效，对宝宝肺炎有缓解功效。

适合宝宝吃的年龄：1 岁以上。

如何烹调更有效：取百合、蜂蜜各 50 克，隔水蒸 1 小时，做成蜜蒸百合，让宝宝分次服用。也可加冰糖蒸食。

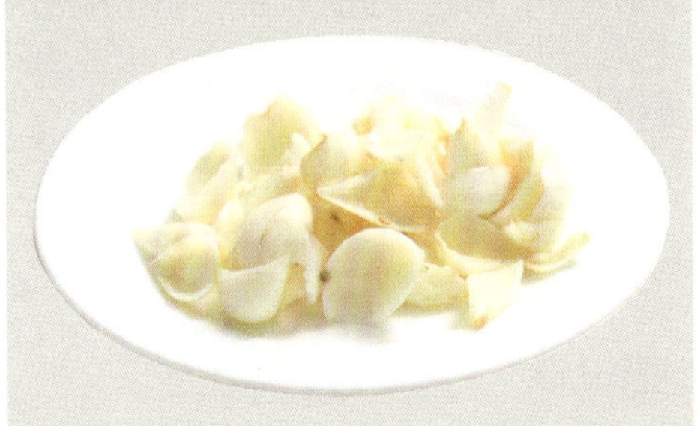

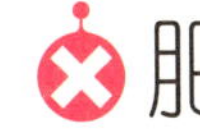

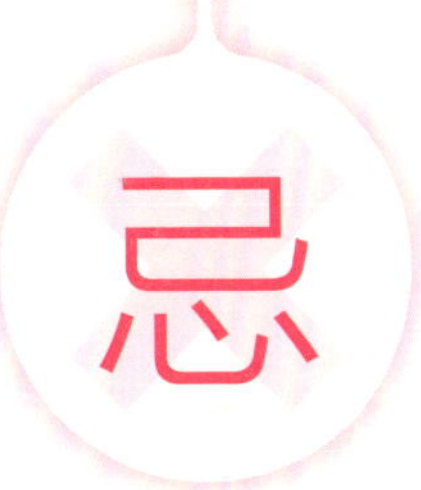

松花蛋

松花蛋属于腌制食品，含钠量很高，会导致水钠潴留，加重肺部水肿、腹水等症状，不利于肺炎宝宝恢复。

肥肉

肥肉脂肪含量很高，难以消化，宿食积滞而生内热，痰热壅盛会使肺气不宣，加重肺炎症状。

肺炎调理食谱推荐

山药二米粥

润肺益脾

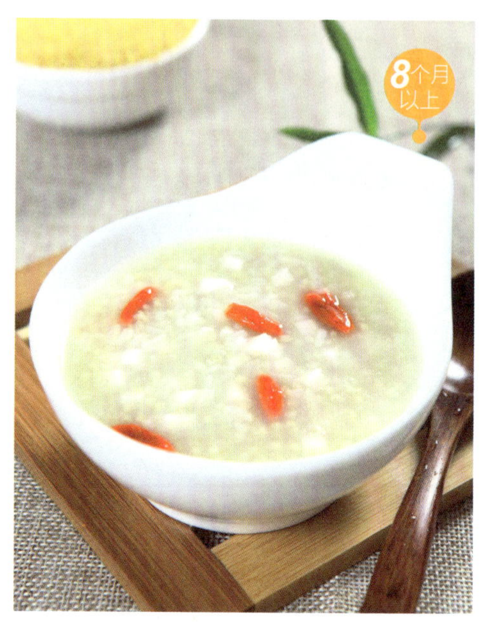

材料 小米、大米各15克，山药40克，枸杞子3克。

做法

1. 枸杞子洗净；大米洗净，用水浸泡30分钟；小米洗净；山药去皮，洗净，搅碎。
2. 锅内放入清水烧开，放小米、大米、山药碎大火煮开后转小火熬煮30分钟，加枸杞子煮10分钟即可。

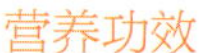

营养功效

中医认为，山药有生津益肺、补脾养胃的功效。经常食用这道粥，对于肺虚久咳、虚喘的宝宝有很好的疗效。

百合银耳豆浆

清热止咳

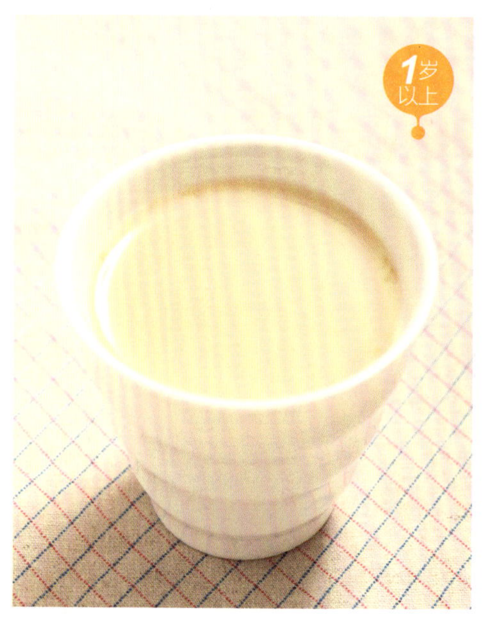

材料 干黄豆40克，鲜百合、水发银耳各10克，绿豆20克。

调料 冰糖2克。

做法

1. 黄豆用清水浸泡8～12小时，洗净；绿豆用清水浸泡2小时，淘洗干净；水发银耳择洗干净，撕成小朵；鲜百合分瓣，择洗干净。
2. 将上述食材倒入全自动豆浆机中，加水至上下水位线之间，按下“豆浆”键，煮至豆浆机提示豆浆做好，加冰糖搅拌至化即可。

宜

肺炎护理宜忌

宜严密观察宝宝的情况

如果宝宝患了肺炎，不要慌张，此病虽发病率高，但若及时到医院就诊，得到合理治疗和护理，治愈率较高。父母一旦发现宝宝有肺炎的症状，应及时去医院就诊，确诊后要注意观察宝宝的体温变化、精神状态、心率、呼吸、面色，以及是否有口吐白沫等症状，一旦有不良反应，应马上通知医生，进行急救。

居室环境宜温湿适宜

宝宝的居室环境应该保持清新、安静，使宝宝能得到更好的休息，有利于病情的恢复。房间要经常通风（不要让宝宝吹过堂风）、打扫。打扫房间时要用湿抹布或拖布，防止尘土飞扬。室内温度宜保持在 18 ~ 20℃，湿度为 55% ~ 65%，如果室内太干燥，可放一个加湿器来增加湿度。因为室内空气太干燥，会影响痰液排出。

宜使患儿呼吸道保持通畅

1 及时清除呼吸道分泌物，鼻腔内有干痂，可用棉签蘸水取出；鼓励患儿多饮水，防止痰液黏稠不易咳出；给予超声雾化吸入，以稀释痰液利于咳出，必要时吸痰。

2 注意穿衣盖被均不宜太厚，过热会使患儿烦躁而诱发气喘，加重呼吸困难。

3 对于痰多的患儿，家长可将患儿抱起，让其趴在肩上，由下而上、由外周向肺门轻轻拍打宝宝背部，可使小气道分泌物松动，易于进入较大气道，有利于痰液排出，使宝宝呼吸顺畅。

4 宝宝如有气喘症状，家长可帮助患儿经常更换体位或用枕头等物将背垫高呈半躺半坐位，这样可以增加肺通气，减少肺瘀血，促进痰液排出，预防肺内分泌物堆积。

5 病情允许时可在医生指导下进行体位引流排痰，具体方法如下：根据病变的部位采取不同的体位，让患儿的感染侧肺位于高位，引流支气管开口朝下，让痰液流入大支气管和气管排出，每日2~4次，每次15~30分钟。如体位引流期间患儿出现不适症状应暂停，并做吸氧等处置，待患儿能耐受时再继续引流排痰。

6 遵医嘱给予祛痰剂，如复方甘草合剂、支气管解痉剂等。

这些情况，宝宝宜马上就医

- 精神呆滞。
- 呼吸急促、喘鸣或间歇性停顿、烦躁不安、面色发灰。
- 缺氧导致唇、舌及甲床发绀。
- 拒奶、吐奶或呛奶，饮食困难、拒食。
- 复发性肺炎。
- 脉搏又快又弱，血压低。
- 颈肌突出、肋骨间和锁骨上窝下陷、胸口痛。
- 严重呕吐、脱水。
- 持续或不停地咳嗽。

此外，即使没有上述比较严重的症状，6个月以下的宝宝、百日咳宝宝、有慢性病（如糖尿病、哮喘）的宝宝或免疫力失调的宝宝都必须及早就医。

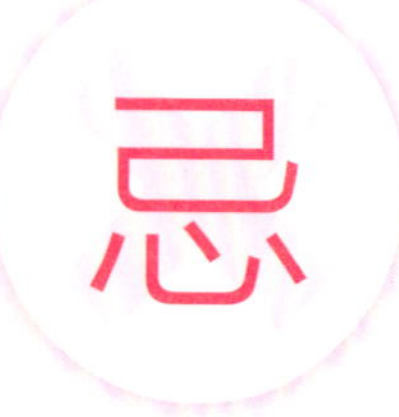

不宜频繁去医院

小儿肺炎要治疗1周左右才能好转，1～2周甚至更长的时间才能痊愈。有些家长往往过于着急，即使宝宝精神状态及一般情况都好，咳喘也不重，只是因为体温未退，就一天跑几趟医院，使患儿得不到休息。加之医院里患者集中，空气不好，容易使患儿再感染其他疾病，对康复反而不利。

小儿肺炎痊愈后，家长不要掉以轻心，特别要注意预防小儿上呼吸道感染，谨防小儿肺炎的复发。

第3章

宝宝消化系统病症饮食宜忌

不拉肚子吃得香

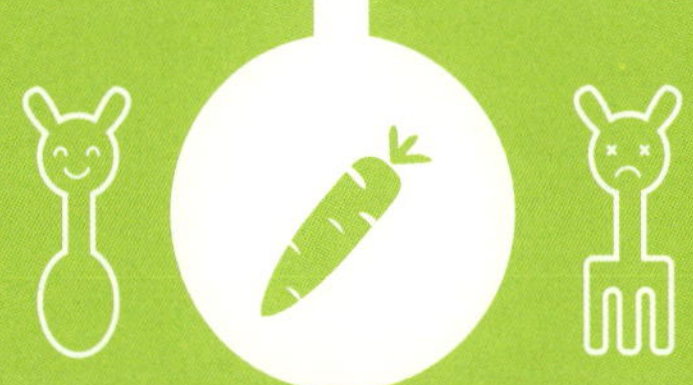

了解宝宝大便特点，不大惊小怪

宝宝的大便会随饮食的变化而变化

大便的次数和性状与婴幼儿年龄和饮食息息相关，不同年龄、不同饮食条件下的婴幼儿大便次数和性状可能差别很大。

胎便

新生儿出生24小时内开始排胎便，2~3天排净。胎便呈黑绿、墨绿或深绿色，黏稠像沥青，无臭，是由脱落的上皮细胞、浓缩的消化液及胎儿时期喝下的羊水组成。如果喂奶的次数足够，2~3日后胎便将排尽，转为正常婴儿大便。

纯母乳喂养宝宝的大便

纯母乳喂养的宝宝大便呈黄色或金黄色，均匀膏状或带少许黄色大便颗粒，有时稍稀或略带绿色，无臭，有酸味。每日排便数次，也可以几天甚至一周才排便1次。

人工喂养宝宝的大便

完全配方奶喂养的宝宝大便呈淡黄色或灰黄色，较干稠，因牛奶含蛋白质较多，有明显臭味，每日排便1~2次。

混合喂养宝宝的大便

宝宝的便便呈浅黄色或黄褐色，比人工喂养宝宝的便便软，且有时呈稀糊状，臭气比人工喂养宝宝的便便大，便便的量少，次数为每天3~4次。

添加辅食后的大便

添加辅食后大便会变得更加成形，次数逐渐减少，1岁后减为每日1次左右。受食物的影响，大便臭味加重，颜色也更复杂多变。添加淀粉类辅食后，部分宝宝大便量会增多，外观逐渐接近成人。初加蔬菜时，常有绿色菜叶、黄色玉米碎等未消化的成分随大便排出，这是新增辅食时的常见现象。

宝宝不同颜色的大便代表的信号

带泡沫的黄色大便

常提示消化不良，未消化的食物残渣经肠道菌群发酵产气。还有可能与宝宝哭闹的时间过长，吞下了较多的空气有关。

绿色大便

多为小儿肠道蠕动过快，胆汁中的胆红素在肠道中尚未氧化成黄色而排出。

蛋花汤样大便

基本上是腹泻，尤其是秋季出现的轮状病毒引起的胃肠炎，应及时就医。

水样大便

是“蛋花汤”状便便的升级版，跟排尿一样，肯定是病理引起的，须及时就医。但宝宝出生头两天会排出水样大便，这是由于宝宝刚开始进食，肠道没有完全蠕动就迅速排出大便，但很快就会有实质性的东西排出，这属于正常现象，妈妈也不必担心。

黑色大便

可能是吃了氨基酸配方奶或补铁导致的。也有人看到黑便，会怀疑是不是肠道出血，如果宝宝肠道出血，会有强烈的反应（精神状态不佳和其他生理指标），而不仅仅是大便颜色的改变。

红色血丝便

如果因为大便较硬，排便过程中撑裂肛门，带有一点血丝，就不用担心。如果稀便中有血，就要及时就医。此外，排除宝宝因肛裂造成的出血情况后，宝宝便中带血，很可能跟肠道出血有关，与宝宝常见的肠道过敏有关，应马上就医。

新生儿腹泻 令家人措手不及

腹泻是新生儿期常见的胃肠道疾病，又称为新生儿消化不良或新生儿肠炎。宝宝如果出现腹泻，家人会不知所措。所以学习并掌握一些新生儿腹泻的护理方法非常重要。

怎样及时发现新生儿腹泻

新生儿期，妈妈几乎每天都和宝宝在一起，所以只要妈妈用心观察宝宝的便便情况，很容易及时发现宝宝腹泻的症状。

母乳喂养的宝宝

每天大便次数多达七八次，甚至达到11～12次，外观呈厚糊状，有时稍带绿色，如果宝宝精神好，吃奶好，体重增长正常

宝宝大便就是正常的

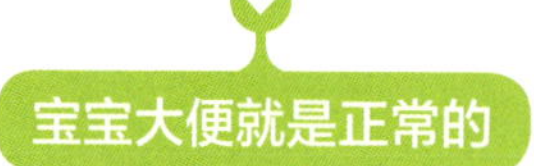

人工喂养的宝宝

每天大便5次以上，或大便中出现像鼻涕状的黏液，或含大量的水分

应及时找专家检查治疗

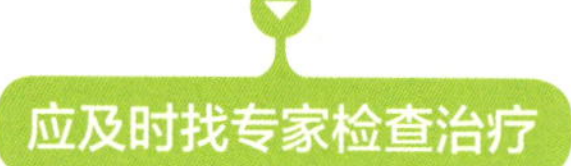

哪些因素会引起新生儿腹泻

肠胃免疫力低下

出生前

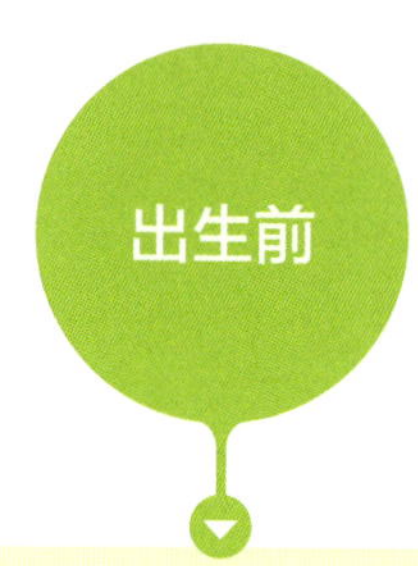

在妈妈无菌的子宫内生长，一般不会受到细菌及病菌的感染。

出生后

外界细菌及病毒较多，加上新生儿肠胃免疫力低下，最易受细菌或病菌等感染，很容易患感染性腹泻。

Tips **母乳有预防腹泻的作用**

除了妈妈不能母乳喂养外，尽量让新生儿吃母乳，因为母乳有利于肠道微生态环境的建立，有利于增强新生儿的肠胃免疫力，起到预防腹泻的作用。

喂养不当

新生儿消化系统非常脆弱，如果给其喂食的奶粉过浓、奶粉不适合宝宝体质、奶液过凉、奶粉中加糖、过早添加米糊等淀粉类食物，都会引起腹泻。上述原因导致的腹泻有一定的特征，即大便含泡沫，带有酸味或腐烂味，有时大便中掺杂有未消化的颗粒物及黏液，并伴有呕吐、哭闹。

蛋白质过敏

由蛋白质过敏引起的腹泻多发生于人工喂养的宝宝。有资料显示，7% 的新生儿对奶粉中的蛋白质过敏。另外，有遗传性过敏体质的新生儿更容易对奶粉中的蛋白质过敏。过敏性腹泻表现为大便混有黏液和血丝，伴有皮肤湿疹、荨麻疹、气喘等症状。

乳糖不耐受

乳糖不耐受是由于宝宝的肠道中天生缺乏乳糖酶所致。当宝宝食入含有乳糖成分的食物时，消化酶无法将其消化，到肠道下端时乳糖被肠道中细菌分解，产生气体，并出现腹胀、腹痛、腹泻等一系列消化道症状。

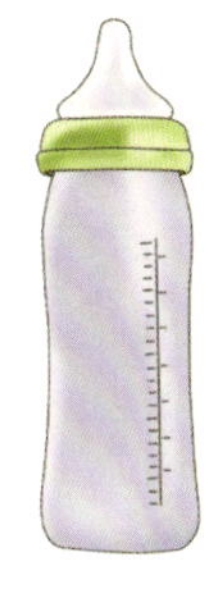

乳糖不耐受

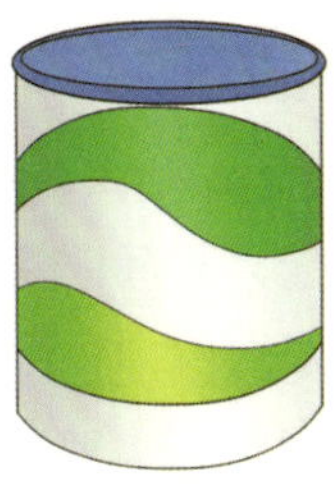

无乳糖配方奶

无乳糖配方奶是专门为乳糖消化不良或不耐受的宝宝所配制的特殊配方奶，其营养效果与普通配方奶相同，能够满足宝宝的营养需要。

感冒

新生儿患有感冒时，通常也会伴有腹泻症状。因此，只要从根本上把感冒治好，腹泻也就自然而然地痊愈了。

病毒或细菌感染

这是导致新生儿腹泻的常见因素，其中最具代表性的是肠道轮状病毒感染。其最显著的特征是宝宝大便呈黄稀水样或蛋花汤样，量多，无脓血，同时伴有呕吐、发热等症状，若不及时处理可出现脱水，因此要格外注意。若大便有黏液脓血，则应考虑是否为细菌性肠炎。

新生儿腹泻喂养宜忌

母乳喂养的宝宝宜继续吃母乳

母乳喂养的宝宝如果腹泻不是很严重，可以不用停止哺乳，可减少每次喂奶的时间，拉长喂母乳的间隔时间，适当补充一些腹泻奶粉。

人工喂养的宝宝宜调整奶量和浓度

人工喂养的宝宝一旦出现腹泻，如果腹泻不是很严重，可能是因为喂养不当所致，应及时调整奶量，在 1~2 天的时间内应减少奶量或把奶液稀释至原来的 1/2~1/3，但不能长时间稀释，以免造成营养不良。

腹泻严重时宜改喝腹泻奶粉

人工喂养的宝宝，腹泻严重时最好不要再喝普通配方奶，改喝腹泻奶粉。因为腹泻期间肠道黏膜受损，会使肠道分泌的乳糖酶减少，即使平时吃配方奶不会出现任何问题的宝宝也容易发生乳糖不耐受的情况，所以，一定要改为腹泻奶粉。

宜及时补充水分

宝宝腹泻期间要注意适当补充补液盐或糖盐水，避免出现脱水症状。要少量多次给宝宝喂水，便于肠胃吸收。

什么是腹泻奶粉

腹泻奶粉是一种特殊的婴儿配方奶，适用于少数对乳糖过敏的，因乳糖无法耐受而引起腹泻的宝宝。这种奶粉主要是将普通配方奶中的乳糖以麦芽糊精或葡萄糖聚合物取代，且在蛋白质上做了调整。这些奶粉在营养上与其他婴儿奶粉并无差异，是婴儿腹泻期可以放心食用的特殊配方奶。

宜

新生儿腹泻护理宜忌

宜注意屁屁的护理

新生儿腹泻期间排便次数较多，肛门周围的皮肤及黏膜会更加脆弱，这时妈妈要加强屁屁的护理。

1 大便后及时擦净大便。

2 用细软的纱布蘸水擦净肛门周围的皮肤。

3 肛门周围涂些油脂类的药膏，并及时更换尿布或纸尿裤。

4 宝宝用过的东西要及时清洗、消毒，并在阳光下曝晒，以免交叉感染。

宜保证充足的睡眠和规律的作息

保证宝宝充足的睡眠和规律的作息，有利于改善和增强宝宝的免疫系统，加速宝宝康复。

宜科学用药

宝宝腹泻期间，要注意适当补液。补液可采用世界卫生组织推荐的口服补液配方，医院或药店都有供应。也可服妈咪爱和蒙脱石散，前者可调整肠道正常菌群，后者可保护肠道黏膜。

这些情况，宝宝宜马上就医

- 如果宝宝腹泻较重，大便有脓血，并伴有食量减少、呕吐、尿少等症状。
- 大便呈稀水样，每天达到10~20次，伴有高热、嗜睡等症状，甚至出现手足凉、皮肤发花、呼吸深长、口唇樱红色、口鼻周围发绀、唇干、眼窝凹陷等。

宜推拿，增强肠胃功能

如果宝宝病情不是很重，妈妈可以给宝宝按摩推拿，以增强胃肠道的消化吸收功能，缓解腹泻。

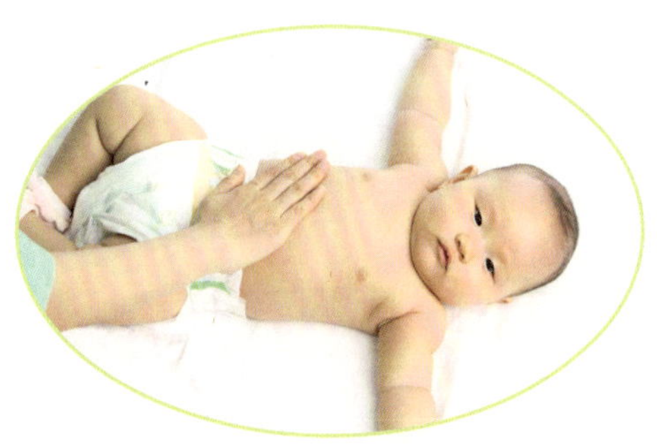

揉揉腹部，促进肠道蠕动

让宝宝仰卧床上，妈妈用一手掌面沿逆时针方向揉摩腹部，约15分钟，能起到调整肠胃功能的作用。

乳糖不耐受的宝宝也会腹泻

乳糖不耐受很常见

食物不耐受是食物不良反应的一种表现，它和宝宝的免疫功能没有多大关系，而是由于消化酶的缺乏造成的，大多是先天性的缺乏。最常见的食物不耐受是乳糖不耐受。由于宝宝的肠道缺乏乳糖酶，所以当宝宝食入含有乳糖成分的食物（如牛奶等）时，消化酶无法将其消化，从而出现腹胀、腹痛、腹泻等一系列消化道症状。

乳糖不耐受是这样发生的

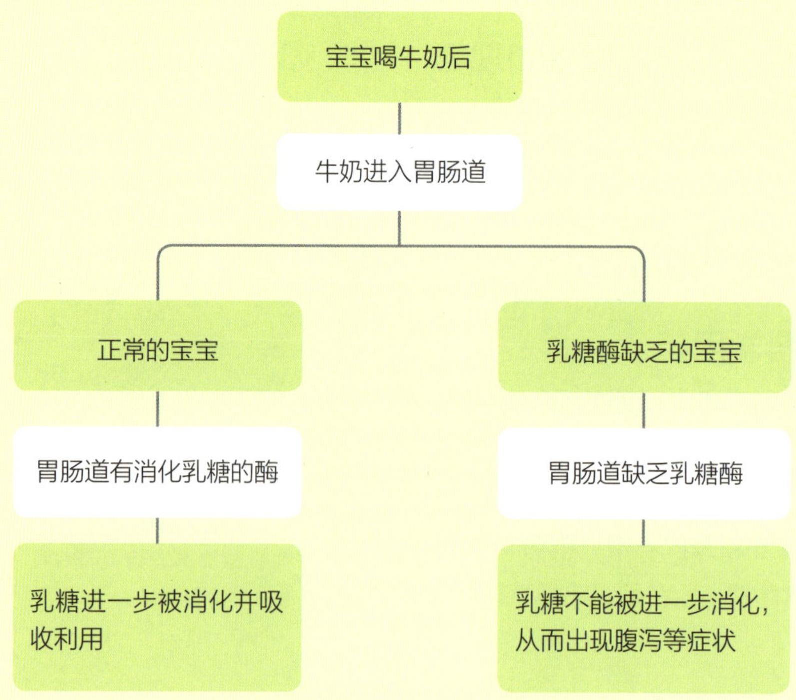

乳糖不耐受的宝宝怎么喝奶

母乳喂养的宝宝要搭配乳糖酶

宝宝乳糖不耐受，没必要停止母乳喂养。可以将奶挤到奶瓶中，在奶液中滴加乳糖酶，弥补宝宝体内缺乏的乳糖酶，相信母乳才是宝宝最好的营养品。如果是人工喂养的宝宝，应挑选不含乳糖的配方奶粉。

牛奶宜少量多次饮用

不同程度乳糖不耐受的宝宝对牛奶耐受量不同，有的宝宝喝一杯奶会出现腹胀、腹痛、腹泻，有的宝宝喝半杯就会出现反应。所以不妨尝试着把一杯奶分成 2 次喂，或采取少量多次的方法，可以缓解乳糖不耐受的情况。

选择低乳糖牛奶

目前市场上有不少加入乳糖酶的低乳糖牛奶，这种牛奶的乳糖大部分已经被分解，可以减少乳糖不耐受问题，是乳糖不耐受宝宝的不错选择。在选择时，妈妈应该注意产品标示，选择标明“低糖”“水解乳糖”的牛奶。

不要空腹直接喝牛奶

宝宝空腹喝牛奶时，牛奶在胃肠道通过的时间短，其中的乳糖不能很好地被小肠吸收就进入大肠，可加重宝宝的乳糖不耐受症状。建议宝宝在正餐时饮奶，也可以在餐后 1~2 小时内饮奶。

牛奶和谷物搭配食用

已添加辅食的宝宝，妈妈可将牛奶配合谷物给宝宝吃，这时牛奶的乳糖浓度可以在特定环境中得到“稀释”，提高乳糖吸收率。

用酸奶替代牛奶

可以少喝牛奶多喝酸奶，因为酸奶中的乳酸菌分解了鲜奶中的大部分乳糖，可以明显减轻宝宝的乳糖不耐受症状。此外，酸奶中的乳酸还可以有效帮助提高钙、磷、铁、锌等矿物质的吸收率。

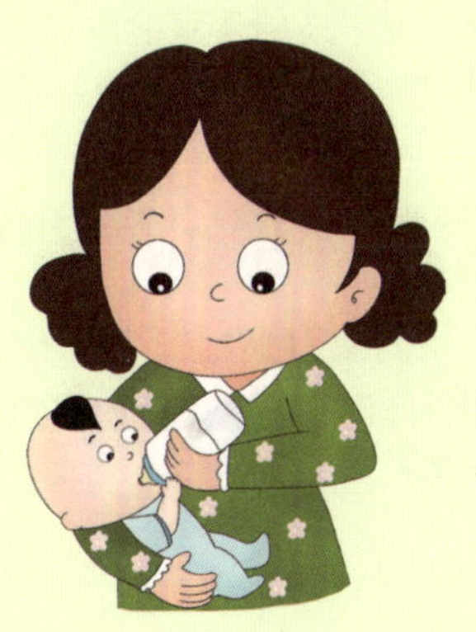

婴幼儿腹泻 补水很关键

宝宝因为机体发育尚未完善、抵抗力差，所以很容易发生消化道疾病。腹泻对宝宝健康的危害很大，会直接影响宝宝对营养物质的吸收，从而造成宝宝发育不良。因此家长要引起重视。

宝宝大便偏稀不一定就是腹泻

一般来说，稀水便并不一定就是腹泻。宝宝的大便次数和形态多种多样，健康宝宝的大便也可能比大人稀很多。所谓腹泻必须是和宝宝平日固定的大便形态、次数来做比较。当其所含水分增多，带有黏液或颜色有所改变，大便次数也较平常增加才算数。

有的宝宝平时的粪便就比较松软，如果添加的新辅食水分比较多，就会使粪便更加松软，对这种情况无须担心。但是如果宝宝的粪便中混有血丝或者黏液，闻起来有酸味或者恶臭味，有剧烈腹泻、呕吐、体重不增加等现象时，很可能患有疾病，应立即就诊。

不同原因引起的腹泻表现会不同

着凉

因吃了过凉的食物或受凉导致的腹泻，腹部会出现“咕噜噜”的声音，并伴随感冒症状。这时宝宝会排出一些气味淡、色浅的大便。

积食

宝宝积食时多有发热，上腹胀满，打饱嗝或者呕吐。大便会发出酸臭或臭鸡蛋的味道，有时还会夹带着未完全消化的食物。

消化器官敏感

可能会出现1个月左右的反复腹泻，大便颜色发黄，饭后立即腹泻。

慢性腹泻

会持续2月以上，碳水化合物、蛋白质、脂肪等的吸收障碍或急性肠炎之后会出现慢性腹泻，有时因牛奶蛋白质过敏也会出现腹泻。胰腺异常、胆汁异常、小肠黏膜疾病等也会出现量多并带油脂或恶臭的脂肪大便。

腹泻可能造成哪些危险状况

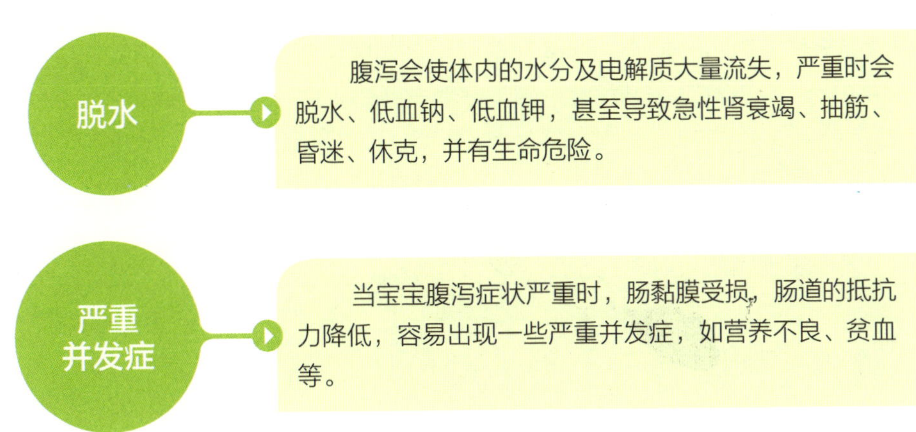

便中带血，需根据情况进行排查

宝宝的大便又硬又粗，且大便中带有鲜红的血丝，这是因为大便太粗大，把肛门撑破了。可以在宝宝肛门内抹一点凡士林。

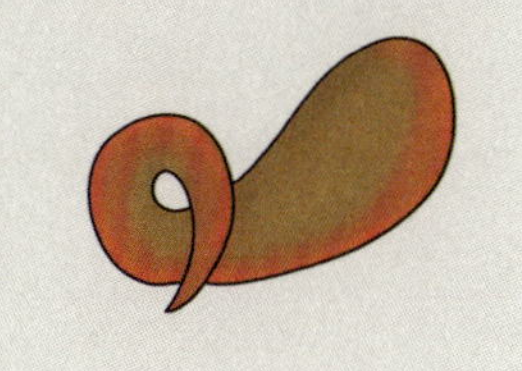

如果大便并不坚硬，软软的，里面混杂着血丝和黏液，这就是真正的血便。出现这种情况最常见的原因是过敏性结肠炎。需要及时去医院化验确诊。

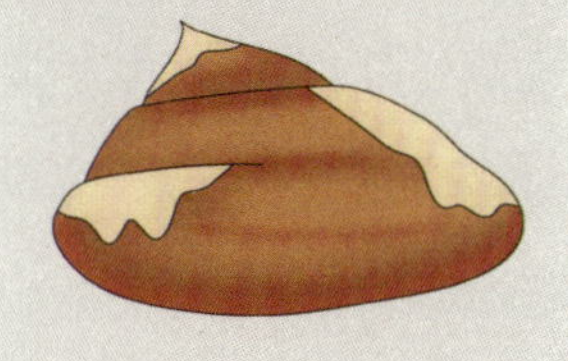

如果孩子出现血样腹泻，一定要及时带着孩子的大便样本到医院化验，确定是哪种细菌感染。

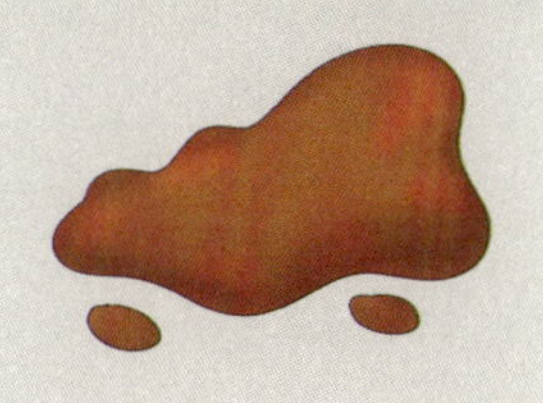

吴大夫重点提醒

出生 6~30 个月的宝宝会有每天 5 次以上腹泻和正常排便反复交替出现的慢性腹泻，这是因为吸收过多的水分、饮食过量、进食低脂肪高碳水化合物的食物而引起的。

怎么知道宝宝是否脱水了

宝宝腹泻最重要的是预防脱水。如果宝宝虽然腹泻，但只要和平时进食、精神状态一样，就不必担心，继续观察即可。如果宝宝吃得少，一日尿布更换次数少于 5 次、6 小时以上没有排小便，就有可能脱水了，需要去医院检查一下。

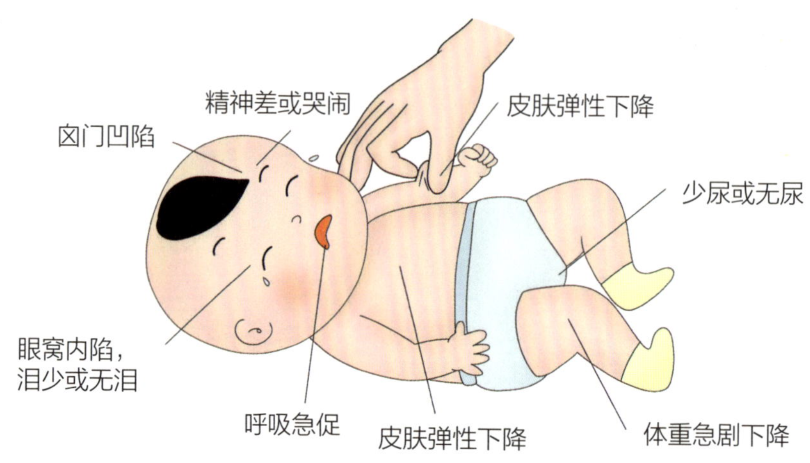

宝宝脱水后的表现

不同程度的脱水表现

症状 / 体征	程度		
	轻度	中度	重度
脱水程度	< 5%	5%~10%	> 10%
意识	正常或轻度烦躁	疲惫或易激惹	嗜睡或昏迷
皮肤弹性	正常或轻度降低	轻中度降低	明显降低
黏膜	湿润	干燥	非常干燥
囟门	正常	轻度凹陷	凹陷
眼泪	有	有或无	无
呼吸	正常	深，也可快	深快
尿量	正常	少尿	严重少尿或无尿

婴幼儿腹泻喂养宜忌

6 个月内宝宝坚持喂母乳

腹泻期间，对于母乳喂养的宝宝可以继续喂母乳，因为母乳中含有较多的脂肪酸和乳糖，钙、磷比例适宜，适合婴儿消化和吸收。而且，母乳中含有丰富的免疫球蛋白，是宝宝腹泻期间最好的食物。

以“半奶”喂食

喂食配方奶的宝宝，可暂时半奶喂食，所谓“半奶”是“全奶”的一半浓度，即水量一定而奶粉量减半。不过这样的浓度不宜持续太久，腹泻症状改善后应渐渐调回正常浓度，以免营养不足，延缓肠道功能的恢复。

选用无乳糖配方奶

若半奶喂食后宝宝腹泻情况仍未改善，意味着可能因腹泻造成肠绒毛上的乳糖酶缺乏，无法消化配方奶中的乳糖，使腹泻加重。这时可选用不含乳糖的腹泻奶粉，喂养时间为 2~3 周，之后再以渐进式的方法换回原来的配方奶。

用米汤代替奶粉

已添加辅食的宝宝腹泻时喝一些米汤有助于腹泻的治疗，因米汤较易吸收、浓度较低，是一种温和的收敛剂。1 岁以上的宝宝或是轻微腹泻者可减少牛奶量，改喂米汤、稀饭。最好添加少许富含蛋白质的食物，如鱼末、肉末等，以免造成肠道营养不足，影响肠道的修复。

选择清淡饮食

宝宝腹泻症状不严重时，和往常一样喂食即可，避免喂乳制品、油腻或凉寒的食物，以减轻胃肠负担。固体食物可选择白吐司、馒头或苏打饼干；水果可选用苹果等，避免吃西瓜、梨等寒凉的水果。避免喝高糖的果汁或饮料，以免加重腹泻。

及时补充水分

腹泻可以导致宝宝身体内的水分流失，引起脱水症状。这时候一定要给宝宝及时补充水分，可以喂些补液盐、白开水等。

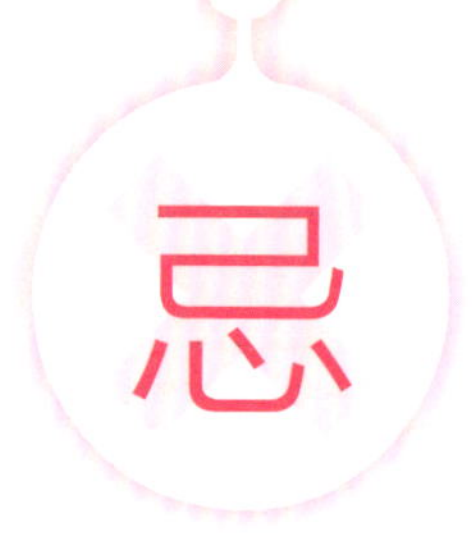

忌腹泻时禁食

有的妈妈为了减少宝宝腹泻次数，什么都不敢喂宝宝，这种做法是不可取的。不论何种病因的腹泻，宝宝的消化道功能虽然降低了，但仍可消化吸收部分营养素，所以吃母乳的宝宝要继续哺喂，只要宝宝想吃就可以喂。吃配方奶或牛奶的宝宝每次奶量可以减少 1/3 左右。如果减量后宝宝不够吃，可以添加含盐的米汤，或喂食新鲜蔬菜水，以补充矿物质和维生素。已经添加粥等辅食的宝宝，可减少辅食种类和喂食量。遵循的基本原则是，根据宝宝的实际情况来喂。

忌腹泻时断母乳

吃母乳的宝宝出现腹泻，很多妈妈认为是因为吃了母乳才出现腹泻症状，所以就断掉母乳。这其实是因为吃母乳的宝宝比吃配方奶的宝宝的大便更稀软。实际上，母乳的吸收率很好，加上含有丰富的免疫球蛋白，是宝宝腹泻时最好的食物。因此，吃母乳的宝宝即使是腹泻，只要情况不严重，也可以继续吃母乳。只有在腹泻特别严重时，适当减少一些母乳量即可。

有的妈妈认为腹泻时应该让宝宝饿着，但现在很多医生都建议脱水状态解除后应尽快恢复之前的喂奶量。尽早恢复与发病前相同的营养供给比让肠道休息更有效果，而且还会促进受损肠黏膜的修复。

忌随便喂止泻药

在没有医生的处方下，不要随便给宝宝喂止泻药，否则有可能使宝宝肠胃造成严重损伤。

如果宝宝是生理性腹泻，妈妈不要给宝宝乱吃药，尤其是抗生素类，否则容易杀灭肠道内非致病菌，使肠道菌群失调，破坏原来正常的肠道环境。

宝宝腹泻时要避免长期使用广谱抗生素，广谱抗生素的长期使用会导致宝宝肠道菌群紊乱，使腹泻加重或久治不愈。

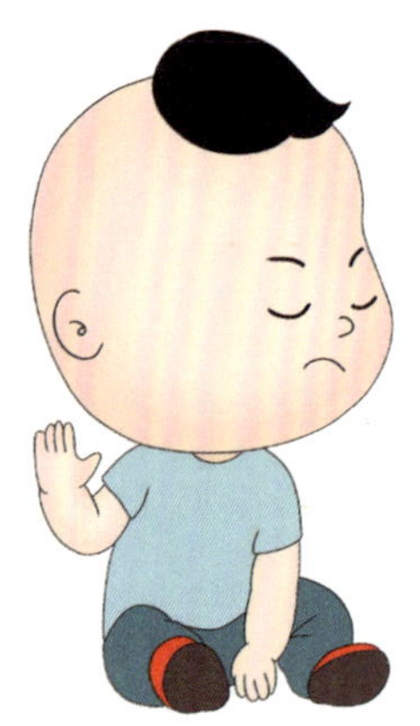

婴幼儿腹泻食物宜忌

大米

功效解析：大米性平、味甘，具有补中益气、健脾和胃、止渴的功效。

适合宝宝吃的年龄：6个月以上。

如何烹调更有效：大米炒至微焦后加水煮熟，再放点盐，可以止泻、补充电解质。宝宝腹泻以后可能会有电解质紊乱等情况出现，这时宝宝会感觉比较疲劳，炒大米煮水不但可以止腹泻，还能补充电解质。

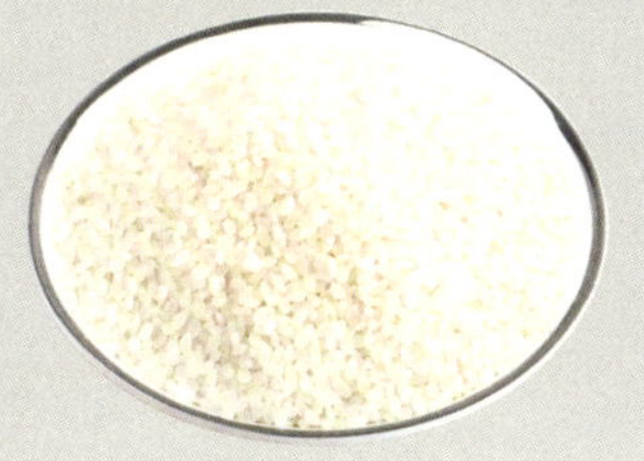

胡萝卜

功效解析：胡萝卜所含的果胶能促使大便成形，吸附肠黏膜上的细菌和毒素，是一种良好的止泻食物。

适合宝宝吃的年龄：6个月以上。

如何烹调更有效：胡萝卜加水煮成汤，去渣留汤，让宝宝分次喝下，止泻效果也很好。

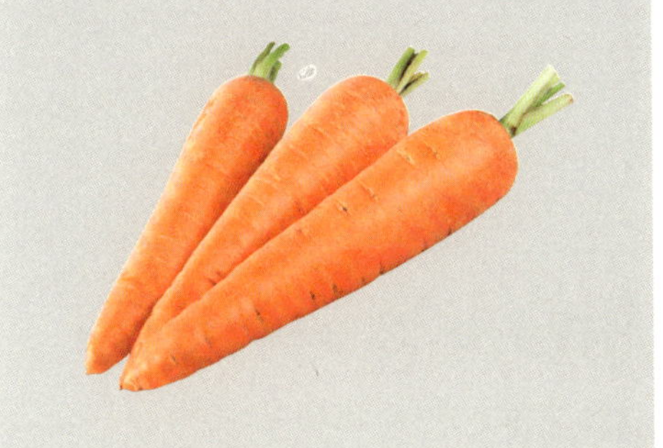

大蒜

大蒜具有极强的刺激作用，容易刺激消化道黏膜，不利于消化道的修复。

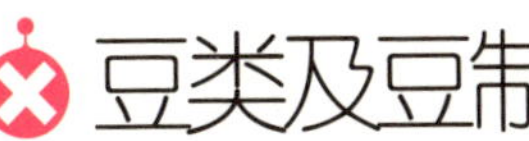

豆类及豆制品

宝宝腹泻时，要避免吃黄豆、豆腐、豆浆、绿豆等豆类及豆制品，这些食物容易使肠内胀气，加重腹泻。

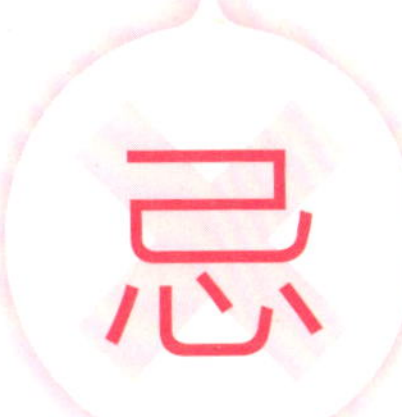

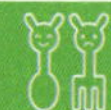

炒米煮粥

止泻、促进消化

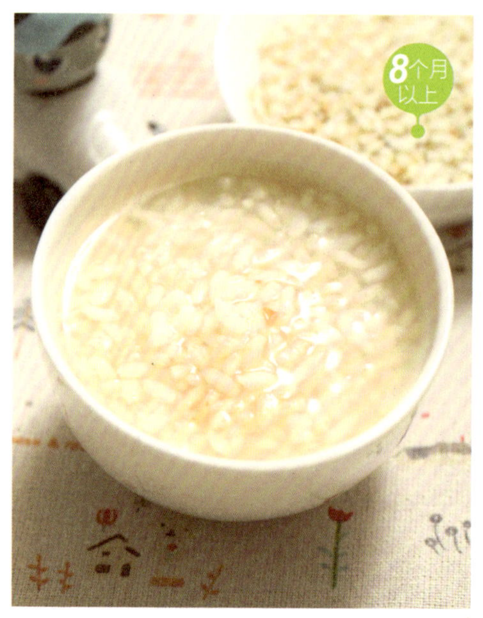

材料 生大米或生糯米 50 克。

做法

1. 把大米或生糯米放到锅里用小火炒至米粒稍微焦黄。
2. 然后用炒米煮粥。

温馨提示

用炒米煮粥，不加糖，止泻效果更加显著。此方适用于因为食滞而导致的腹泻，或感染不太严重的腹泻。

胡萝卜汤

健脾消食

6个月
以上

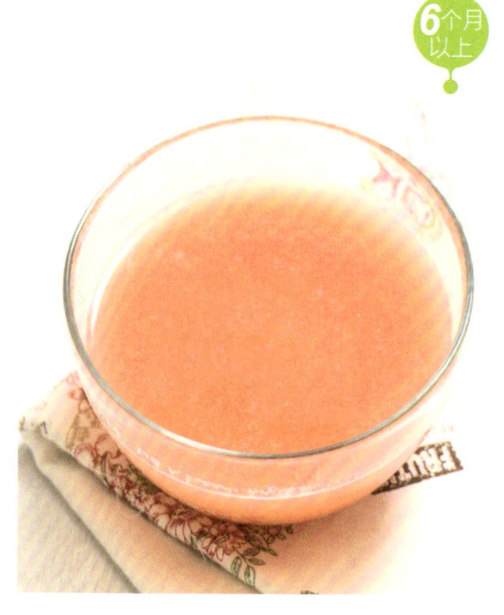

材料 胡萝卜 100 克。

调料 盐 1 克。

做法

1. 胡萝卜洗净，切碎。
2. 胡萝卜碎放入锅中，加盐、适量水，煮烂后去渣取汤即可。

温馨提示

在汤中加盐，可以为宝宝补充因腹泻而丢失的电解质。

婴幼儿腹泻护理宜忌

宝宝脱水后宜补水和电解质

腹泻时体内的水分和电解质会随着大便流失，当人体流失的水分和电解质过多，会造成脱水和电解质紊乱。脱水和电解质紊乱会对身体造成伤害，严重时会危及生命。宝宝由于自身的生理特点，腹泻时比成人更容易发生脱水和电解质紊乱。所以治疗宝宝腹泻重要的是预防脱水。

宝宝腹泻时一定要及时补充水分和电解质。腹泻时补充水分、电解质的手段主要有两种：口服补液和静脉补液。口服补液适用于病情较轻的宝宝；重度脱水或者呕吐频繁者，需要依靠静脉补液。静脉补液帮腹泻严重的宝宝渡过难关后就可以改为口服补液，直到宝宝完全恢复。

口服补液与静脉补液相比，补充的速度会慢一些，但更安全、更方便；静脉补液则能在短时间内将液体迅速输入体内，是挽救危重患儿的重要手段。

除非有儿科医生的指导和合适的工具，否则不要在家里尝试自制配方电解质液（包括自制糖盐水等）。

口服补液

世界卫生组织推荐的口服补液的配方是1000毫升水加20克葡萄糖，3.5克氯化钠，2.5克碳酸氢钠及1.5克氯化钾；此配方还可以是1000毫升水加10匙糖，3匙盐，1/2匙小苏打和1/4匙氯化钾。第一天口服量，轻度脱水按每千克体重50~60毫升在4小时内喝完。2岁以下患儿可每1~2分钟喂一小匙（约5毫升），少量多次喂完。

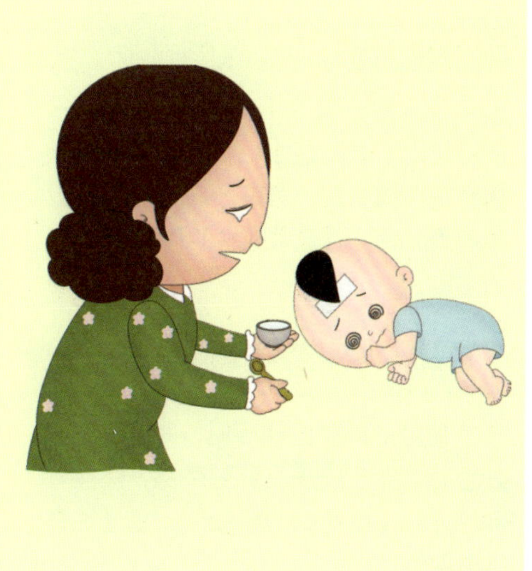

宜根据宝宝腹泻的不同程度采取不同措施

一般的腹泻并不会对宝宝的健康造成严重影响，但如果宝宝腹泻的同时还伴有以下症状之一，就说明很可能不单纯是腹泻，还存在更严重的问题，爸爸妈妈要立即带他去医院。

持续腹泻

在12小时内，年龄小于1岁的宝宝出现8次及8次以上的腹泻。

明显脱水

小便明显减少，甚至超过6小时未排尿，啼哭无泪，皮肤变得松弛、手脚冰冷、精神萎靡或者非常烦躁。

持续呕吐

小宝宝持续呕吐超过12~24小时就很容易出现脱水和电解质紊乱。持续是指宝宝无法在两次呕吐之间进食任何东西，而且持续时间比较长，24小时内呕吐次数超过12次。如果呕吐经过一段时间能有所缓解，宝宝也能开始吃东西，就不用过分紧张。

出血性皮疹

可以用简单的玻璃杯试验来鉴别皮疹是出血性还是充血性。具体方法是：用透明的玻璃杯压在皮疹上，透过玻璃杯可以看到发红的皮疹颜色变淡甚至消失，那么就是充血性皮疹，反之如果没有变化，就可能是出血性皮疹。腹泻伴有出血性皮疹往往预示病情严重，应及时就医。

完全不能进食

当宝宝一丁点儿东西都吃不下，很快就可以发展到脱水、低血糖、电解质紊乱等严重状况。最好是在问题还没变得严重时就及时寻求医生的帮助。

黄疸

腹泻的同时出现黄疸，即眼睛和皮肤变黄，提示胆道及肝脏疾病，需要专业的儿科医生帮助分析原因，病情往往耽误不得。

Tips 较小的宝宝腹泻时的其他表现

婴儿和不会说话的小宝宝腹痛的主要表现是胸膝卧位，大声啼哭，任何试图安慰他的努力都无效。

肚子痛得不能摸

持续超过半小时的严重腹部绞痛，在腹泻后仍未减轻。肚子明显发胀、发硬，因为疼痛而不让别人用手触摸。如果出现这种情况，要警惕阑尾炎、腹膜炎等，一定要尽早让医生查明情况并进行相应的处理。

持续发热 24~48 小时

腋下体温超过37.5℃（基础体温偏高的宝宝例外）持续24~48小时，宝宝看上去状态很不好。如果在此期间宝宝的体温有一段时间下降至正常，过段时间又再次升高，则不属于持续发热。

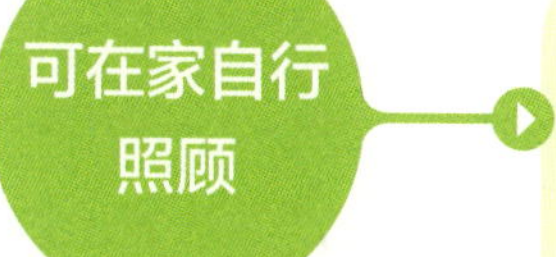

宝宝的食欲和活动力很好，没有发热的现象，腹泻经过简单的饮食调理就可以获得改善，则可在家自行照顾。

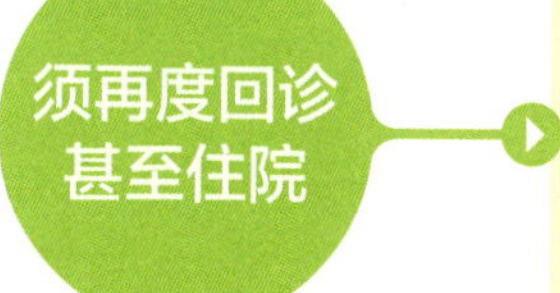

经由医生诊治后，给予适当的药物治疗，加上饮食调理后，若宝宝腹泻次数没有减少，并出现高热不退、四肢无力、嗜睡、烦躁不安等情形时，则必须再度立即回诊，甚至住院观察。

推脾经有助于缓解宝宝腹泻

脾经在大拇指指腹处。爸爸妈妈可以捏住宝宝大拇指指面，顺时针方向旋转推动 20 次，能辅助治疗大便清稀多沫、色淡不臭、面色淡白、肠鸣腹痛等症状的腹泻。

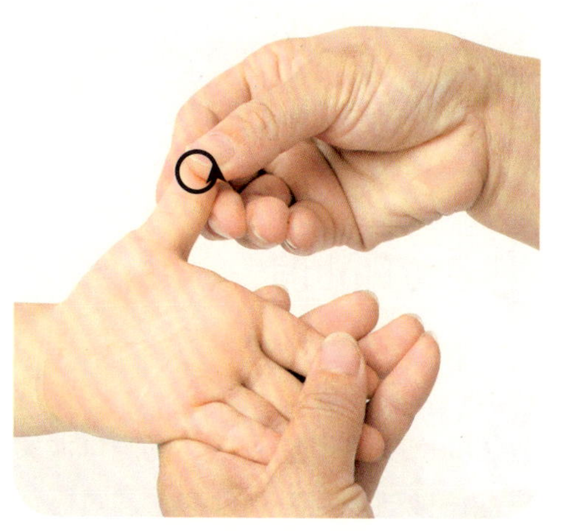

宜呵护宝宝的屁屁

宝宝在腹泻时会比其他时候更容易患尿布疹，这和大便次数增多有关。这时妈妈需要更频繁地更换尿布或纸尿裤，保持宝宝小屁屁的干爽以预防尿布疹。

擦屁股时不要用纸巾摩擦皮肤破损处，应用温水洗，清洗时特别要注意仔细洗净肛门周围、大腿内侧的皮肤褶皱处。清洗完先用软毛巾轻轻蘸干皮肤，然后涂好护臀霜。如果已有红臀，皮肤干后须按照医生处方给予外用药。还可以解开尿布或纸尿裤，让小屁屁定期透透气。

宝宝的其他护理

- **隔离污染源**

如果腹泻是因传染病引起，要将宝宝及宝宝的衣物、餐具和别人隔离，以免传染给家中其他成员。

- **停用抗生素**

若先前因感冒正口服一些抗生素，可考虑暂时停用。

- **呕吐频繁**

宝宝呕吐频繁时，应让他休息并及时就医，不要强行灌水。

- **监测体温，注意病情变化**

宝宝腹泻伴随发热，测量体温。可以及时了解病情变化，有助于采取相应措施。

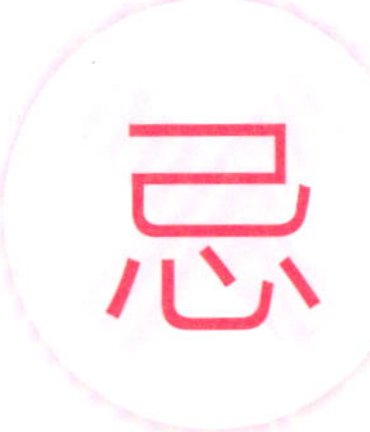

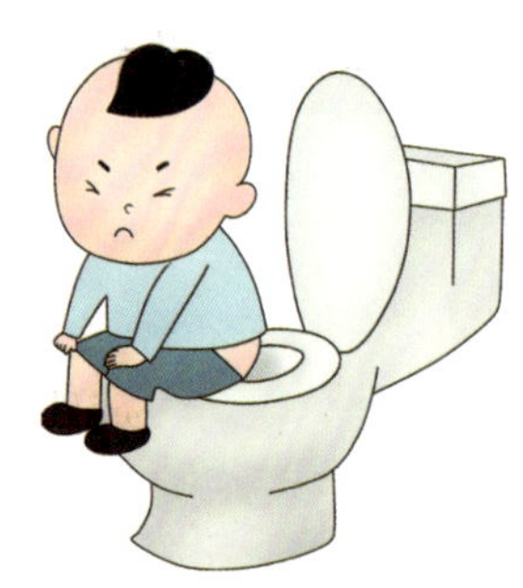

忌立即止泻

腹泻是非感染因素或感染因素对肠道黏膜刺激进而引起的吸收减少或分泌物增多的现象。它是肠道排泄废物的一种自我保护性反应，通过腹泻可以排出肠道内的有害物质，所以腹泻不一定就是坏事。

治疗宝宝腹泻重点是找到原因，对症治疗，而不是单纯止泻。腹泻时宝宝可能会丢失很多水而导致身体脱水，如果单纯止泻，很容易导致细菌、毒素等滞留肠内，引起更严重的后果。如患细菌性肠炎时，肠道内致病菌会损伤肠道黏膜，引起脓血便，若此时止泻，很容易导致病菌滞留肠道，进而引起败血症。

所以，腹泻不一定都是坏事，因为腹泻在使体液和营养流失，导致宝宝脱水和营养不良的同时也排出了毒素。在不刻意止泻的情况下，爸爸妈妈应预防宝宝脱水，并及时为他补充营养。

便秘 宝宝的“下水道”堵塞了

如果宝宝出现大便次数明显减少、大便干硬甚至排不出来，就是便秘了。特别是人工喂养的宝宝，由于配方奶容易导致宝宝“上火”，如果水分不足，容易引起便秘。

宝宝排便间隔时间长就是便秘吗

宝宝排便没有统一标准，顺畅规律就行

在宝宝排便问题上，有些父母认为一定要按照某个频率才是正常的，如一天一次或两天一次，一旦这个频率被打乱就会很担忧，就认为宝宝便秘了。实际上，规律不等于固定频率。每个宝宝的身体结构和反应是不同的，有自己的排便习惯。即使同样吃母乳，有的宝宝每天大便几次，有的宝宝几天大便一次，因此宝宝排便没有统一的标准。

判断宝宝是否便秘，不能依照大便间隔时间长短来判断，要看大便的软硬程度。如果大便过硬，或呈小粒状，排便费力，还有腹胀、口臭现象，说明宝宝出现便秘了。

只要宝宝排便有自己的规律，同时排便不费劲、吃得好、精神状态好、小便正常、生长发育正常，家长则无须担心。

新生儿几天不大便不一定是便秘

新生儿的解便机制未发育成熟，所以无法定时解便，常常要等大便积累得很多，直肠壁的神经感受到膨胀压力，才会引发反射性的排便。这就是有些宝宝几天才解一次大便的原因。

判断新生儿是否便秘的方法是观察宝宝大便的性状。如果性状正常，几天不大便也属正常。

哪些原因易引起宝宝便秘

婴幼儿便秘原因很多，大体可分为两大类：一类属功能性便秘，这一类便秘经过调理可以痊愈；另一类为先天性肠道畸形导致的便秘，即器质性便秘，这种便秘通过调理是不能痊愈的，必须经过外科手术矫治。绝大多数的婴幼儿便秘都是功能性便秘。导致功能性便秘的原因如下：

母乳不足

如果妈妈乳汁不足，宝宝总是处于吃不饱的半饥饿状态，可能2~3天才大便一次。除大便次数少外，还有其他表现，如吃奶时间长于20分钟、吃后无满足感、体重增长缓慢、睡不踏实等。

母乳蛋白质含量过高

妈妈的饮食情况直接影响着母乳的质量，如果妈妈顿顿喝猪蹄汤、鸡汤等富含蛋白质、油脂的汤类，乳汁中的蛋白质、油脂就会过多，婴幼儿吃后吸收不了，则可能引起排便障碍，出现腹泻或便秘。

宝宝肠胃不适应

有些宝宝的肠胃不适应某种奶粉，以至于喝了特定品牌的奶粉后就排不出大便。

奶粉冲调过浓

有些妈妈怕宝宝吃不饱，擅自加大奶粉量冲调，其实，奶粉冲得太浓，会使奶液中的蛋白质增多，水分补给不足，引起大便干结。

辅食太过精细

宝宝的辅食太精细，食物残渣就会很少，不足以刺激肠道运动，在结肠内停留时间延长，水分会被过度吸收，进而导致便秘。

补钙不当

有些妈妈总是担心宝宝长不高，就想着法得给宝宝补钙。钙本身属于吸收率较低的矿物质，补钙过量且方法不当，很容易引起宝宝便秘。

食量不足或食物过软

一向大便规律，每天1次的宝宝过了7个月后，大便却困难起来，每2~3天才排一次便。这时，妈妈应考虑是不是给宝宝进食太少或给的食物过软了。宝宝平均体重每天增加7~8克还便秘时，可能是由于给宝宝吃了过多较软的食物所致。

饮食结构不合理

有些宝宝一日三餐很规律，但不喜欢吃蔬菜、水果，不爱喝水，喜欢吃肉，这样宝宝饮食中膳食纤维含量过少，难以刺激神经系统的排便反射，导致大便在肠道停留时间过久，水分被肠道过度吸收，加之饮水不足，就会导致大便干燥、难以排出。

便秘喂养宜忌

母乳喂养的宝宝，要保证乳母饮食均衡

如果妈妈母乳不足要及时为宝宝补充配方奶，且哺乳妈妈要保证饮食均衡，多吃蔬菜、水果、粗粮，多喝水、粥和汤，饮食不要太油腻，以缓解宝宝便秘。

配方奶喂养的宝宝，奶别冲太浓

如果是配方奶喂养的宝宝，在给宝宝冲调奶粉时要按照说明冲调，不要冲调过浓；两顿奶之间给宝宝喝些水或果汁；也可以让宝宝吃些添加双歧杆菌的奶粉，能辅助治疗宝宝便秘。

添加辅食的宝宝，宜增加富含膳食纤维的食物

如果宝宝开始添加辅食了，可以让他吃些玉米面或米粉做成的辅食，并且要及时添加蔬果汁、蔬果泥等，如苹果汁、胡萝卜汁、香蕉泥等，增加肠道水分，加速肠道蠕动，缓解宝宝便秘。

如果宝宝的体重每天增加 7~8 克依然便秘，这可能是喂宝宝太多易消化的食物了。妈妈可以这样喂养宝宝：

1 给宝宝吃些富含膳食纤维的食物，如菠菜、圆白菜、洋葱等，可以将蔬菜切碎，做成饺子、馄饨，也可以做成蔬菜粥、蔬菜饼等。

2 如果宝宝的便秘是由食量不足引起的，妈妈应努力让宝宝多吃些米饭、馒头，也可以增加鱼和肉的量。如果宝宝食欲不佳，应想办法提高宝宝的食欲，如改变烹调方法、改变食物的性状等。

3 如果宝宝因饮食结构不合理导致便秘时，要平衡宝宝的饮食结构，五谷杂粮、蔬菜水果、肉蛋奶、坚果等都要摄取。尤其在过多摄入高蛋白、高热量食物后，要及时喝水且吃些蔬菜。

不喜欢吃蔬菜的宝宝
怎么增加膳食纤维的摄入

如果宝宝不喜欢吃蔬菜，除了给他讲道理外，也可以试着给他多吃木耳、香菇、海带等食物，增加膳食纤维的摄入，从而促进宝宝排便。

缓解宝宝便秘宜正确补水

虽然多喝水并不能从根本上纠正便秘，但对缓解便秘还是有一定好处的。所以正确喝水能缓解便秘。

1 岁以后的宝宝已经会拿杯子了，可以训练他自己拿杯子喝水，养成及时喝水的习惯，不要等口渴了才去喝水。那么什么时间段补水最好呢？

两餐之间补水

妈妈不要在饭前给宝宝喂水，否则会影响宝宝对营养的吸收，所以在两餐之间补充一些白开水最恰当。

宝宝睡醒后要补充水分

宝宝睡眠充足后一般比较听话，这时给宝宝喂水比较愿意接受，而且也能补充睡眠中流失的水分。

外出后要给宝宝补水

家人带宝宝外出玩耍时，一定要带瓶水，因为宝宝活动量会很大，汗液分泌会增多，很容易导致宝宝缺水，所以应及时给宝宝补充水分。

Tips 睡前、餐前不要给宝宝多喂水

睡前和餐前都不适合给宝宝喂水，睡前如果给宝宝喂很多水，宝宝半夜小便会影响睡眠质量。而餐前喂水会影响对营养的吸收。

宝宝正在玩耍时

当不爱喝水的宝宝投入玩耍时会减轻对水的抵触，因为其注意力都在游戏上，很容易喝水。

宝宝大哭后

宝宝大哭过后会流很多眼泪，身体流失了大量的体液，所以宝宝哭声停止后，要及时给宝宝补水。

宜适当补充益生菌

如果上述减少肠道菌群被破坏的建议是“治本”的话，那么通过人为使用益生菌干预，就是“治标”的方法。益生菌是人工培养的尽量模拟正常肠道内的好菌，能填补人体肠道内有益菌的缺失，进而恢复肠道正常的免疫功能。一般来说，益生菌可以辅助治疗宝宝便秘，但太多的益生菌会让宝宝走向另一个极端：腹泻。所以，益生菌制剂需要在医生的指导下服用。

Tips 不要随便给宝宝喂乳酸饮料

有些父母看到超市里酸奶含有益生菌，就认为可以通过多喝乳酸饮料给宝宝补充益生菌了。其实，1 岁以上的宝宝可以喝酸奶，但不是乳酸饮料，最好不要给宝宝喝乳酸饮料，因其营养价值有限。

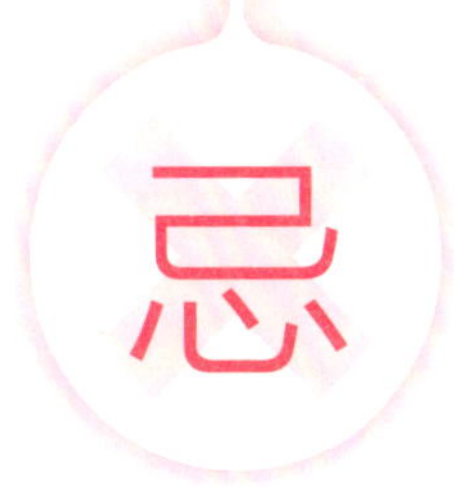

忌胡乱用香蕉缓解便秘

很多家长都认为，香蕉是润肠的，宝宝大便干结时吃点香蕉有润肠通便的作用。其实并不是所有的香蕉都有润肠作用。只有熟透的香蕉才有缓解便秘的功效。如果吃生的香蕉反而会加重便秘。

外表很黄，但吃起来肉质发硬甚至有些发涩，或外表是青绿色，都是没有熟透的香蕉，含有较多的鞣酸，相当于灌肠造影中使用的钡剂，难以溶解，且对消化道有收敛作用，会抑制肠胃蠕动。如果摄入过多会引起便秘或加重便秘，因此不宜食用没有熟透的香蕉。

忌常用灌肠的方法缓解便秘

如果宝宝便秘很严重，几天不排便，肚子胀胀的，还哭闹，可以考虑灌肠，但不建议长期使用这种方法，因为它会使大肠壁对灌肠剂产生依赖。

宝宝 3 岁前忌随便用蜂蜜缓解便秘

宝宝便秘有很多原因，有的是因为肠道干涩，有的是因环境干燥引起的，妈妈要先弄清原因。一般来说，1 岁以前不宜食用蜂蜜（一是蜂蜜里可能含有肉毒杆菌，对宝宝有危险；二是蜂蜜由花粉酿造而来，容易引起宝宝过敏），1 岁以后谨慎添加，真正适合宝宝添加是等 3 岁以后。原因如下：

1. 蜂蜜含有一定量的植物性激素，如果过早或过量食用蜂蜜，容易导致宝宝性早熟。

2. 长期给宝宝喝蜂蜜水会让宝宝形成不爱喝白开水的习惯，这样会让宝宝对蜂蜜通便造成依赖。

3. 过多摄入蜂蜜还可能引起宝宝龋齿等口腔问题。

便秘食物宜忌

圆白菜

功效解析：圆白菜性平，味甘，归脾、胃经。圆白菜膳食纤维含量丰富，可促进肠胃蠕动，加快肠道内废物的排泄，缓解宝宝的便秘症状。

适合宝宝吃的年龄：7个月以上。

如何烹调更有效：圆白菜可以切碎后包饺子或摊饼给宝宝吃；也可以用圆白菜做皮，裹上瘦肉丁等，做成便于宝宝抓握的手抓食物。

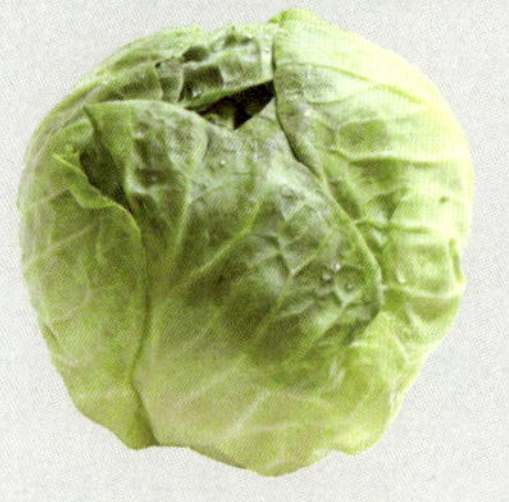

香蕉

功效解析：香蕉性寒，味甘，归脾、胃经。香蕉富含膳食纤维，具有清热解毒、润肠通便的功效。

适合宝宝吃的年龄：6个月以上。

如何烹调更有效：熟香蕉润肠通便效果好，要挑选颜色黄黑泛红，稍带黑斑，表皮有皱纹的。用手捏下香蕉，最好有软熟感。

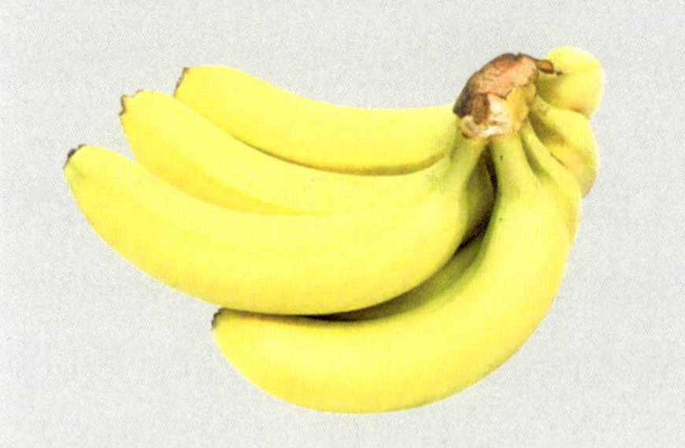

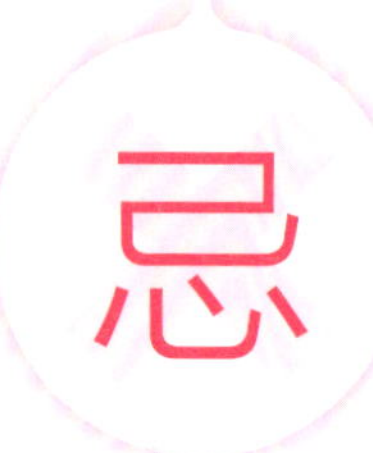

柿子

柿子是收敛固涩的食物，宝宝食用后会导致肠蠕动减弱，大便难以排出。

巧克力

巧克力是高热量食品，食用后会使大便干燥、次数减少，加重宝宝便秘症状。

便秘调理食谱推荐

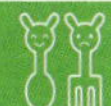

香蕉米糊

辅助治疗便秘

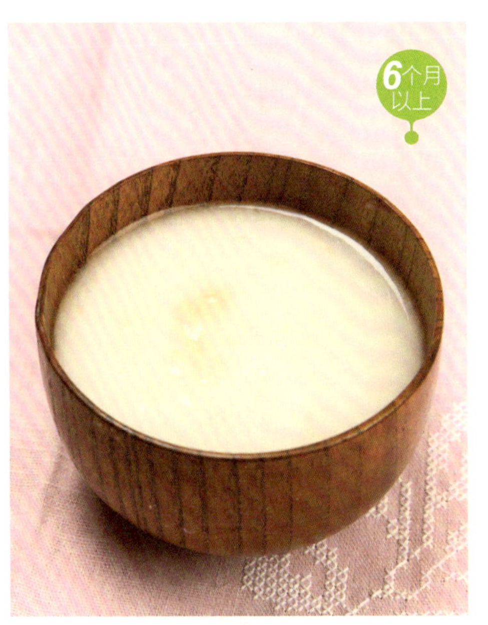

材料 香蕉40克，婴儿米粉15克。

做法

1. 香蕉剥去皮，用小勺刮出香蕉泥。
2. 用开水将米粉调开，放入香蕉泥调匀即可。

营养功效

香蕉粥色、香、味都很纯正，而且富含膳食纤维，有利于缓解宝宝便秘。

蔬菜饼

促进肠胃蠕动

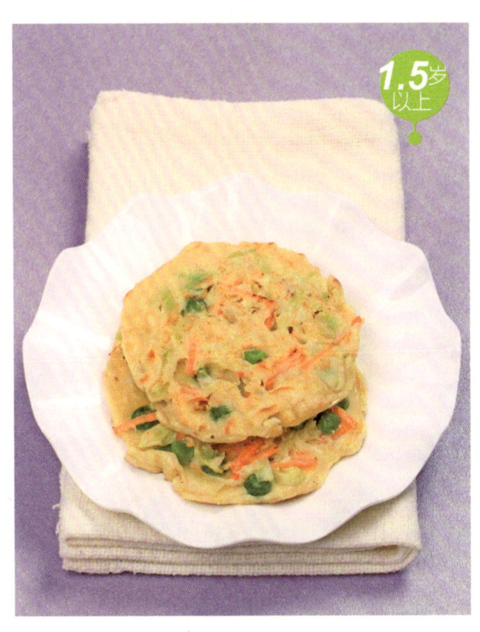

材料 圆白菜、胡萝卜各30克，豌豆20克，面粉50克，鸡蛋1个。

调料 盐1克。

做法

1. 圆白菜、胡萝卜分别洗净，切细丝，与豌豆一起放入沸水中焯烫一下，捞出沥干；鸡蛋打散。
2. 面粉、鸡蛋液、圆白菜丝、胡萝卜丝、豌豆、盐和适量水和匀成面糊。
3. 煎锅放油烧热，倒入适量面糊煎至两面金黄色即可。

便秘护理宜忌

宝宝大便带血宜这样做

如果宝宝大便带血，应观察血液与大便是否混合。

大便偏稀、带鲜红色血且与大便混合，说明小肠或直肠受损，这不是传统意义上的肠炎，应考虑食物过敏，尤其是牛奶蛋白过敏。

可在医生指导下，根据过敏原因考虑更换深度水解或氨基酸配方奶，还应回顾进食过程，停止进食某种可能引起过敏的食物，但不能用抗生素治疗这种问题。

大便带鲜红色血且与大便分离，附着于大便周围，多是肛裂所致。如果有肛裂，可在宝宝肛门找到小裂口，且大便排出几分钟后可见小凝块，一般大便干燥的宝宝容易出现肛裂。

妈妈在解决宝宝便秘的同时，可涂些红霉素等药膏在裂口处，没有必要服用抗生素。

Tips 宝宝服用补铁药物后便便可能会异常

宝宝服用了含铁的多种维生素制剂或补铁的药物，其中铁不能被全部吸收，会有少量经肠道排出，这时大便中可能含有黑褐色点状物，只要宝宝发育正常，不必担心。

这些情况，宝宝宜马上就医

宝宝一旦出现以下情况，爸爸妈妈要立即带他去医院：

- 宝宝出现精神状态不佳、呼吸困难、拒奶、吐奶或呛奶等症状。
- 便秘伴有腹胀、腹痛、呕吐等情况。
- 便秘伴有肛周脓肿、肛裂、痔疮等。
- 先天性肠道畸形导致的便秘。

是否用药缓解便秘宜由医生决定

当宝宝便秘严重时，有些妈妈就会擅自给宝宝用些泻下药等，以促进消化、缓解便秘。

其实，这种做法是不对的。宝宝便秘是否需要用药，应由医生来决定。因为有时候宝宝可能不是真的便秘，通过饮食调理和生活习惯调理就能解决大便不顺畅的问题。

如果宝宝的排便问题一直持续，最好带他就医，医生会根据宝宝的情况给出一些解决意见。当宝宝真的需要用药治疗时，应由医生决定用哪种药，以及如何使用。

宝宝便秘宜正确使用开塞露

对于常见的便秘，除了补充益生菌外，妈妈还可以使用开塞露刺激宝宝一次排尽大便。使用开塞露只是暂时刺激排便，只要使用时没有粗暴地机械性损伤肛门和直肠，不会带来不良影响。但有些妈妈抱怨开塞露效果不好，可能与使用方法不当有关。所以，给宝宝使用开塞露应注意以下几点：

1
选择儿童剂量的开塞露
2
在开塞露药物瓶颈部开口处涂些橄榄油
3
将开塞露的颈部轻轻插入直肠，挤入药液
4
拔掉开塞露颈部后，用手夹住肛门，保持数秒即可

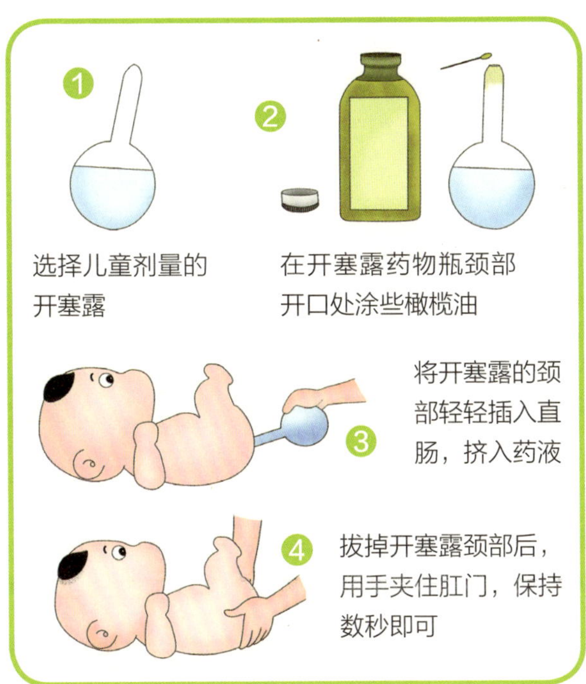

Tips

可以给宝宝服用乳果糖缓解便秘

有些宝宝比较排斥用开塞露帮助排便，这时也可以选择乳果糖。它是人工合成的不吸收性双糖，属于口服剂型，服用后在肠道内不被吸收，但具有双糖的高渗透活性，能使水、电解质保留在肠道而产生高渗效果，从而软化粪便使其利于排出，因此它是一种渗透性泻药。由于对肠壁没有刺激性，常用于治疗宝宝慢性功能性便秘。但前提是遵医嘱。

忌运动不足

忌

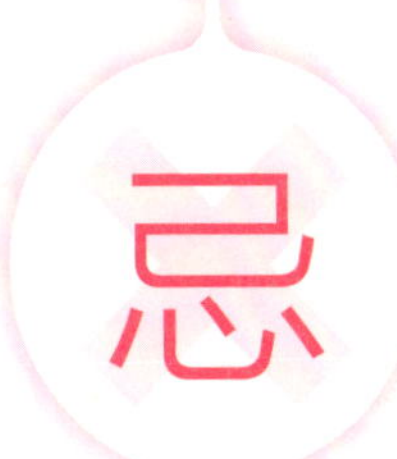

运动不足也是造成宝宝便秘的原因之一，因此妈妈应尽可能地多带宝宝到户外活动。

妈妈可以拉着宝宝的手学站立或架着他的胳膊蹦一蹦。天气情况良好时，可以带宝宝到户外晒晒太阳，都有利于宝宝肠胃蠕动，缓解便秘。大一些的宝宝，妈妈可以让宝宝积极进行户外活动，如跑、跳、骑小车、踢球等，能增强腹肌的力量，且促进肠胃蠕动，缓解便秘。

呕吐 排出有害物质的反射性动作

呕吐是因胃急剧收缩，或受到腹部肌肉和横膈膜突然收缩的压力，使胃内容物和一部分小肠内容物在消化道内逆行而上，从口腔排出的反射性动作。

在宝宝发育过程中，时不时会遇到呕吐的情况，让爸爸妈妈十分紧张。如果了解呕吐的原因、表现，就能合理应对，让宝宝健康成长。

哪些原因会引起宝宝呕吐

一般来说，婴儿期的胃比较浅，呈水平位，宝宝吃奶时如果吸入过多空气，吃完后空气往上升，就会顶出小部分的奶，这是生理性溢奶。除此之外，还有下面这些原因导致宝宝呕吐：

喂养问题

在宝宝出生后的前几个月里，宝宝出现呕吐症状，很可能是由于喂养不当导致的，如喂食过量、对母乳或配方奶里的蛋白质过敏。

肠道疾病

当宝宝出现腹痛时，可能带有呕吐的症状，妈妈应考虑是不是由于肠道疾病引起的呕吐，如肠梗阻、肠套叠，及时带宝宝就医。

感冒或其他呼吸道感染

呼吸道感染也可能引起呕吐，主要是因为宝宝的鼻腔可能被鼻涕堵塞了，痰液刺激咽喉，也会产生恶心想吐的感觉。

气味排斥

有些宝宝闻到某些刺激性的气味，也会产生恶心的感觉，引起呕吐，如厨房油烟、甲醛、汽油等。

消化道先天畸形

新生儿吃奶后就吐，且呕吐物中奶汁带黏液，可能是宝宝胃幽门肥大狭窄。此外，宝宝出生后一天就频繁呕吐，呕吐物是黄绿色胆汁，且伴有腹胀，没有胎便，应考虑宝宝是否有巨结肠等先天性疾病。

其他系统感染性因素

轮状病毒感染、泌尿系统感染、阑尾炎等都可引起呕吐。

剧烈咳嗽或过度哭泣

剧烈的咳嗽和长时间过度哭泣也可引起宝宝作呕反应，进而造成呕吐。

呕吐喂养宜忌

宜给宝宝补水

为了防止脱水，妈妈要及时给宝宝补充因呕吐丢失的液体。可以在宝宝呕吐的间歇一点点地给宝宝喂白开水，如果宝宝不喜欢白开水，可以喂些果汁、汤类等。如果宝宝有脱水的迹象，一定要在儿科医生的指导下给宝宝补液。

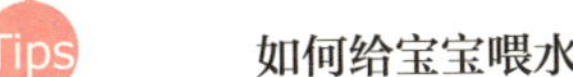

Tips

如何给宝宝喂水

妈妈给宝宝喂水，可以用小勺一勺一勺地喂，避免让宝宝大口喝水，否则容易诱发再次呕吐。

呕吐后宜暂时停食

当宝宝呕吐症状缓解后，可以少量补充温水，但仍需要暂时停食，以免诱发再次呕吐。年龄不同，停食时间也不同。

年龄	停食时间
新生儿	不超过 4 小时
0~12 个月	不超过 6 小时
1~3 岁	不超过 8 小时

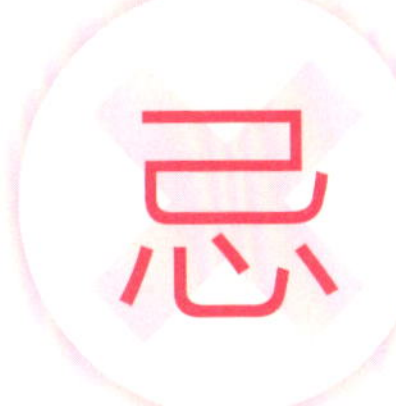

忌呕吐后频繁喂养

遇到宝宝呕吐的情况时，爸爸妈妈不要着急。

应观察宝宝几小时，不要频繁地给他喂水或喂其他食物。让宝宝稍微平稳一下，给他一个自我调整的时间。如果呕吐很严重，宝宝已经把胃液都吐出来了，就要到医院，看看是否需要特别补液治疗。

忌喂奶速度过快

妈妈喂奶时应适当控制喂奶的速度，不能过快，给宝宝一定的间歇期，以便宝宝休息一会儿再接着吃，这样可以避免吐奶。

乳汁流速的控制方法：四指托住乳房，拇指置于乳头上乳晕处，减慢乳汁的流出。如果乳汁多，压力大，则需以手指在乳晕处施压，以控制流速。

呕吐食物宜忌

生姜

功效解析：生姜性温，味辛，归脾、胃、肺经。含有姜醇、姜烯等挥发油，能刺激胃液分泌，促进消化，有健胃止呕的作用，可以缓解宝宝呕吐的症状。

适合宝宝吃的年龄：8个月以上。

如何烹调更有效：嫩姜多作日常调料和做酱菜用，入药治病多用老姜，为呕家圣药。对于呕吐不止的宝宝，可以取生姜汁一汤匙，和醋少许，空腹服；还可以取生姜1块，丁香1粒，将生姜挖一小孔放入丁香，封口，水煎后喝汤。

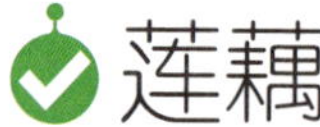

莲藕

功效解析：莲藕性寒，味甘，归心、脾、胃经。具有健脾开胃、止泻止呕、清热润肺、凉血行瘀的功效。

适合宝宝吃的年龄：6个月以上。

如何烹调更有效：可以给宝宝熬藕粉糊喝，不仅可以止呕，而且易吸收，能补充营养，防止宝宝因呕吐导致体液流失过多。

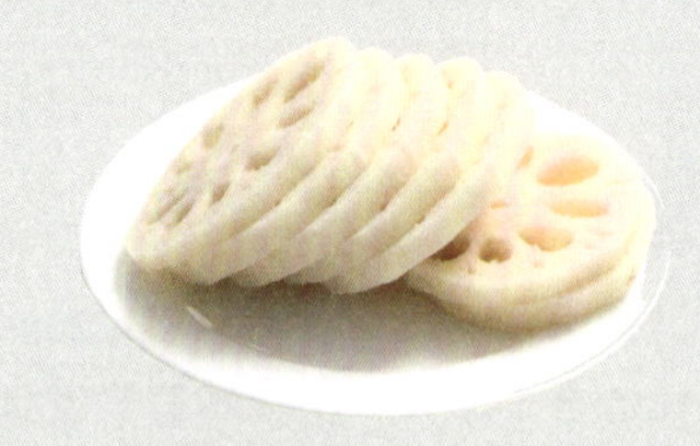

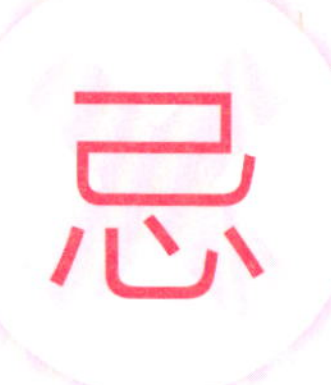

螃蟹

螃蟹性寒凉，属于发物，容易刺激肠胃，加重呕吐症状。

冰激凌

冰激凌是寒凉的食品，吃多了容易对肠胃产生不良刺激，促使宝宝呕吐症状加重，不利于病情恢复。

呕吐调理食谱推荐

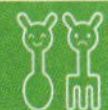

雪梨藕粉糊

补充营养、缓解呕吐

材料 雪梨 25 克，藕粉 30 克。

做法

1. 藕粉用水调匀；雪梨去皮、去核，剁成泥。
2. 将藕粉糊倒入锅中，小火慢慢熬煮，边熬边搅动，熬至透明，倒入梨泥搅匀即可。

营养功效

雪梨和藕粉都含有丰富的碳水化合物、多种维生素等，能促进宝宝食欲、帮助消化，非常适合呕吐宝宝食用。

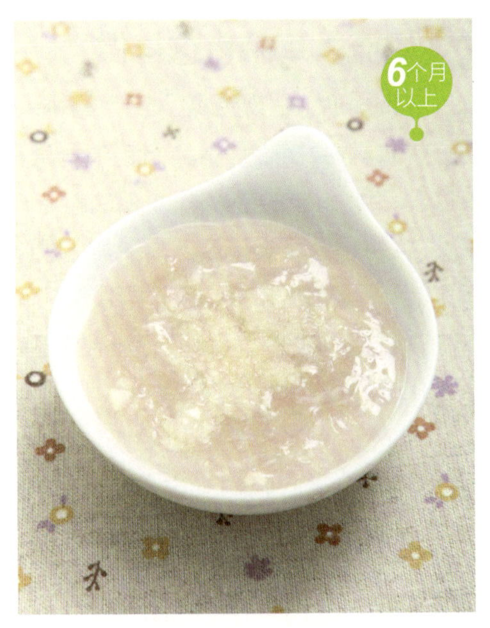

丁香姜糖

暖胃祛寒、止呕

材料 丁香粉 5 克，生姜末 30 克，白糖 200 克。

做法

1. 白糖加水熬成稠糊状。
2. 加入姜末、丁香粉调匀，继续熬，熬到用铲挑起成丝状不粘手，停火。
3. 将糖糊倒在盘中（事先涂上油），冷却，切成条状即可。

营养功效

丁香和姜有温中暖胃、降逆的功效，能辅助治疗呃逆、呕吐、反胃等症。

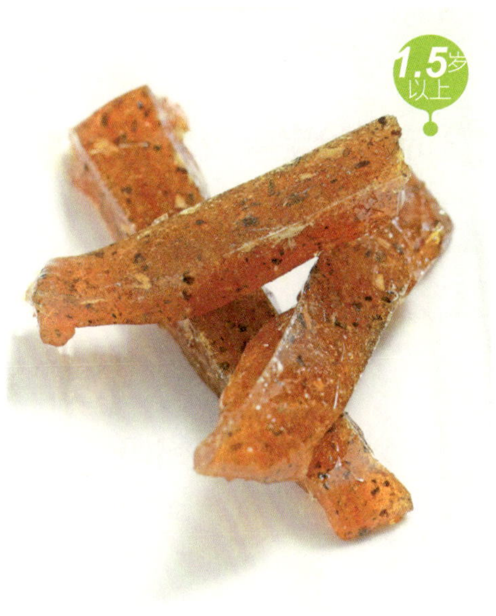

宜

呕吐护理宜忌

奶流入耳朵宜这样做

有时候吐出的奶会流入宝宝的耳朵里，妈妈就会担心会不会引起中耳炎，其实，不必过于担心，因为这种情况一般不会引起中耳炎。流入耳朵里的奶，可以用消毒棉吸出来，但不要用不干净的布擦或用较锐的挖耳匙处理，否则会损伤耳道的入口而引起外耳炎。

此外，为了不使吐出的奶流入气管，对于经常吐奶的宝宝，可帮助让其身体侧卧。

呕吐后宜给宝宝漱漱口

小婴儿。对于年龄小的宝宝，呕吐后可以多次喂水来帮助清洁口腔。

幼儿。对于年龄较大的宝宝，呕吐后用温水漱口即可。

定时给宝宝吸鼻涕，注意居家环境

1 如果宝宝呕吐是由呼吸道感染引起，可以用吸鼻器清除宝宝的鼻涕，避免宝宝鼻腔里积存黏液。

2 如果宝宝呕吐是由过度哭泣造成，应尽快把呕吐物清理干净，并且要多安抚宝宝。只要宝宝其他方面都良好，就不必过于担心，因为这种情况对宝宝的身体不会造成什么伤害。

3 宝宝起居要保持空气新鲜，定时通风，保持室温、湿度恒定。

宜推膻中，改善宝宝呕吐

膻中穴位于前正中线上，两乳头连线的中点处。妈妈用拇指指桡侧缘从宝宝天突穴（当前正中线，胸骨上窝中央）向下直推至膻中穴 50~100 次。有益气宽胸、缓解呕吐的功效。

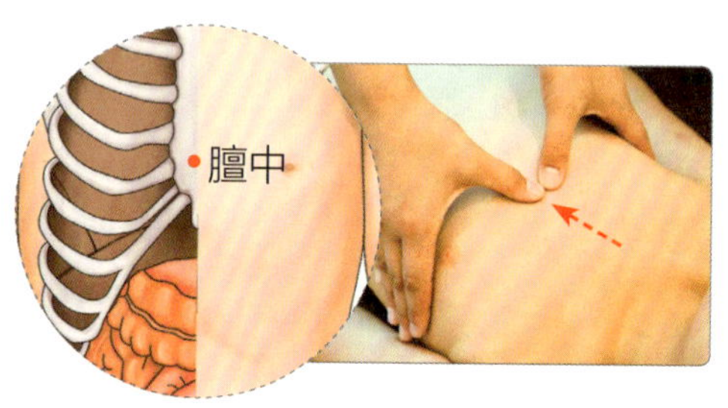

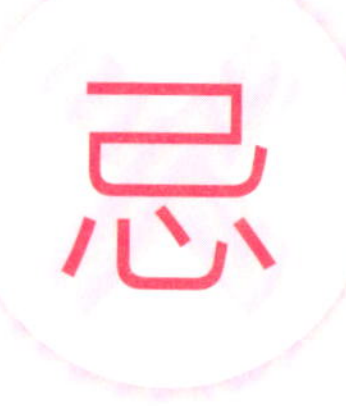

妈妈最好不要使用精油

妈妈最好不要使用精油，让宝宝远离甲醛浓度高的环境。因为某些刺激性气体易引起宝宝呕吐。

积食 大多是喂养不当造成的

积食是中医里的一个病症名称，对应西医里的消化不良，是指宝宝乳食或饮食过量，损伤脾胃，使食物停滞于中焦所形成的胃肠疾患。宝宝积食日久，不思饮食，会造成营养不良，进而影响生长发育，所以必须引起高度重视。

宝宝积食是溺爱惹的祸

对于自己喜欢吃的食物，宝宝往往没有自制力，会使劲地吃，本来妈妈应该担起阻拦的责任，但不少妈妈会把宝宝喜欢吃的食物让他吃个够。殊不知，这不是爱，而是害了宝宝。

宝宝每天吃的食物应该多样化，同一种食物摄入过量，超出肠胃的消化能力，食物就会堆积在肠胃里，导致宝宝积食。

这些症状说明宝宝积食了

判断角度	详细介绍
口气有异味	妈妈如果感觉宝宝口气最近变化较大，可能是积食了
大便次数增多、有臭鸡蛋味	如果宝宝大便次数增多，且每次黏腻不爽，甚至腹泻，大便有腐败的臭鸡蛋味道，这种情况应考虑是否积食
舌苔变厚	宝宝的舌苔中间变厚，有的是整个舌苔变厚变腻，有的是舌体中间出现一块硬币大的厚舌苔，则要考虑是否积食了（需注意，0～3个月的宝宝舌苔厚、发白，多见于奶渍残留）
嘴唇突然变得很红	妈妈发现这几天宝宝的嘴唇突然变得很红，像涂了口红，这时应怀疑是积食化热了
脸容易发红	宝宝右侧的颧骨部容易发红，是积食导致的
食欲紊乱	开始时宝宝吃不下食物，胃口不佳，经过一段时间，宝宝会觉得肚子饿，但吃完又胀肚，很快又排泄出去了，也可能是出现积食了
晚上睡觉不踏实	宝宝晚上睡觉翻来滚去，身体乱动，比较小的宝宝在睡觉时还会哭闹，这就是中医说的“胃不和则卧不安”，很可能是积食引起的

积食喂养宜忌

宜坚持母乳喂养

母乳是宝宝最理想的食物，含有较多的脂肪酸和乳糖，钙、磷比例适宜，不仅能提供丰富的营养，容易被宝宝消化和吸收，而且还含有多种抗体，能预防宝宝积食。所以，坚持母乳喂养是最科学的喂养方式，可以避免宝宝产生积食。

哺乳妈妈饮食宜清淡

对于哺乳妈妈来说，饮食宜清淡，可以喝些丝瓜汤、鲫鱼汤等以促进乳汁分泌，不宜过多饮用高蛋白、高脂汤品，如猪蹄汤、母鸡汤等，否则宝宝吃了这样的母乳就不容易消化，很可能出现“积奶”的情况。

缓解积食宜用这三种方法

焦三仙：取焦麦芽、焦山楂、焦神曲各6克，加水熬煮至300~400毫升，加冰糖煮化。让宝宝饮用，可消食导滞，健运脾胃。

麦芽水：取炒麦芽20克，煮水饮服，可消汤圆伤食及面食伤食。

山楂水：取干山楂10克，煮水饮服，能增进食欲、开胃，对吃肉过多引起的积食有效。

若宝宝不愿吃东西，可暂不进食，以减轻脾胃负担。积食不太严重的宝宝应吃些清淡的蔬菜，容易消化的米粥、面汤、面条等。

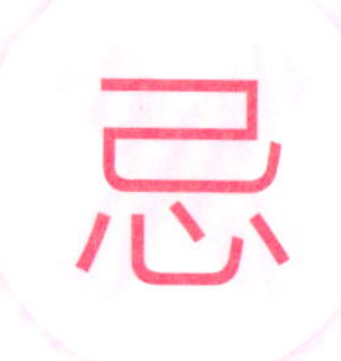

忌晚上辅食吃得太晚、太腻、太饱

宝宝晚上吃得太晚、太腻、太饱，对肠胃十分不利。因为晚上宝宝运动少，肠胃蠕动减慢，吃多了会增加肠胃负担，不利于消化吸收。

所以，宝宝晚餐最好吃些清淡的食物，如粥、汤、素菜等。进餐时间最好在18点左右，且吃七八成饱即可。

此外，如果很想吃肉的话最好选择脂肪含量低的鸡胸肉、鱼肉等。甜点、油炸食品尽量不要吃。

积食食物宜忌

芜菁

功效解析： 芜菁也叫苤蓝，含有促进淀粉消化的酶，能帮助机体有效缓解胃积食以及胃灼热的症状，而且芜菁所含营养素也十分丰富。

适合宝宝吃的年龄： 1 岁以上。

如何烹调更有效： 可以给宝宝煮汤喝，最好隔一两天再次食用，因为芜菁食用过多容易导致腹胀。

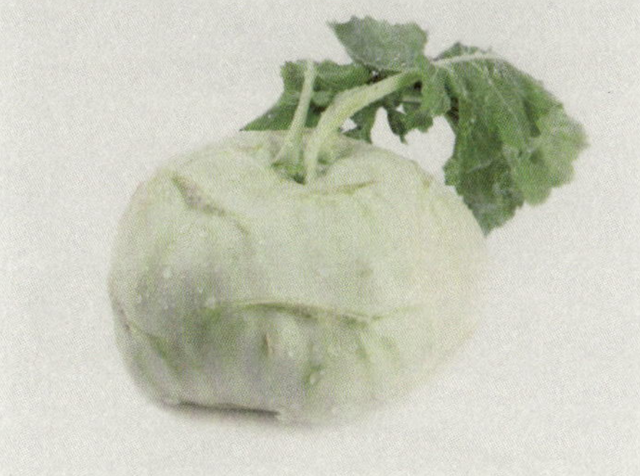

鸡内金

功效解析： 鸡内金味甘，性平，归脾、胃、小肠、膀胱经。鸡内金能刺激胃黏膜分泌胃液，以加强胃的消化功能，促进胃蠕动，对小儿积食有很好的疗效。

适合宝宝吃的年龄： 1 岁以上。

如何烹调更有效： 可以将鸡内金研成末，放入母乳或牛奶中服用；也可以给宝宝熬粥喝。

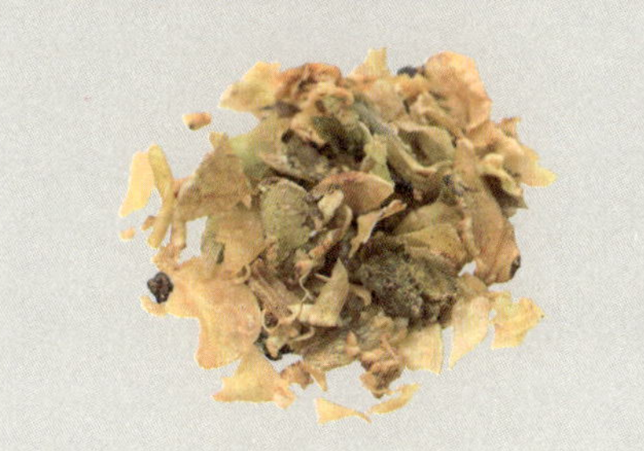

汤圆

汤圆一般为糯米所制，而糯米比较黏，宝宝进食后很容易黏在食管上。而且汤圆本身难以消化，会影响宝宝食欲。

红薯

红薯虽具有补中益气的功效，但含有气化酶，宝宝吃多了会引起腹胀，加重积食。

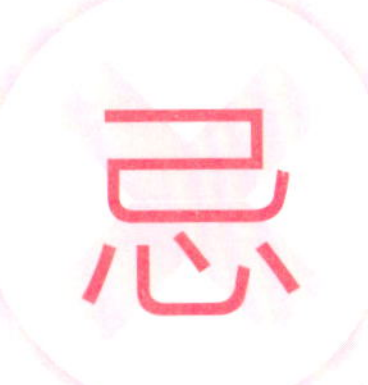

积食调理食谱推荐

芜菁汤

消食导滞、和胃止吐

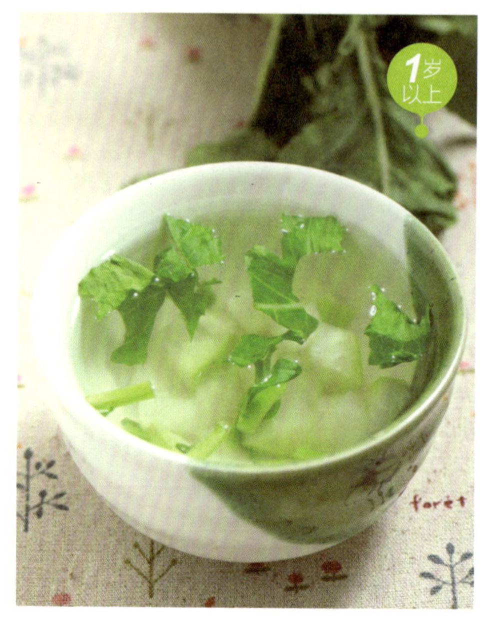

材料 带叶芜菁1个。

调料 盐少量。

做法

1. 芜菁洗净，切成小块。
2. 将芜菁块放入锅中，加适宜水，煮软，用盐调味即可。

营养功效

此汤能消食导滞、和胃止吐，对宝宝伤食呕吐引起的不思乳食、恶心腹胀、大便酸臭等症有较好的效果。

山楂鸡内金粥

健胃消滞

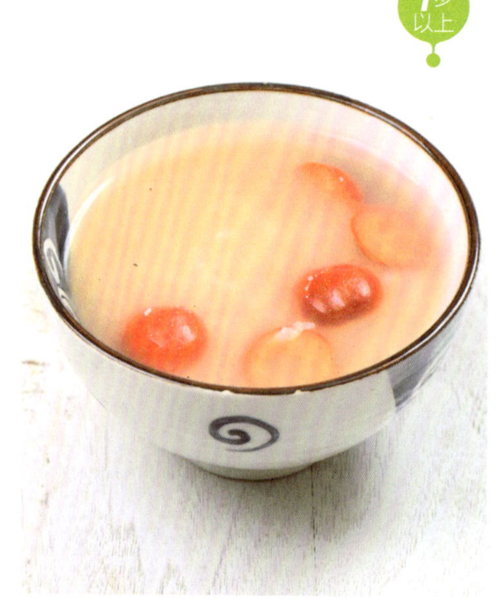

1岁以上

材料 生山楂1个，鸡内金3克，大米25克。

调料 白糖1克。

做法

1. 山楂洗净，去核，切片；鸡内金研为粉末；大米洗净，用水浸泡30分钟。
2. 将山楂片、鸡内金粉与大米一起放入锅中，加适量水熬煮成粥，加白糖调味即可。

营养功效

山楂、鸡内金都有健胃消食的功效，适合积食的宝宝食用。

积食护理宜忌

宜适当运动

宝宝进食 30 分钟后，可以适当运动一下，能促进胃肠蠕动，对缓解宝宝积食有益。

天气晴好的时候，带宝宝下楼，到小区或公园中晒太阳、散步。小宝宝可以由妈妈夹住腋下在腿上蹦蹦、跳跳；大点的宝宝可以爬爬、坐坐等；学走路的宝宝，可以扶着他练习走路；能自己玩耍的宝宝，可以多跑跑、跳跳、做做游戏或与其他小朋友一块儿玩。这样可增加热量消耗，促进胃肠蠕动，加速消食。

宜合理用药

给宝宝吃一些助消化、养胃的药物，如多酶片、小儿化食丸、小儿健脾化积口服液等。但一定要在医生的指导下服用。

宜捏捏脊，健脾益胃，缓解积食

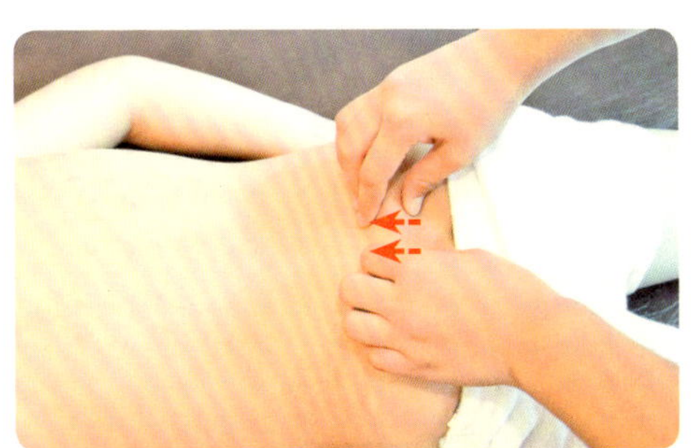

宝宝俯卧床上，妈妈用拇指、食指和中指从尾椎骨一直捏到脖子，捏起肌肉和皮肤，放开，再捏起肌肉和皮肤，再放开，不断重复。

不要过早添加辅食

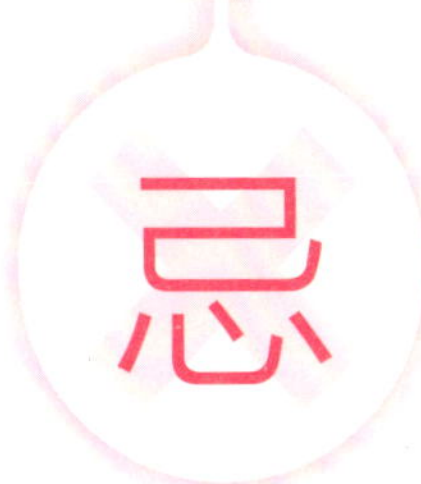

有些妈妈认为越早添加辅食越好，可以防宝宝营养缺失，于是在宝宝刚两三个月时就开始给宝宝添加辅食。

殊不知，过早添加辅食会增加宝宝肠胃的负担，因为宝宝的肠胃很娇嫩，且消化腺不发达，分泌功能差，很多消化酶尚未形成，还不具备消化辅食的能力。宝宝消化不了的辅食就会滞留在肠胃中发酵，造成积食。

肠炎 谨防病从口入

肠炎是由细菌、病毒、真菌和寄生虫等病原微生物引起的胃肠炎、小肠炎和结肠炎。小儿肠炎以感染致病性大肠杆菌及轮状病毒最为多见，以腹泻为主要症状，但其发病季节、大便性状及其他兼证因致病菌不同而有所不同。

不同程度的肠炎症状

程度	症状
轻度	轻度肠炎宝宝一天大便 5 ~ 8 次（新生儿每天会有十来次的便便，属正常情况），有轻微发热的症状
中度	中度肠炎宝宝一天大便可超过 10 次，大便呈水样、泥状，并伴有黏液，有高热、脱水现象
重度	重度肠炎宝宝一天大便 15 次以上，大便呈水样喷出，有重度脱水现象，即宝宝皮肤干燥、小便减少、口渴

不要太担心呕吐和腹泻

重度肠炎会出现呕吐。呕吐是因为身体难以吸收食物并拒绝食物时出现的症状。如果硬吃东西反而会导致其他疾病。呕吐不一定都是不好的现象，所以需要仔细观察。

这些情况，宝宝宜马上就医

大多数情况下，肠胃炎会自愈，如果呕吐和腹泻持续超过几天，或者有以下几种迹象，应尽快带宝宝去医院就医。

- 没有小便、口干、哭无泪、精神不振。
- 发热超过 39℃、情绪烦躁。
- 囟门凹陷。
- 大便有脓带血或柏油样黑便。

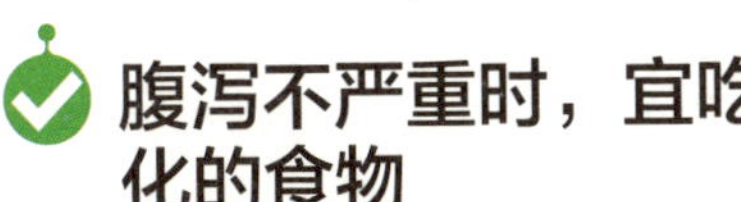

肠炎喂养宜忌

腹泻不严重时，宜吃易消化的食物

宝宝腹泻不严重时，不能让宝宝饿着。只要宝宝有食欲，可以喂宝宝吃一些易消化的食物，小宝宝可以喂胡萝卜汤、焦米汤、米汤、面汤及苹果泥，大一点的宝宝可以喂少量山药粥、小米粥、烂面条等。

多喝水，防止脱水

宝宝反复出现呕吐或腹泻时很容易出现脱水现象，要让宝宝多喝白开水，防止出现脱水。宝宝饭量减少并且症状加重时，要喂补液盐来补充水分。

吃奶的宝宝宜改为代乳品

习惯乳类饮食的宝宝可以暂停乳类，改为代乳品，或发酵酸奶，或去乳糖配方奶，以减轻腹泻，缩短病程。

呕吐加重时，宜暂停固体食物

宝宝呕吐加重时停止给宝宝喂米饭或其他固体食物至少半天，让胃肠获得适当休息，待病情减轻后喂一些流质食物，再慢慢恢复至正常饮食。宝宝呕吐后，可以用小勺喂稍微凉的大麦茶来补充水分。

6~12 个月的患儿忌添加新辅食

患肠炎的宝宝腹泻期间，不要添加新的辅食，否则会使腹泻症状加重。因为即使是健康的宝宝对新添加的食物也需要一段时间适应，何况是腹泻的宝宝。

1~6 岁的患儿忌食富含膳食纤维的食物

患有肠炎的宝宝腹泻期间应忌食含膳食纤维的食物，如芹菜、菠菜、柚子等，这类食物会加速肠蠕动，加重宝宝腹泻症状。

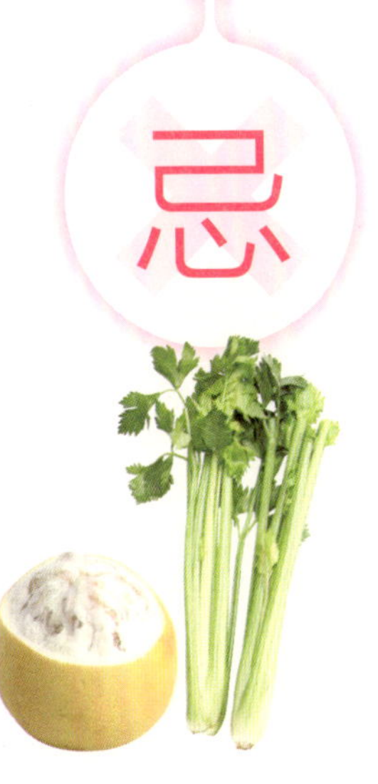

肠炎食物宜忌

木瓜

功效解析：木瓜性温，味甘、酸，归肝、脾经。具有清食驱虫、清热祛风等功效。木瓜中含有一种酶，有助于对食物进行消化和吸收。在饭后适量食用木瓜，可以辅治胃溃疡、肠胃炎等。

适合宝宝吃的年龄：8 个月以上。

如何烹调更有效：可以用木瓜搭配大米煮粥给宝宝食用，也可以做成泥或打成汁。

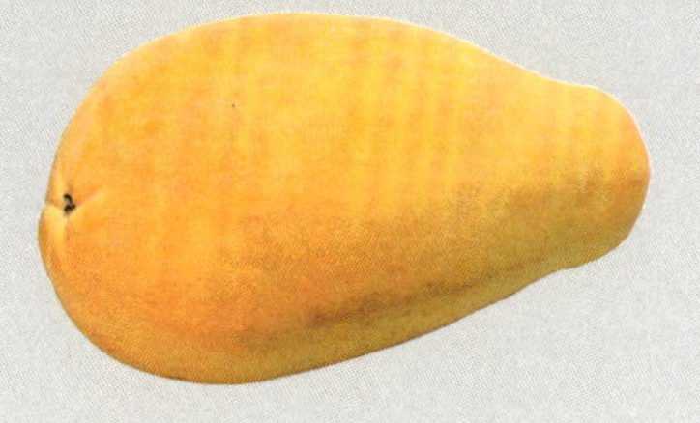

苹果

功效解析：苹果性凉，味甘、微酸，归脾、胃、肺经。含有鞣酸，有收敛作用；所含果酸可以吸附毒素。

适合宝宝吃的年龄：6 个月以上。

如何烹调更有效：可以给宝宝做成苹果泥，也可以打成汁喝。最好饭后半小时食用。

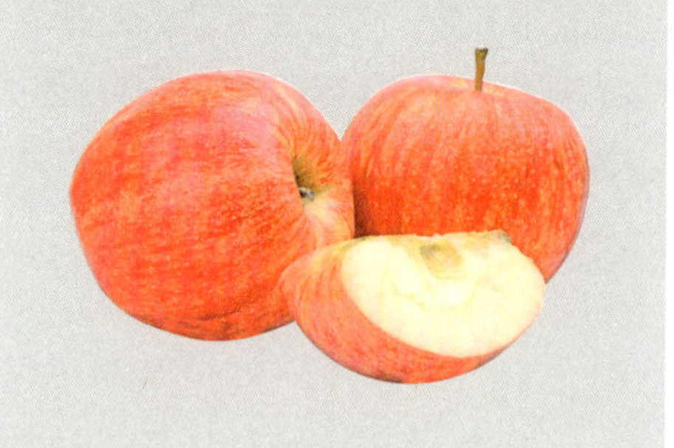

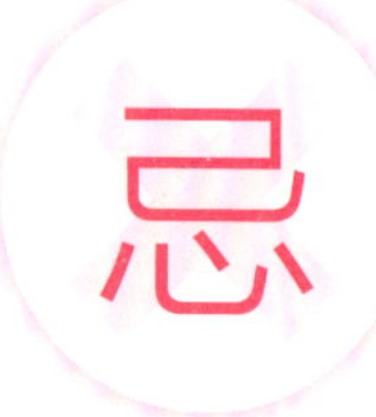

黄豆

黄豆易导致宝宝腹胀，在肠炎患儿恢复期间不宜食用。

薄荷

最好不要给宝宝食用鲜薄荷，以及薄荷茶、薄荷糖和薄荷口香糖等。因其有刺激性，会导致胃酸分泌过多，不利于患儿的恢复。

肠炎调理食谱推荐

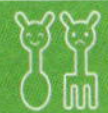

红糖苹果泥

润肠止泻

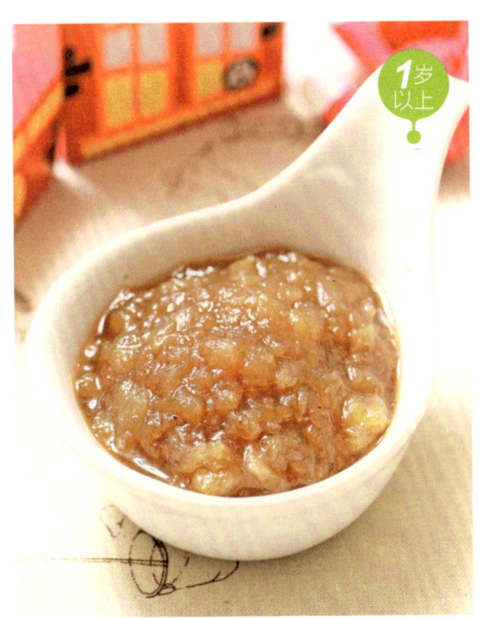

材料 新鲜苹果半个，红糖适量。

做法

1. 苹果清水洗净，削皮、切片。
2. 将苹果片放在碗内，隔水蒸烂。
3. 取出碗，加入红糖，与苹果一起搅拌成泥状即可。

营养功效

苹果中含有果胶，可止住轻度腹泻；红糖性温，可以祛风散寒。二者搭配有助于止住宝宝寒泻。

木瓜玉米奶

预防胃肠炎

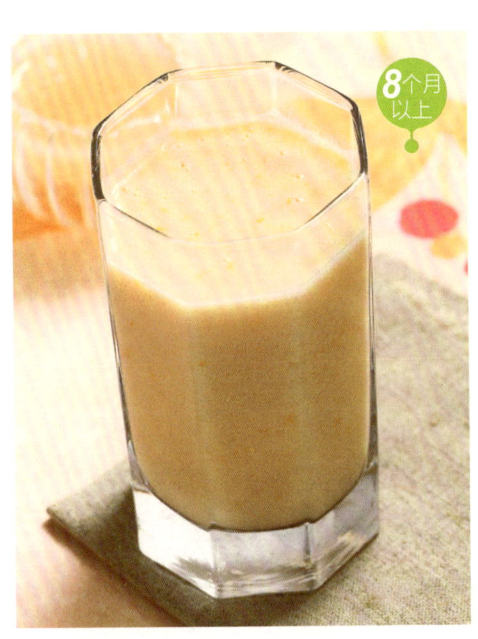

材料 木瓜 100 克，熟玉米粒 50 克，牛奶 100 毫升。

做法

1. 木瓜洗净，去皮和子，切小块。
2. 将木瓜、熟玉米粒和牛奶一起放入果汁机中搅打均匀即可。

营养功效

这道饮品含木瓜酶，能消化分解脂肪和蛋白质，加强胃肠的消化吸收功能，具有健脾消食的功效，对预防肠胃炎有一定功效。

宜 肠炎护理宜忌

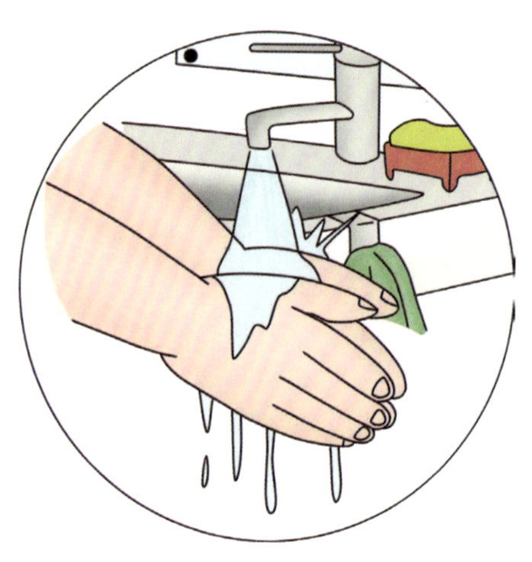

宜注意消毒和隔离

1 可以将宝宝的大便装到干净的玻璃容器中，然后送到医院做化验，在医生的指导下服药。

2 注意宝宝腹部的保暖，如果宝宝腹部受凉，会刺激肠蠕动，加重腹泻。

3 宝宝的用品和玩具要及时清洗并消毒，以免反复感染。

4 宝宝的奶瓶、水杯、碗筷要注意清洗，并消毒处理。冲好的奶要马上喂给宝宝喝，不可在室温下搁置太久，喝剩下的奶要倒掉。

5 接触过患病毒性疾病的宝宝后，不要去接触其他宝宝，以免传播疾病。

宜给宝宝科学用药

宝宝暂停喂食期间，要遵从医嘱输液，补充盐水及葡萄糖。缺乏钾时要注意静脉补钾。

宝宝康复后应防复发

1 经常洗手洗脚。为了不被病菌感染，要洗净宝宝的手，尤其是在饭前、便后。

2 家中其他成员患肠炎，应让宝宝与其隔离，患者大便、呕吐等排泄物要妥善处理，用具要注意消毒。

3 在肠病毒流行期间，避免宝宝出入公众场合，减少被感染的机会。

4 玩具的消毒不可少。玩具是宝宝间互相传染疾病的重要媒介，尤其是带毛的玩具，应避免含有肠病毒的唾液残留于玩具上，以降低接触传染的机会。宝宝的玩具应常消毒、清洗，不让宝宝养成咬玩具的习惯。

这些情况，宝宝宜马上就医

- 如果宝宝呕吐厉害，打蔫儿。
- 宝宝8小时左右没有排小便、有腹痛或呕吐物带血。

第4章

宝宝泌尿系统病症饮食宜忌

从上到下都健康

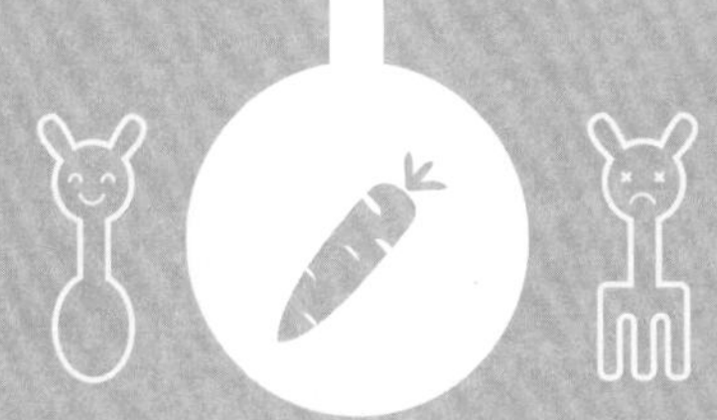

尿频 找对原因对症治疗

宝宝由于膀胱小，尿量相对较多，故小便次数也较多。但是，若排尿次数过多，超过正常范围时，可基本判断为尿频。

怎么判断宝宝有可能是尿频

通常情况下，宝宝即使没有任何疾病，喝水或饮料过多、摄入过多瓜果、天气寒冷、裤子不合身等，小便的量或次数就会增多。宝宝经常解小便并不一定都是尿频，但是没有特别原因，就比平时解小便次数多的现象持续 2~3 天以上，就有可能是尿频。

尿频的原因及症状

中医认为，小儿尿频主要由于宝宝体质虚弱，肾气不固，膀胱约束无能，气化不宣所致。西医认为，宝宝尿频主要由尿量增加、精神因素、炎症刺激及膀胱容量减少所致。

尿量增加

如果宝宝由于各种原因引起尿量增加，而膀胱的容量不变，这时只能靠增加排尿的次数来排出增加的尿液，从而形成尿频。生理性尿频多由喝水过多、吃过多瓜果等引起，病理性尿频常见于糖尿病、尿崩症等疾病引起的多饮、多尿。

精神因素

一些容易兴奋、过于敏感的宝宝，可出现单纯性尿频。这些宝宝在精神紧张时，如遭到训斥，或睡前过度兴奋而不易入睡时，常会出现小便频频。

炎症刺激

当外阴部、包皮、尿道、膀胱等发生感染时，因局部发炎引起神经的感受能力增加，小便中枢一直处于兴奋状态，从而产生尿频。

膀胱容量减少

如果每天总尿量正常不变，而膀胱容量减少时，排尿次数也会增加，形成尿频。常见的有两种情况：一是宝宝膀胱内有异物、肿瘤生长等巨大占位病变，或由于膀胱结核等膀胱慢性炎症引起膀胱萎缩，会使膀胱本身容量减少。二是先天性尿路畸形中下尿路有梗阻的宝宝，因为膀胱内有大量的残余尿，占据了膀胱的一部分容积，使膀胱有效容量减少，尿频呈持续性。

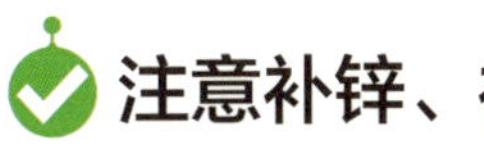

尿频喂养宜忌

注意补锌、补钾

平时饮食多让宝宝吃一些富含锌的食物，如牡蛎、核桃等。宝宝尿频时，体内失钾较多，应多给宝宝补充含钾的食物，如香菇、香蕉、花生、核桃等。

吃些温补固涩的食物

尿频属于中医上所说的肾虚、肾气不足，可以让宝宝吃些温补固涩的食物，如鸡内金、鱼鳔、糯米、黑芝麻、莲子、枸杞子、核桃、桂圆、山药、韭菜、乌梅等。

肝火旺的宝宝宜吃清补食物

肝火旺的宝宝可以吃一些清补食物，如大米、山药、莲子、豆腐、银耳、绿豆等，有助于缓解尿频。

忌

忌吃辛辣、刺激性食物

宝宝的膳食应以清淡为主，忌辛辣、刺激性的食物。如果宝宝还在吃母乳，妈妈不要吃易上火的食物，这样可以避免宝宝尿路感染，进而减少尿频。

少吃利尿的食物

对由于宝宝尿量增加而引起的生理性尿频，只要控制宝宝水分及食物的摄入，完全能预防其发生，如睡前少喝水和饮料，少吃利尿的食物，如西瓜、冬瓜、红豆、葡萄、薏米、红豆、鲤鱼等。

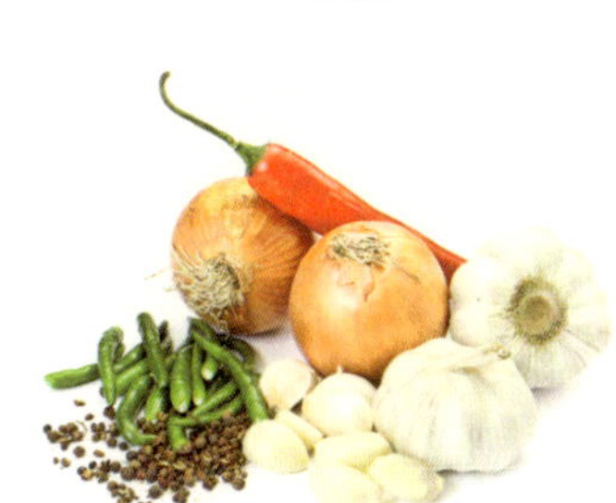

忌吃多盐、多糖和生冷食物

多盐、多糖皆可引起多饮多尿，生冷食物可削弱脾胃功能，对肾无益，故应禁忌。

尿频食物宜忌

核桃

功效解析： 核桃性温，味甘，归肾、肺经。核桃有补血养气、补肾填精、止咳平喘、润燥通便等功效，适用于肾虚腰痛、健忘、尿频等症。

适合宝宝吃的年龄： 1岁以上。

如何烹调更有效： 取核桃肉100克，蜂蜜15克。将核桃肉清理干净，放入锅内干炒，待核桃肉发焦时，即可盛出。凉凉，蘸蜂蜜食用，每日2次，每次1个核桃即可。还可以将核桃仁碾碎，加水、白糖，睡前饮用。

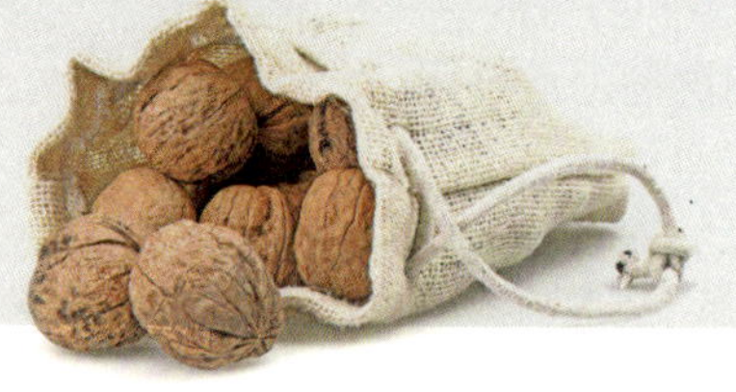

山药

功效解析： 山药性平，味甘，归肺、脾、肾经。具有健脾补肺、止渴、益精固肾的功效。

适合宝宝吃的年龄： 8个月以上。

如何烹调更有效： 山药补而不腻，香而不燥。历代医家盛赞山药为“理虚之要药”。山药可碾粉蒸糕，多做甜食；也可以切片煎汁，当茶饮；还可以煮粥煲汤喝。

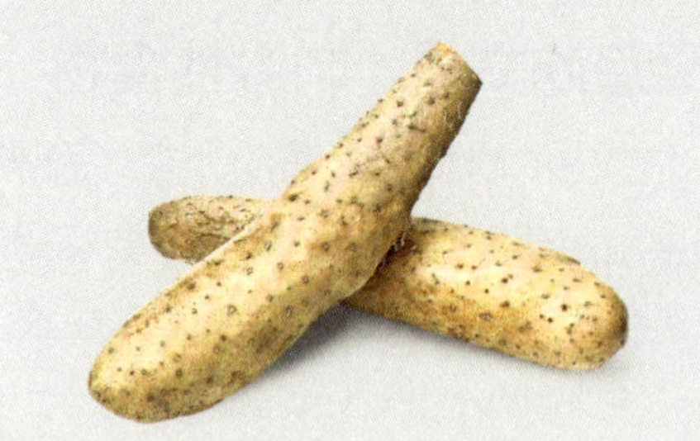

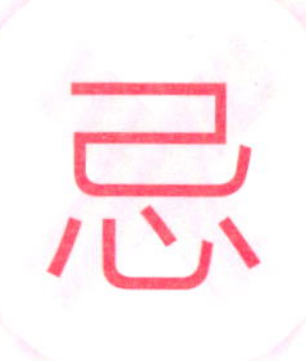

红豆

红豆中所含的皂角苷可刺激肠道，有良好的利尿作用，尿频的宝宝食用后会加重尿频。

薏米

薏米是利尿食物，不适合生理性尿频的宝宝食用，尤其晚上更应忌食。

尿频调理食谱推荐

核桃腰果米糊

健脾益肾

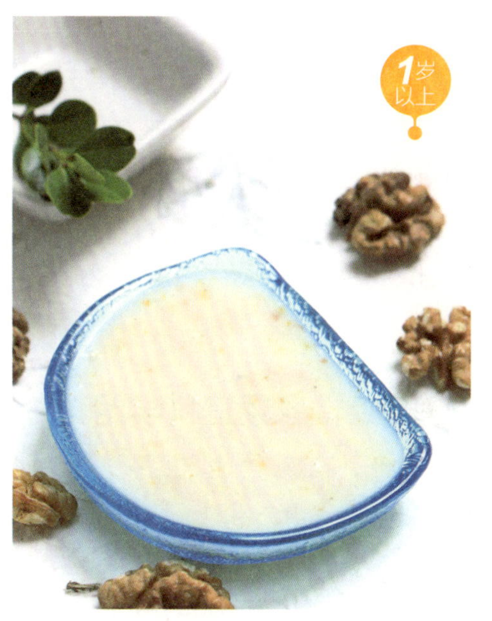

材料 大米、小米各30克，核桃仁10克，腰果20克，红枣1枚，桂圆5克。

调料 冰糖6克。

做法

1. 大米、小米分别淘洗干净，用清水浸泡2小时；核桃仁、腰果切碎；红枣洗净，用温水浸泡30分钟，去核；桂圆去壳、核。
2. 将所有食材倒入豆浆机中，加水适量，按“米糊”键，提示米糊做好，加冰糖搅至化开即可。

桂圆红枣粥

健脾补肾

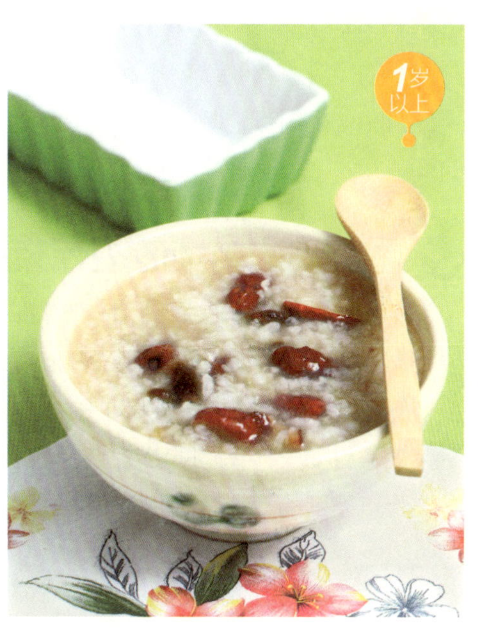

材料 糯米50克，桂圆肉10克，红枣6枚。

调料 红糖5克。

做法

1. 糯米淘洗干净，浸泡4小时；桂圆肉去杂质，洗净；红枣洗净，去核，切块。
2. 锅置火上，加适量清水烧开，放入糯米、桂圆肉、红枣，用大火煮沸，转小火熬煮成粥，加入红糖搅匀。

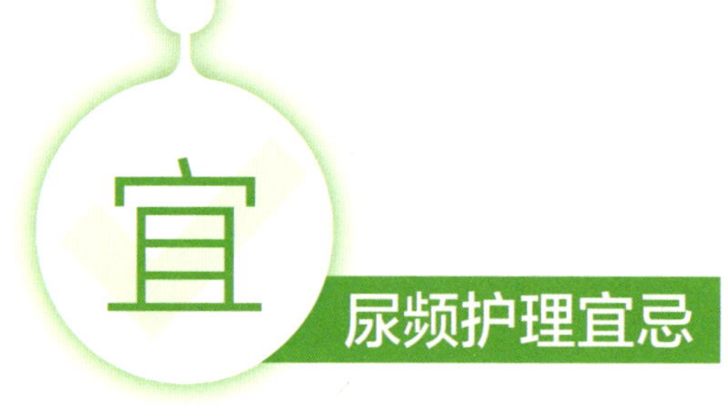

心理性尿频，应缓解宝宝的紧张感

心理性尿频大多出现于3~8岁的宝宝身上，大部分经过数月后会消失。不要急于逼迫宝宝改正，而是要帮助宝宝自然地改正过来。最重要的是找出宝宝产生压力的原因，并帮助宝宝解压。对于情绪易紧张的宝宝，平时宝宝做错事时应尽可能避免训斥、辱骂宝宝，减少宝宝精神紧张因素。不要唠叨宝宝频繁解小便的事，追究宝宝经常解小便，只会令其症状更加严重。

感染性尿频宜科学用药

对于尿路感染引起的尿频，应注意宝宝大小便后的清洁卫生，宝宝的尿布要用沸水清洗消毒，平时不穿开裆裤，勤换内裤，预防尿路感染的发生。

另外，在尿路感染的治疗期间，服药要遵医嘱，坚持用完疗程，切不可因治疗后症状稍有改善而擅自停药或减量，这样易引起复发或转为慢性病。如果宝宝反复有尿路感染发生，往往是存在泌尿系统先天性畸形，要及时查明原因。

宜进行憋尿训练

有的宝宝本来膀胱就小，所以需要经常解小便。这时候应进行憋尿训练。宝宝想解小便的时候让其深呼吸，并把注意力转向其他事情上，一点点延长憋尿的时间。

宜了解一下中西医对尿频的治疗

中医把尿频看作是肾脏和膀胱功能衰弱的表现。宝宝容易感到疲劳，所以需要增强肾脏和膀胱的功能。另外，因为压力导致肝气凝结，宝宝也会出现经常解小便的现象。这时候需要进行提高肝功能。

西医针对不同病因的治疗方法也不一样。通过小便检查确诊为尿路感染后，要进行抗生素的治疗；若宝宝有尿糖，接受糖尿病治疗后尿频就会减少。

遗尿 尿床也是一种病

小儿遗尿俗称尿床，通常指小儿在熟睡时不自主地排尿。一般遗尿多发生于男宝宝。长期遗尿的宝宝可出现面色萎黄、精神不振、消化功能减弱等症状，而且心理也会受到影响。

哪些情况下的尿床是遗尿

大多数孩子 3 ~ 4 岁开始能自己控制排尿，如果超过 5 岁还经常尿床，白天有时也有尿湿裤子的现象，就是遗尿。如果发现宝宝还有下面所述的一些表现，应咨询儿科医生。

· 尿湿内裤、睡裤或者床单，即使已经学会规律独立上厕所了也依然如此。
· 小便时的尿线异常，变得非常细小，或在小便完后又零星滴或漏一些尿液。
· 尿液混浊或呈粉红色，或者内裤或睡裤上出现带血色的尿痕。
· 生殖器周围发红或出疹。
· 把内裤藏起来，试图不让家长发现自己尿湿了内裤。
· 白天和夜晚一样尿床。

Tips 尿床的宝宝要尽早治疗

经常尿床的宝宝最好在 3 岁时就开始治疗。5 岁后仍不治疗，宝宝会因尿床而留下不好的记忆，虽然对身体没有什么危害，但是宝宝会变得很胆怯，会影响集体生活能力甚至学业。

哪些原因会引起宝宝遗尿

如果宝宝在夜晚尿床，下面是一些可能的原因：

· 膀胱充盈时觉醒的能力发育迟缓。
· 便秘，这有可能导致直肠对膀胱产生额外的压力。
· 糖尿病的一种早期体征，提示尿路感染。
· 不安感或压力而造成的情绪负担。

这些原因常常引起已经很长一段时间不尿床的孩子再次尿床。

白天和夜间都尿床的宝宝要引起高度重视

不管白天还是夜晚都不能控制小便的宝宝很少。当尿床在白天和夜间都发生的时候，就是一种比较严重的膀胱或肾脏疾病的征兆了。

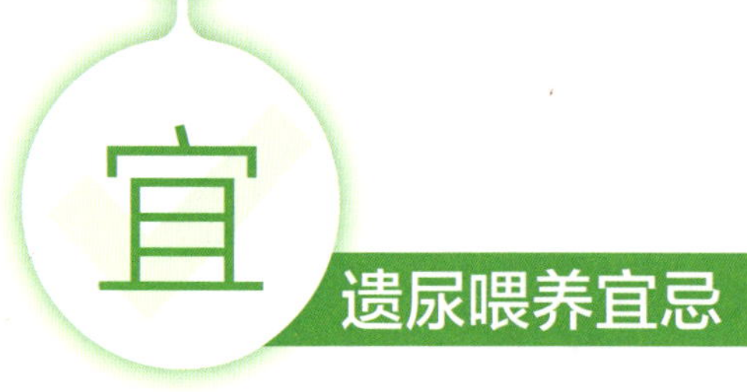

宜吃补肾固涩的食物

遗尿的宝宝应吃一些补肾固涩的食物，如鸡内金、鱼鳔、山药、莲子、板栗、羊肉、猪腰、核桃、韭菜、桂圆、乌梅等，要长期坚持，可缓解宝宝的尿床现象。

晚餐宜吃偏干偏稠的食物

宝宝晚餐可以食用干饭、稠粥、面糊、动物性食物等，以减少摄水量，这样可以减少水分代谢，缓解尿床症状。

应对遗尿，尝试这三种食疗方

1 把黑芝麻磨成粉后与杂粮粉一起熬粥给宝宝喝。

2 将核桃肉清理干净，放入锅内干炒，待核桃肉发焦时，即可盛出，凉凉，蘸蜂蜜食用。

3 将老南瓜放入杂粮粉中熬成粥给宝宝喝。

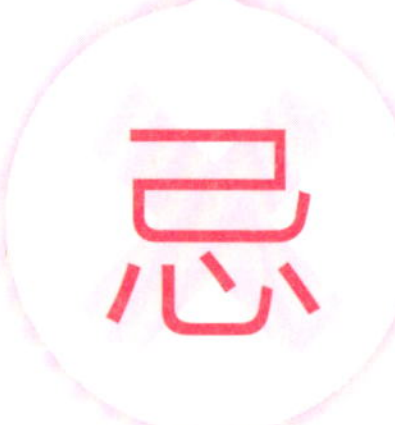

忌睡前 2~3 小时内进食

宝宝上床睡觉前 2~3 小时内不要摄入液体，也不要喂任何东西，否则容易遗尿。

忌食辛辣、刺激性食物

小儿神经系统发育不成熟，易兴奋，若食用这类食物，可使大脑皮质的功能失调，易发生遗尿。

遗尿食物宜忌

韭菜子

功效解析：韭菜子，即韭菜的种子，有温补肝肾之功效，适用于阳痿遗精、腰膝酸痛、遗尿、尿频、白浊带下等症。

适合宝宝吃的年龄：1岁以上。

如何烹调更有效：韭菜子加大米煮粥，具有补益肾阳的功效，尤其适合因肾阳虚而遗尿的宝宝食用。还可以将韭菜子研成末，与面粉一起和成面团烙饼吃。

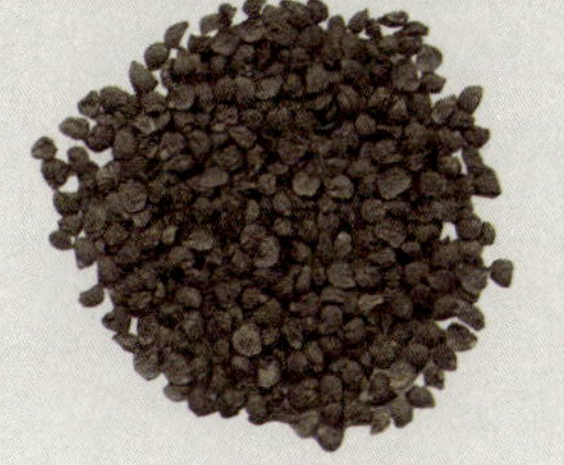

板栗

功效解析：板栗性微温，味甘，归脾、胃、肾经。具有补脾健胃、补肾强筋、活血补血的功效。

适合宝宝吃的年龄：1岁以上。

如何烹调更有效：大米与板栗一起煮粥，既能健运脾胃、增进食欲，又能补肾、强筋骨。红枣能补血养脾，搭配板栗食用，适宜肾虚引起的遗尿宝宝。

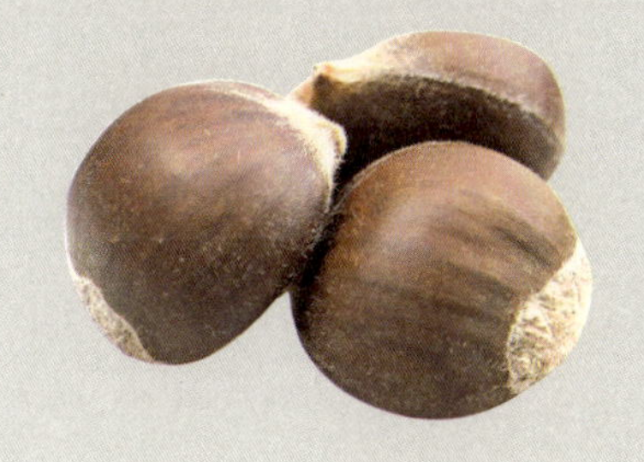

冬瓜

冬瓜具有利尿消暑、生津止渴的作用，容易加重遗尿症状。

鲤鱼

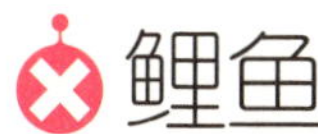

鲤鱼具有祛湿、消肿利尿的作用，不利于缓解小儿遗尿症状。

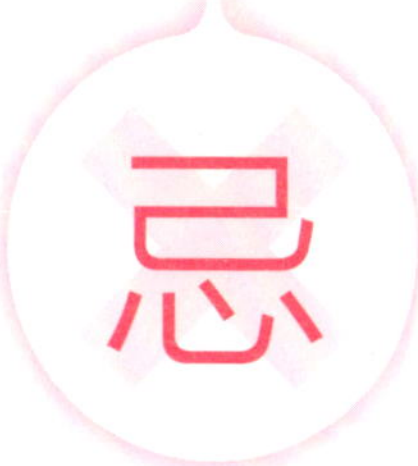

遗尿调理食谱推荐

韭菜子饼

温肾止遗

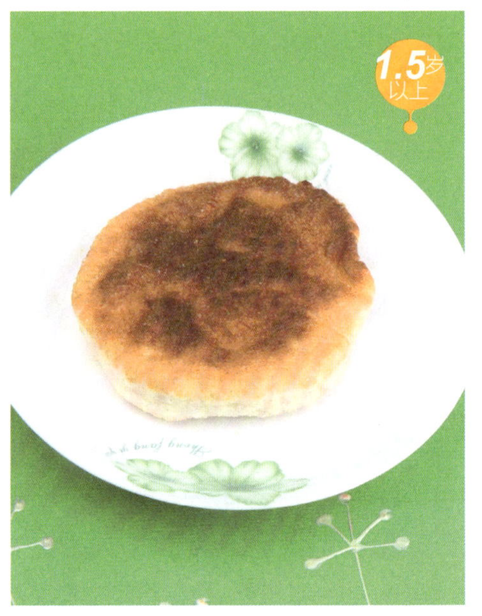

材料 韭菜子 10 克，面粉 60 克。

做法

将韭菜子研为细末，加入到面粉中，加适量水和成团，放入平底油锅中，烙成小饼即可。

温馨提示

有痈疽疮肿、皮肿湿疹、阴虚火旺的宝宝忌食。

红枣栗子羹

补肾强筋

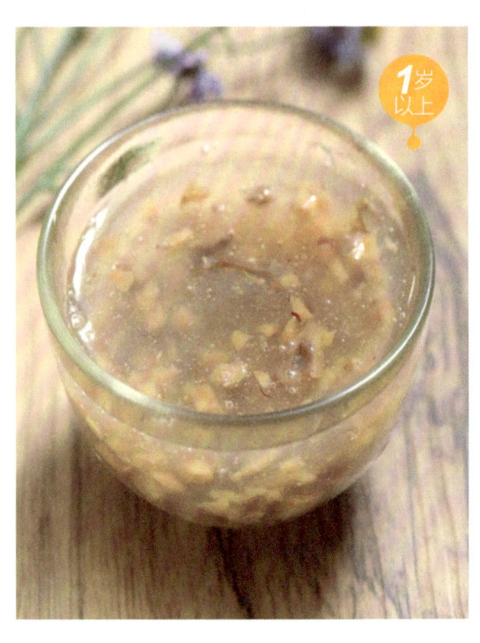

材料 板栗 100 克，红枣 20 克。

调料 白糖 2 克，水淀粉 10 克，糖桂花 6 克。

做法

1. 板栗去壳和皮，上锅蒸熟，放凉后切成粒；红枣洗净，蒸软，去核，切碎。
2. 锅中加水，放入白糖、板栗粒、红枣碎，烧开至糖化开。
3. 用小火略焖，加糖桂花，淋水淀粉勾薄芡即可。

宜

遗尿护理宜忌

宜养成良好的生活习惯

1 养成定时排尿的习惯，教会宝宝每隔几小时就应该去小便一次，而不要等到感到“尿涨”了再去上厕所——这时候往往已经太晚了。如晚上定时叫醒孩子排尿，且认真排尿，不能边玩边排。

2 养成良好的作息习惯，避免过劳。白天睡1～2小时，避免过度兴奋或剧烈运动，以防夜间睡眠过深。

3 睡觉前必须解一次小便，排空膀胱内的尿液，这样可减少尿床的次数。

宜进行“尿床闹钟”疗法

“尿床闹钟”可以在宝宝刚刚开始尿湿床的时候响起来，让宝宝醒过来并到厕所继续小便。很多时候，当闹钟响的时候宝宝仍在睡觉，直至闹钟停止时，宝宝仍未醒。当这种情况发生时，父母需要听见闹钟后叫醒宝宝。只要坚持并按医生的指导进行，就会获得成功，通常需要4个月左右。使用“尿床闹钟”后，尿床的复发率很低。

宜进行憋尿训练

适时对宝宝给予憋尿训练，以增加膀胱容量。每当宝宝出现尿意时不要立即就去解，让宝宝像睡觉一样闭上眼睛躺一会儿再去洗手间。开始可推迟几分钟，逐渐延长时间。训练时间可以在白天，也可以在睡觉前。每日进行2次训练。

在宝宝憋尿训练期间，父母要给予鼓励与赞许。训斥不但不会让宝宝更快学会控制尿便，还会让宝宝有畏难情绪，使宝宝控制尿便的时间来得更晚。

忌斥责或嘲笑尿床宝宝

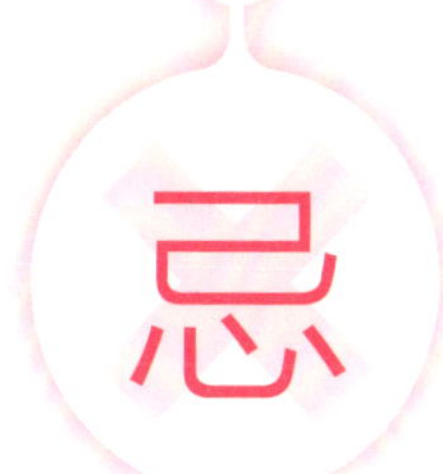

宝宝尿床后，父母不应斥责或嘲笑，以免使宝宝在心理上产生恐惧感，不但不利于病情的恢复，还很有可能增加尿床发生的频率。

遗尿与宝宝的心理状态关系密切。对于可以解决的精神刺激因素，应尽快予以解决，对原来已经发生或现实客观存在主观无法解决的矛盾和问题，要耐心地进行教育、解释，以消除精神紧张，以免引起情绪不安。

急性肾炎 利水消炎为上策

急性肾小球肾炎简称急性肾炎，是一种以水肿、血尿、高血压为特征的肾小球疾病。病程多在 1 年以内。临床上绝大部分属于链球菌感染后导致的免疫复合物性肾炎。本病是儿科常见的一种肾脏疾病，发病年龄多在 3~11 岁。

急性肾炎是如何发生的

宝宝急性肾炎的发生与链球菌的感染有很大关系，链球菌在体内作为一种抗原，通过血液产生抗体，抗体经过肾脏时，沉淀在肾小球基底膜上，发生免疫反应，从而导致急性肾炎的发生。

宝宝患急性肾炎的表现

急性链球菌感染导致的肾小球肾炎，其典型表现包括水肿、血尿、高血压。

水肿

水肿是患儿最常见的症状，也是最早出现的症状。开始是眼睑和颜面水肿，有的还会有小腿水肿，早晨比较严重。随着宝宝病情的发展，逐渐出现全身水肿，甚至可出现胸腔积液、腹水。用手按压水肿的部位时没有凹陷，是本病水肿的特点。水肿时宝宝的尿量会明显减少。

血尿

大多数患儿都伴有血尿，肉眼血尿的颜色多种多样，可以为洗肉水样、烟灰色、棕红色或者鲜红色。持续1~2周转为镜下血尿，尿常规检查，有蛋白质、红细胞、颗粒管型。

高血压

高血压常在病初1周内出现，血压常在（130~150）/（80~110）毫米汞柱之间。2周后随着水肿消退和尿量增加，血压逐渐降至正常。

除以上表现外，有些患儿还有乏力、头痛、恶心、腰痛等不适。病情特别严重的患儿可以出现一些并发症，如循环充血状态、高血压脑病和急性肾衰竭，表现为呼吸困难、抽搐、无尿等，甚至可以有生命危险。大多数患儿 4 ~ 6 周后症状消退。但尿异常恢复较慢，尤其是显微镜下血尿有时经 6 个月后正常。

急性肾炎喂养宜忌

宜每天摄入适量维生素

急性肾炎患儿每天要摄入适量维生素C，增加新鲜绿色蔬菜、水果的进食量，如猕猴桃、白菜、西蓝花、鲜枣等可适量多食。另外，B族维生素、维生素A等也有助于肾功能恢复，也应增加摄取量。

宜摄入足量的碳水化合物

宝宝的饮食以淀粉类为主，如面条、馒头、面包、米饭等。补充碳水化合物能够防止患儿体力不足，也可以使得食物供给的少量蛋白质用于组织恢复。

合理饮食，控制蛋白质摄入

为了减轻肾脏负荷，在肾炎急性期应该限制宝宝蛋白质的摄入，少吃肉、蛋、奶、豆类。尤其是在宝宝有少尿及氮质血症时更应减少蛋白质的摄入，每日以每千克体重0.5克为度。

患儿在恢复期仍然应该坚持清淡的饮食，避免高蛋白饮食，以免增加肾脏负担。

宜限制钾、钠及水分的摄入

为了防止严重并发症，在肾炎急性期应该限制宝宝盐、水的摄入。根据宝宝尿量和水肿情况，采用低盐、无盐或少钠饮食。咸菜、腐乳、咸蛋等腌制品不宜吃，加有小苏打的馒头、挂面、饼干也要远离。当利尿消肿、血压正常后，逐渐由低盐食物过渡到正常饮食。

要记录患儿的入液量和出液量。出现严重水肿或少尿，有肾衰时尤其应严格限水。患儿在少尿或无尿时容易钾潴留，要严格控制钾的摄入。鲜蘑菇、红枣、贝类、豆类等要限制食用或避免食用。可以给宝宝吃一些利水、通利膀胱的食物，如薏米、冬瓜等。

忌摄入过多脂肪

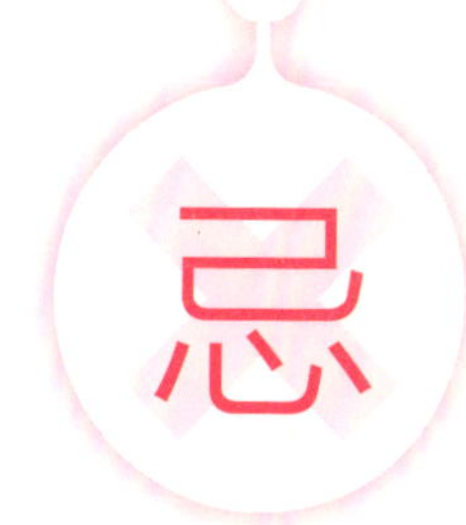

虽然急性肾炎患儿对脂肪的摄入不限，但饮食宜清淡，要少用动物油，不吃油炸食品。肾是人体内重要的负责排泄废物和毒素的器官，宝宝吃得太油不仅会加重肾脏负担，还会引发肥胖，而肥胖会导致肾的脂肪含量增加、重量增加、体积增大，进而引起肾小球肥大。

急性肾炎食物宜忌

车前草

功效解析：车前草性寒，味甘，归肝、肾、肺、小肠经。有清热利尿、祛痰、凉血、解毒的作用。

适合宝宝吃的年龄：1岁以上。

如何烹调更有效：车前草可以和清热除烦、生津利尿的竹叶一起煮水喝。

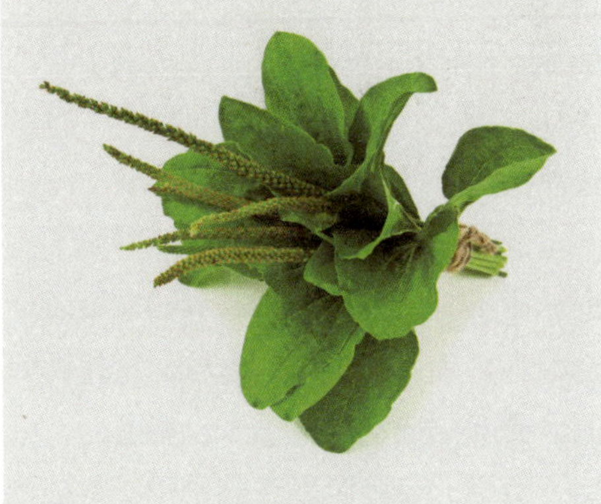

薏米

功效解析：薏米性寒，味甘、淡，归脾、肺、肾经。具有利水消肿、祛湿、补肺、健脾止泻、清热排毒的功效。

适合宝宝吃的年龄：1岁以上。

如何烹调更有效：薏米、芡实和老鸭放在砂锅里小火煲汤，利尿固肾效果很好。

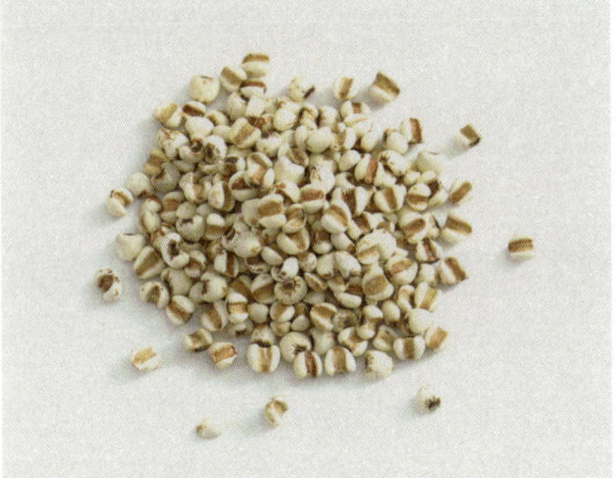

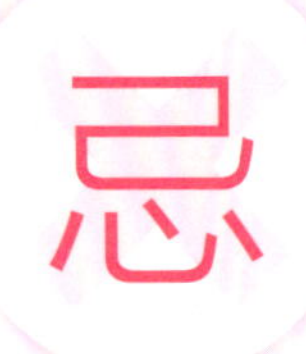

螃蟹

螃蟹富含蛋白质，且性寒凉，肾功能不全的宝宝摄入大量蛋白质，可使肾脏负荷加重，加快肾衰竭的进程。

茭白

由于茭白含有较多草酸，其钙质不容易被人体吸收，患肾脏疾病、尿路结石或尿中草酸盐类结晶较多者不宜多食。

急性肾炎调理食谱推荐

车前草竹叶水

清热利尿

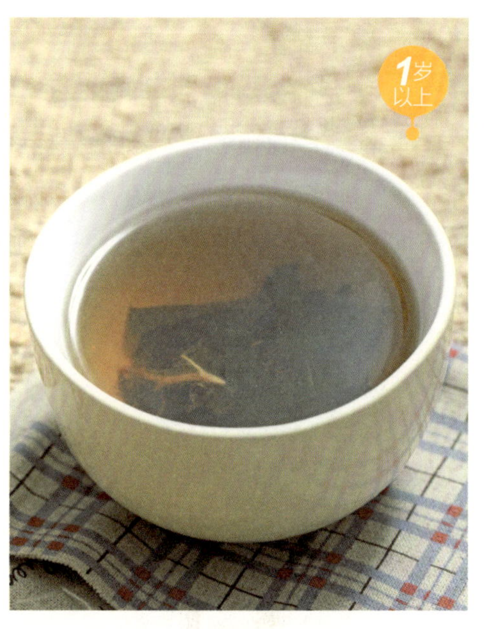

材料 车前草15克，淡竹叶适量。

做法

将车前草和竹叶洗去浮尘后，加水煮开后饮水。

温馨提示

用竹叶煮水时不宜过久，煮粥时不宜过稠。另外，因为竹叶叶片的纤维较粗，不易消化，所以煮粥时要挑出来，不要给宝宝食用。

薏米汤

去肝火、利尿

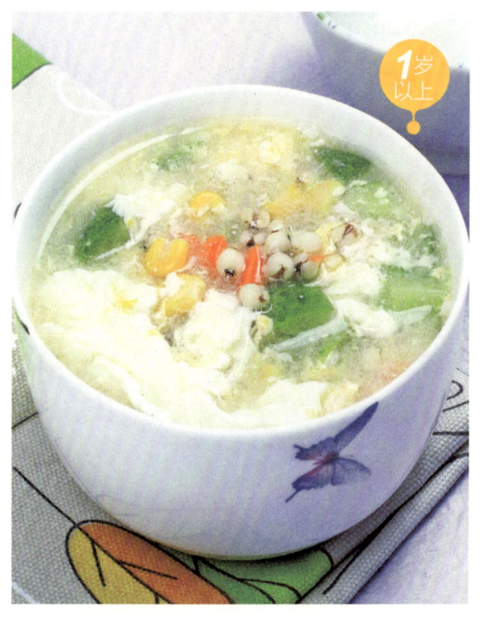

材料 薏米、黄瓜、胡萝卜各50克，鸡蛋1个，玉米25克，玉米须5克。

调料 盐1克，水淀粉15克，鸡汤适量。

做法

1. 薏米洗净，泡发；鸡蛋打散；黄瓜、胡萝卜洗净，切丁。
2. 泡好的薏米与玉米放入鸡汤内煮软，倒入玉米须，放入胡萝卜丁、黄瓜丁煮烂，取出玉米须，加盐调味，用水淀粉勾芡，鸡蛋液徐徐倒入汤中，略煮即可。

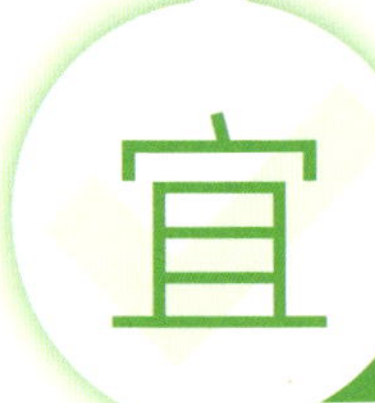

急性肾炎护理宜忌

肾炎急性期宜卧床休息

宝宝患病 1~3 周内，必须卧床休息，等到宝宝的肉眼血尿消失、血压恢复正常、水肿消退、血肌酐降至正常、并发症消退，则可以逐步在室内活动。如果活动量增加后，宝宝的尿液颜色异常加重，则需要再次卧床休息。

急性期后无须长期卧床，卧床时间长短与最终预后并无直接关系。但一般于 3 个月内避免剧烈体力活动。

宜注意观察病情

起病初期应注意观察患儿的一般情况，每三天称一次体重，每天定时测血压，注意记录水的摄入量及尿量，以便及时发现并发症。若水肿减轻、尿量增加、体重下降，说明病情趋于好转。

患儿在疾病恢复期仍然有一段时间存在镜下血尿，所以家长不能放松警惕，应该带宝宝定期随访，定期检查尿常规，和医生保持联系。

预后宜防复发

1 帮助宝宝锻炼身体，增强体质，提高宝宝身体的抗病能力。注意根据气候的变化及时给宝宝增减衣物。

2 注意宝宝皮肤的清洁卫生，勤给宝宝换内衣、被褥，勤洗澡，还要防止宝宝被蚊虫叮咬，减少呼吸道及皮肤感染的机会。

3 如果孩子一旦发生了链球菌感染，应当及时应用抗生素治疗，并且疗程要足，治疗要彻底。在宝宝患病 2 周后开始定期复查尿常规，以便及时发现异常，积极治疗。

4 对于反复发作化脓性扁桃体炎的宝宝，可以考虑进行扁桃体摘除术，以彻底清除病灶。

第5章

宝宝过敏性病症饮食宜忌

舒舒爽爽一身轻

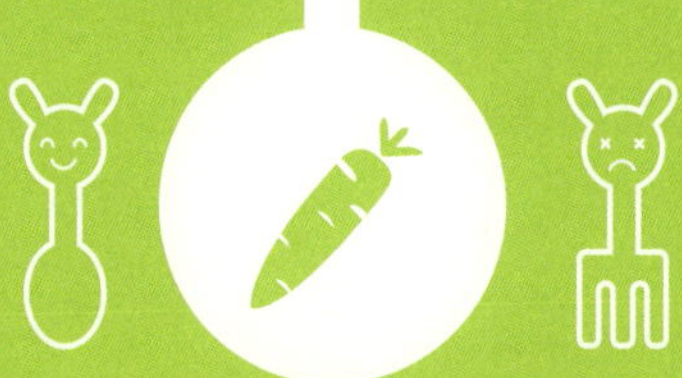

湿疹 宝宝最易患的皮肤病

湿疹也叫特应性皮炎，是一种常见的急性或慢性、反复发作的皮肤浅层瘙痒性炎症。最初表现为红晕和水肿，继而可形成丘疹、水疱、渗液、结痂及皮肤脱屑。

湿疹的症状

根据湿疹损害程度的不同，可表现为红斑、丘疹、糜烂、渗液、结痂、鳞屑，可发生于任何年龄、任何部位、任何季节。宝宝的脸部、耳后、脖子、后脑勺、腋下等是湿疹的好发部位，往往会很痒。湿疹先出现于脸部和耳部，其表面粗糙，基底发红，容易表现出脱屑和渗出。湿疹多为临床性皮疹，形状各异，但分布呈现对称性，发作高峰期可有组织液渗出。

由于搔抓，部分结痂脱落，露出有多量渗液的鲜红糜烂面，甚至出血。由于反复搔抓，皮肤可粗糙增厚。由于瘙痒难忍，常使患儿烦躁不安，进食及睡眠均受影响。患儿可有营养不良、腹泻和全身淋巴结肿大。

皮肤损害也可表现为干燥型。此型常见于瘦弱婴儿。皮肤呈浅红色或暗红色斑片，表面覆有白色糠屑样物，皮肤轻度增厚、皲裂。

患儿除皮肤病变外，还可能伴发鼻炎、哮喘或其他过敏性疾病。

湿疹的年龄特点

多数在宝宝出生后1~2个月开始发生，但由于宝宝体质不同、生活环境多样，因此湿疹出现的早晚也有差异。宝宝出生6个月后湿疹会有所好转；3~5岁后有自行消退的趋向。也就是说，一般湿疹会随着年龄的增长而逐渐减轻，甚至痊愈。但也有少数湿疹严重的宝宝发展至儿童期甚至成人期。

Tips **婴儿湿疹没有及时治疗会损坏皮肤**

如果婴儿湿疹没有得到及时治疗，由于长期搔抓，使皮肤增厚、角化，并可有皮肤色素增加或减少。

食物过敏的宝宝更易得湿疹

婴儿食物过敏和湿疹常常同时存在，而且鸡蛋和牛奶都过敏的婴幼儿往往湿疹会更严重，需要引起家长重视。

宜

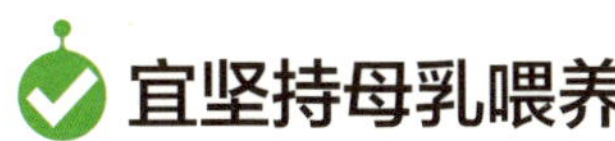

宜坚持母乳喂养

母乳喂养可以防止因牛奶喂养而引起异蛋白过敏所致的湿疹，所以尽可能坚持母乳喂养，特别是在宝宝出生后的前 6 个月。

妈妈要注意科学喂养宝宝。如果宝宝对牛奶过敏，可选用完全水解配方奶或氨基酸配方奶。

哺乳妈妈宜注意饮食调理

哺乳妈妈应多吃新鲜蔬菜、水果、瘦肉，多饮白开水，忌食辛辣刺激性和油腻食物，如辣椒、葱、蒜、肥肉，忌烟酒。因为有些食物中的过敏物质可通过乳汁进入婴儿体内，所以哺乳妈妈的饮食要清淡。

可适当吃一些植物油丰富的食物，因为植物油中的不饱和脂肪酸通过乳汁到达宝宝体内，可防止毛细血管脆性和通透性增高，从而达到预防婴儿湿疹的目的。

湿疹宝宝宜注意正确添加辅食

1 宝宝出生后满 6 个月再开始适当添加辅食。家长应对可疑致敏食物逐一排查，为过敏宝宝制订适宜的食谱。

2 宝宝的饮食宜清淡、新鲜，避免吃含色素、防腐剂、稳定剂或膨化剂的食物。辅食中的糖和脂肪要适量，少盐（1 岁以内不加盐），以免体内积液太多。

3 宜选择一些清热解毒的食物给宝宝食用，如绿豆、百合、冬瓜、丝瓜、鲜藕、萝卜等。

4 新鲜蔬菜和水果不但富含多种维生素，还含有钙和镁等矿物质，能降低患儿皮肤敏感性，宜适量多吃。

5 宝宝患病期间要适当补充水分，以保持大便通畅，从而达到缓解病情的作用。可以选择饮用一些富有营养的汤羹、汁饮。如有消化不良，应及时治疗，消化不良会加重湿疹。

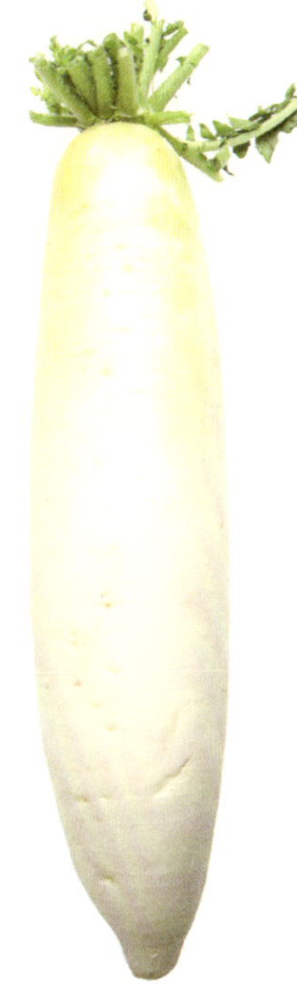

宜排查食物过敏原

年龄越小，湿疹与过敏的关系越大，而且与食物过敏的关系越大。家长要有耐心，一种一种地进行食物排查。

1 母乳喂养的宝宝出现过敏，妈妈要排查自己的饮食。

2 配方奶喂养的宝宝，停用奶粉及所有含牛奶制品，换用深度水解配方奶或氨基酸配方奶。

3 添加辅食的宝宝，还要逐一排查宝宝所吃辅食。

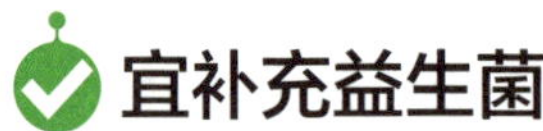

宜补充益生菌

在回避过敏原的基础上，配合用益生菌会取得比较理想的效果。尤其对小婴儿来说，湿疹多由于食物过敏，特别是乳蛋白过敏所致。也就是说，因为肠道发育不够成熟，致使乳蛋白等可能引起过敏的食物成分，没有充分消化即被吸收，再加上肠道黏膜免疫功能不全，便导致了过敏。益生菌既可改善肠道消化吸收，又可促进肠道黏膜免疫功能成熟，对预防小儿过敏有一定功效。

湿疹宝宝应远离过敏原

婴幼儿湿疹多数是由食物过敏引起的。有家族过敏史及个人过敏史的婴幼儿是湿疹发病的高危人群，应远离过敏原并及早添加益生菌，促进免疫系统的进一步完善建立。

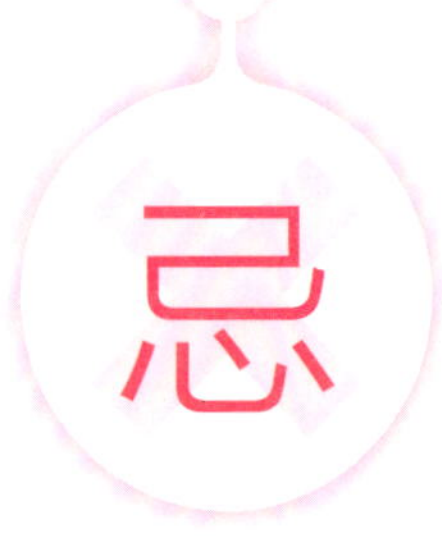

湿疹发作期，忌吃高蛋白食物

在湿疹的急性发作期，宝宝应尽量避免吃鱼虾、牛奶、鸡蛋等富含蛋白质的食物，以免加重病情。

有过敏家族史，忌吃容易导致过敏的食物

有家族过敏史的宝宝，辅食中不宜过早添加牛奶、羊奶、莴笋、鱼、虾、蟹等食物。

湿疹食物宜忌

苦瓜

功效解析： 苦瓜性寒，味苦，归心、脾、胃经。具有清热祛湿、消暑解毒、凉血消疹的功效，适合湿疹患儿食用。

适合宝宝吃的年龄： 7个月以上。

如何烹调更有效： 烹调苦瓜最好大火快炒或凉拌，烹调时间过长，水溶性维生素会释出流入菜汁中，或者随着加热的蒸汽挥发，影响口感，降低营养价值。

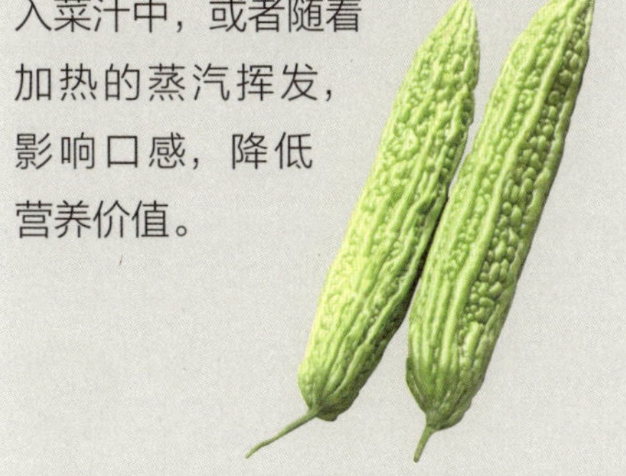

绿豆

功效解析： 绿豆性凉，味甘，归心、胃经。绿豆中含有鞣质、锰等，能起到局部止血、促进创面修复的作用，并且绿豆具有清热解毒、抗过敏的功效，因此可辅助治疗小儿湿疹引起的皮肤瘙痒等。

适合宝宝吃的年龄： 8个月以上。

如何烹调更有效： 可以给宝宝煮粥或煮汤喝；可以与黑豆、红豆搭配，制成三豆饮，清热解毒效果更好。

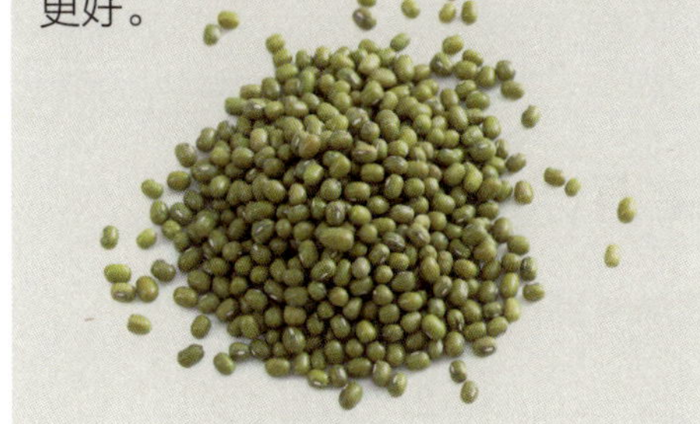

鸡蛋清

鸡蛋是宝宝湿疹过敏原检测阳性率最高的食物，鸡蛋中的蛋清是常见致敏物。1岁前不要给宝宝食用蛋清。

羊肉

羊肉为发物，湿疹患儿食用后容易引起变态反应，使病情加重。

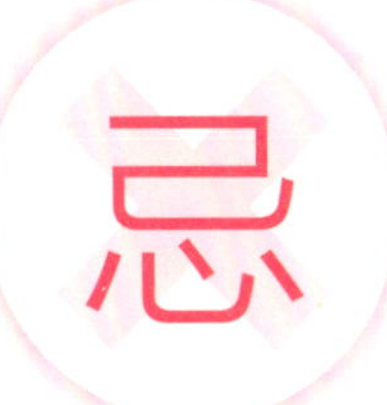

湿疹调理食谱推荐

绿豆粥

清热解毒

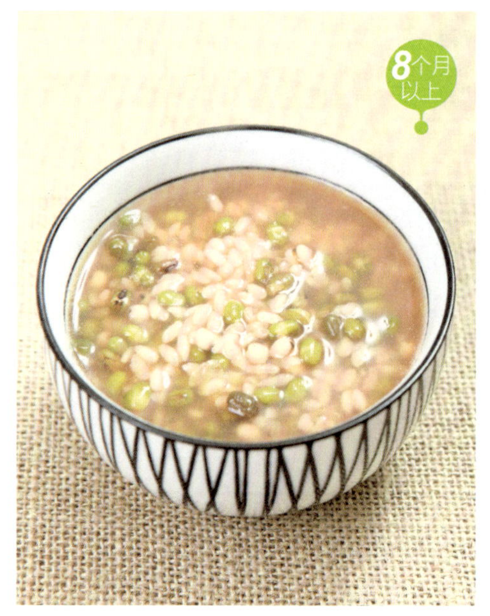

材料 绿豆 20 克，大米 30 克。

做法

1. 将绿豆、大米淘洗干净。
2. 锅中加适量水，将绿豆、大米一同放入锅中，待绿豆将开花未开花时关火。

温馨提示

事先将绿豆和大米浸泡一下，这样煮粥更容易软烂，清热解毒的效果更好。

苦瓜苹果饮

清热消暑、养血凉血

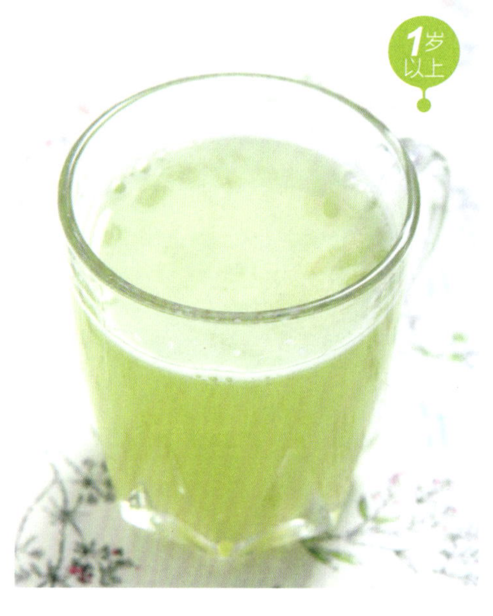

材料 苦瓜 25 克，苹果 50 克。

调料 白糖、盐各适量。

做法

1. 苦瓜洗净，去瓤，切丁，盐水浸泡 10 分钟；苹果去皮、核，切小块。
2. 苦瓜丁沥干，和苹果块一同倒入料理机，加入适量清水，打成汁。过滤到杯中，加白糖调匀即可。

营养功效

苦瓜可清热消暑、凉血、利水；苹果则能促进排便，有利于毒素的排出。

湿疹护理宜忌

宜注意宝宝皮肤的护理

1 如果宝宝只是头部出现湿疹，其他部位都正常时，可以不去处理，6 周后会自然痊愈。

2 症状很轻时，每天涂 1~2 次含有肾上腺皮质激素的药膏会很快好。

3 渐退的痂皮不可强行剥脱，待其自然痊愈，或者可用棉签浸熟香油涂抹，待香油浸透痂皮，用棉签轻轻擦拭。

4 患儿皮损部位每次在外涂药膏前先用生理盐水清洁，不可用热水或者碱性肥皂，以减少局部刺激。

5 为了防止宝宝小手搔抓患处而继发感染，可给宝宝用棉纱缝制的小手套套在手上，或者用软布包裹宝宝双手，但要特别注意不能有任何线头在手套或软布的内面，以防因线头的缠绕造成宝宝手指血液循环障碍，引起手指的缺血性坏死。

6 患湿疹的宝宝怕热，湿热可以使湿疹局部充血、发红、痒感增加。家中温度尽可能保持在 20~24℃。紫外线对皮肤刺激很强，因此不要让日光直射。

宜给湿疹宝宝正确洗澡

湿疹宝宝洗澡不可过于频繁，每周 1~2 次为宜。夏季可适当增加洗澡次数，但不可让宝宝长时间泡在水里。

湿疹宝宝洗澡时，应用弱酸性、无刺激的婴幼儿沐浴液，切不可用碱性皂液清洗；在进行擦洗时，要特别注意清洗皮肤的皱褶处，皮损处勿用水洗；洗完后，抹干水分，再涂上药膏。

湿疹宝宝应科学用药

当宝宝皮肤不完整时，或出现了皮肤破溃，特别是渗液阶段，只能使用激素和抗生素药物，促使破损尽快恢复，否则会出现皮肤感染，导致湿疹持续不退。这两种药物同时使用，直到皮肤完整，也就是说皮肤表面裂口都已愈合，表面变光滑了，但还有点红、痒等表现时，才能抹其他霜、露或膏。

这些情况，宝宝宜马上就医

宝宝湿疹若治疗不当，患部会蔓延扩大，引起严重病变。因此宝宝湿疹严重时要及时请皮肤科医生治疗。

- 渗出的情况比较严重的，宝宝一挠，就会看到黄色的液体渗出，而且非常多，并且伴有发热。
- 宝宝湿疹比较容易反复，刚好几天又反复了。
- 在家用了肤乐霜等药，但效果不佳。

荨麻疹 明确诱因是关键

荨麻疹就是平日所说的风疹疙瘩，多以凸起于皮肤表面的红色肿块为表现，常常伴随痒感。荨麻疹可出现在局部，也可出现在全身，是一种常见的发生于真皮层的瘙痒性皮肤病。荨麻疹是由于过敏原或其他因素，致使皮肤黏膜血管发生暂时性炎症与大量液体渗出，造成的局部水肿性损害。

哪些疾病能导致荨麻疹

荨麻疹既是一种独立的疾病，也可能是某些疾病的一种皮肤表现。

- 细菌性感染，如龋齿、扁桃体炎、中耳炎、鼻窦炎等。
- 病毒性感染，如乙型肝炎、病毒性肺炎、流感等。
- 真菌感染，如手足癣等。
- 肠道寄生虫感染，如肠蛔虫、蛲虫等。
- 全身性疾病，如糖尿病、甲亢等。

荨麻疹有哪些过敏原

患急性荨麻疹的宝宝往往能够找到病因，但是慢性荨麻疹的病因却很难确定。与荨麻疹发生有关的因素有以下几种:

食物因素。食物是导致荨麻疹最主要的原因，大多数宝宝出现荨麻疹都与食物因素有关。食物引起荨麻疹的原因是由于食物中的特殊蛋白质导致异常或过强的免疫反应，从而引起皮肤黏膜、小血管扩张及通透性增加而出现的一种局限性水肿反应。

药物因素。一些抗生素类药物，如青霉素等，很容易引起过敏。此外，血清制品、疫苗、磺胺类制剂、农药等也可导致部分宝宝过敏。

遗传因素。遗传性过敏体质的宝宝更容易患上荨麻疹。

精神因素。精神过于紧张、压力过大、心情不好，也会降低皮肤自我调节能力，导致荨麻疹出现。

吸入因素。花粉、动物皮屑、烟雾、羽毛、乙醚、汽油、粉尘乃至真菌孢子等，也常常是导致某些宝宝荨麻疹的原因。

冷热温度。冷空气、冷水可引起寒冷性荨麻疹；日光照射可引起日光性荨麻疹；过热出汗也会引起荨麻疹。

外界刺激。蚊虫叮咬、摩擦、压力等都可以引起荨麻疹。

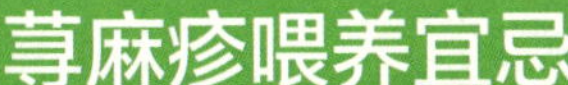

荨麻疹喂养宜忌

宜给宝宝选择过敏食物的替代品

要避免宝宝过敏，但完全不吃某类食物又会担心宝宝营养不良，这时可以寻找替代食物来喂食，可以食用经常吃且没有发生过敏的食物。

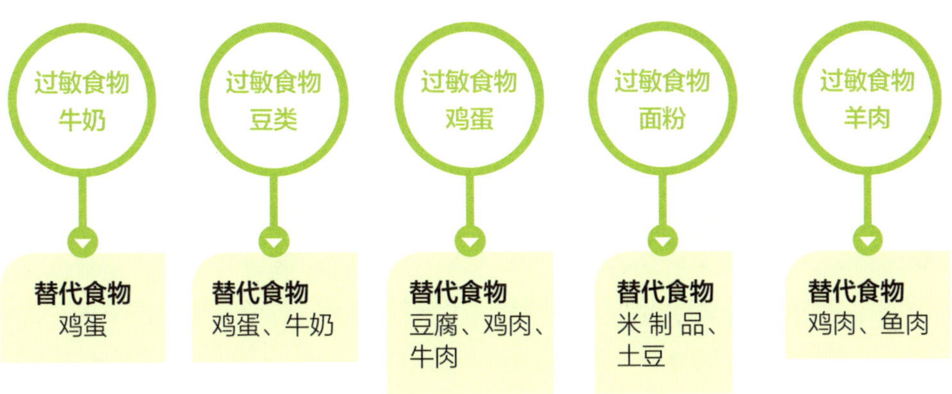

忌吃易引发过敏的食物

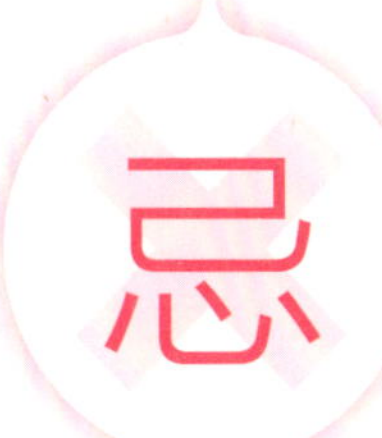

小儿荨麻疹多是过敏反应所致，常见的过敏原是食物。因此回避食物过敏很重要。

已经出现荨麻疹的患儿，尽量避免食用常见的可疑食物，如鱼、虾、蟹、贝类、牛奶、蛋类、黄豆、花生、草莓、李子、柑橘、芹菜、香菜、香蕉、冷饮、巧克力等。饭菜内尽量不要加调味料，如酱油、鸡精、五香粉等。

荨麻疹食物宜忌

小米

功效解析：小米性凉，味甘、咸，归脾、胃、肾经。小米的营养很丰富，有“代参汤”的美称。它富含多种维生素和矿物质，有利于增强体质，预防过敏。

适合宝宝吃的年龄：6个月以上。

如何烹调更有效：避免煮小米粥时加碱，以免破坏维生素。另外，小米不要清洗太多次，也不要太用力，以免外层的营养成分流失。

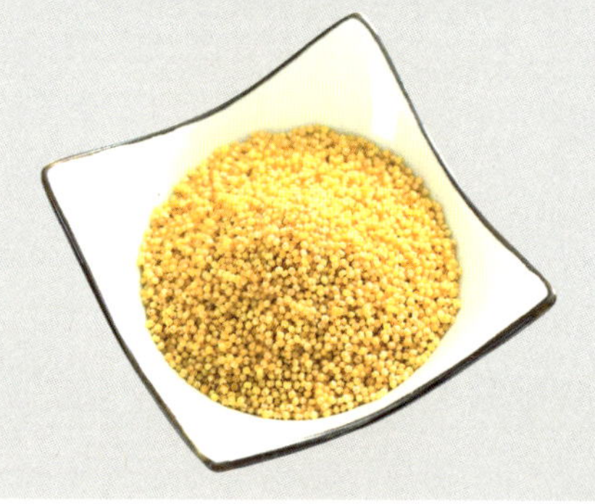

白菜

功效解析：白菜性凉，味甘，归胃、肠、肝、肾、膀胱经。具有清热除烦、利尿通便、预防感冒、助消化的功效。膳食纤维含量丰富，可促进肠胃蠕动，加速肠道内废物排出，有效预防宝宝过敏。

适合宝宝吃的年龄：6个月以上。

如何烹调更有效：白菜宜先洗后切，并且应避免长时间浸泡，应大火烹炒，以防维生素C流失过多。避开铜质锅具煮食大白菜，以免所含的维生素C被铜离子破坏，降低营养价值。

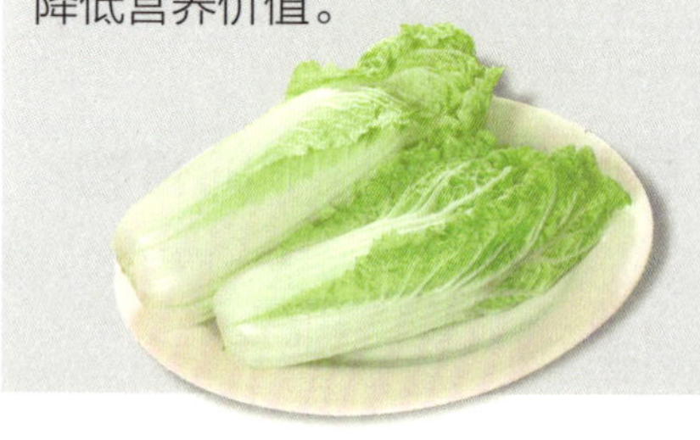

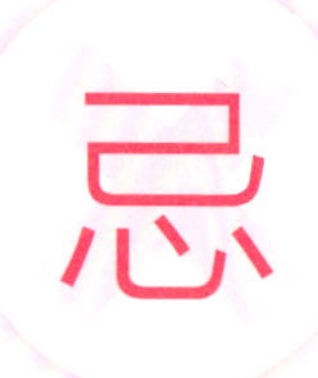

牛奶

牛奶中的甲种乳白蛋白是很强的过敏成分，虽然经高温煮沸处理，其过敏原性可减弱，但仍然不适合过敏体质的宝宝食用。

荨麻疹调理食谱推荐

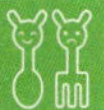

胡萝卜小米粥

保护肠胃

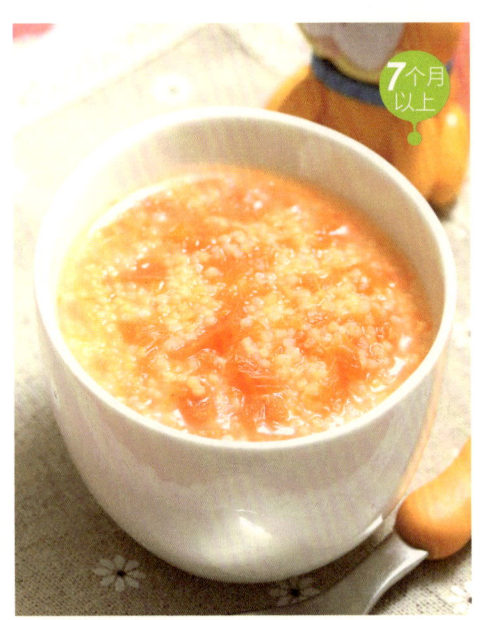

材料 小米 30 克，胡萝卜 20 克。

做法

1. 小米洗净，熬成小米粥；胡萝卜去皮洗净，切丁，蒸熟。
2. 将胡萝卜捣成泥，与小米粥混合，搅拌均匀即可。

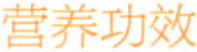

营养功效

小米中的维生素和矿物质丰富，能保护宝宝脾胃；胡萝卜有健脾消食的功效。两者搭配食用有利于保护肠胃健康，方便吸收。

白菜米糊

润肠通便

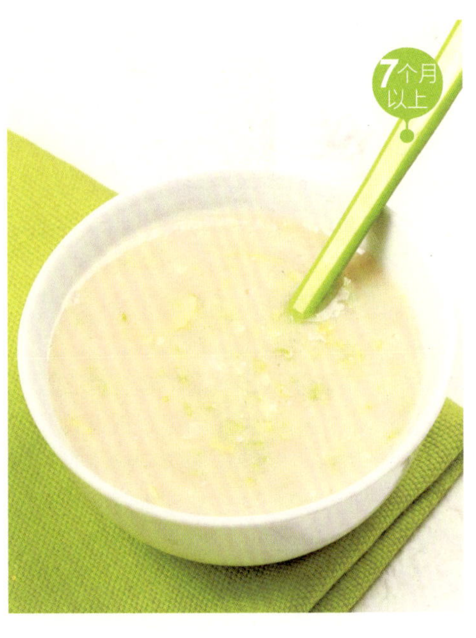

材料 大米 20 克，白菜 30 克。

做法

1. 大米洗净，用水浸泡 30 分钟，放入搅拌器中磨碎。
2. 白菜洗净，放入沸水中充分煮熟后，用刀切碎。
3. 将磨碎的大米和适量水倒入锅中，大火煮开，放入白菜碎，调成小火煮开，用勺子搅拌成糊即可。

荨麻疹护理宜忌

宜寻找过敏原

药物治疗只是为了缓解荨麻疹带来的不适与急性变化，只能解决一时的问题，并不能消除引起荨麻疹的原因。若过敏原找不到，荨麻疹还会反复出现。因此，寻找过敏原，及时有效回避过敏原是治疗荨麻疹的第一步。

给婴幼儿查血或做皮肤点刺试验未必能找到原因。因为皮肤点刺和血液免疫球蛋白 E 检测只能证实急性 IgE 介导的过敏，而相当一部分过敏是由非 IgE 介导引起的。因此，原因只能从生活中去寻找。

家长具体应该这样做

如果吃了螃蟹、鱼、虾、香肠、贝类、荞麦面、花生等食物后几小时内发疹，可能就是这些食物引起的荨麻疹，至少 3 个月内避免再次食用。因接触了某种物质后发生荨麻疹的，如衣物是化纤物质，在草丛中玩触碰到某种草，上山碰着漆树，拿了新涂了漆的汤碗等，下次就要避免接触这些物质。如果被昆虫蜇了后出现荨麻疹，就要采取措施驱虫。如果是因着凉或寒冷引起的荨麻疹，就要给宝宝保暖。在喝药后出现荨麻疹时，应考虑是药物致敏，就不要再喝此药了。

宜使用一些常用的抗过敏药

抗组胺药可用来治疗荨麻疹，大多数宝宝可获得满意的效果。常用的药物有氯苯那敏、苯海拉明、赛庚啶、异丙嗪、酮替芬、安太乐以及氯雷他定等。由于药物种类繁多，适合大人的药物不一定适合宝宝，加上荨麻疹的表现类型又多种多样，因此最好及时带宝宝去医院就诊，遵医嘱用药。

必要时宜使用激素

对于急性且严重或顽固的荨麻疹，可根据医生指导使用糖皮质激素类药物，如地塞米松、氢化可的松或泼尼松等，但不宜长期使用。对于患慢性荨麻疹的宝宝，最好不用激素。

宜了解一下脱敏疗法

可以采用脱敏疗法来治疗荨麻疹。具体是将导致荨麻疹的物质提取液微量多次地注射到宝宝体内治疗过敏的疗法。脱敏疗法宝宝特别不喜欢，最好不做。

过敏性鼻炎 不要误认为是感冒

具有过敏体质的宝宝遇到环境中的过敏原后，会引起一连串的免疫反应，这些反应促使宝宝鼻腔内的黏膜持续处于发炎状态。过敏性鼻炎患儿常常有过敏家族史。

小儿过敏性鼻炎的表现

过敏性鼻炎的主要症状是流清涕、鼻塞、鼻痒、打喷嚏，做鼻腔检查时，经常可以发现鼻黏膜出现肿胀。有的还可出现眼部发痒、结膜充血、耳痒、咽部痒、嗅觉减退、哮喘等伴随症状。

宝宝多在早晨刚睡醒时打喷嚏，连续多于3个。鼻塞的严重程度会随着体位而变化。鼻子发痒是小儿过敏性鼻炎最具特征的表现，因为痒，宝宝会不断用手指或手掌揉擦鼻子，还有不少宝宝因为痒而做出歪口、耸鼻等奇怪的动作。年龄稍大些的宝宝还会说自己闻不到正常可以闻到的气味，也就是嗅觉丧失。鼻涕一般是清水样的，但有时因为鼻塞或感染而鼻涕黏稠。有的宝宝眼眶下有灰蓝色的环形暗影或褶皱。

过敏性鼻炎发作有明显的季节性，大多数发生在秋冬季节。也可能常年存在。

引起过敏性鼻炎的过敏原

0~2 岁

以鸡蛋、牛奶等食物为最常见，偶尔也有吸入刺激性气味引起的鼻炎。

2~4 岁

室内的尘螨，猫、狗等动物的皮屑、毛发、唾液和尿液，禽类的羽毛。

4 岁以上

花粉过敏性鼻炎通常在4岁后逐渐增多。孩子在出生后2年内接触较多的花粉，更容易较早得过敏性鼻炎。

其他

一些刺激物，如香水、烟草、油漆、除臭剂以及空气污染物等，也可诱发过敏性鼻炎。

过敏性鼻炎对宝宝的影响

宝宝得了过敏性鼻炎会造成睡眠障碍，导致继发性日间疲劳，继而对情绪、学习和记忆产生消极影响。慢性过敏性鼻炎还常常导致患儿出现食欲下降、体重不增、生长发育不良等问题。另外，过敏性鼻炎和哮喘有密切的关系。如不及时治疗，还会引发鼻窦炎、腺样体炎、顽固性头痛等并发症。

过敏性鼻炎喂养宜忌

过敏性鼻炎患儿宜补充维生素

过敏性鼻炎患儿可适量多吃的食物

多吃富含维生素C和维生素A的食物，如菠菜、白菜、白萝卜、胡萝卜、金针菇等。

糯米、山药、红枣、莲子、红糖、桂圆等温补食物，根据宝宝的体质适当食用。

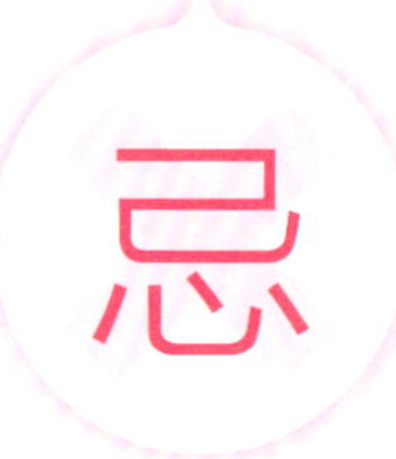

忌吃寒凉生冷食物

中医认为过敏性鼻炎主要是由于肺、脾、肾脏“三虚”所致，患儿尤以气虚为主，再加外感风寒侵袭鼻窍而发病。如果再吃寒凉与生食，如生冷瓜果、冰饮、凉菜等，极易损伤肺脾阳气，加重患儿的虚寒症状。

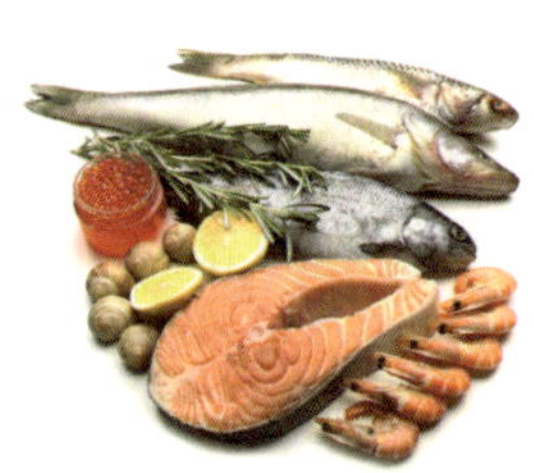

忌吃鱼、虾、蟹类食物

中医上讲，海鲜之类属“发物”，也就是说这类食物比较容易成为引起过敏反应的诱因。

忌吃辛辣、油腻食物

过敏性鼻炎患儿饮食宜清淡，减少脂肪的摄取，特别是肥肉、煎炸食物。摄入辛辣刺激性食物，容易刺激呼吸道黏膜，诱发过敏性鼻炎发作。

过敏性鼻炎食物宜忌

胡萝卜

功效解析：胡萝卜性平，味甘，归肺、脾经。胡萝卜富含胡萝卜素，胡萝卜素能转变成维生素 A，有助于增强宝宝的体质，非常适合过敏体质的宝宝食用。

适合宝宝吃的年龄：6 个月以上。

如何烹调更有效：胡萝卜含脂溶性维生素，与肉类、油类等含油脂的食材搭配，更易吸收。

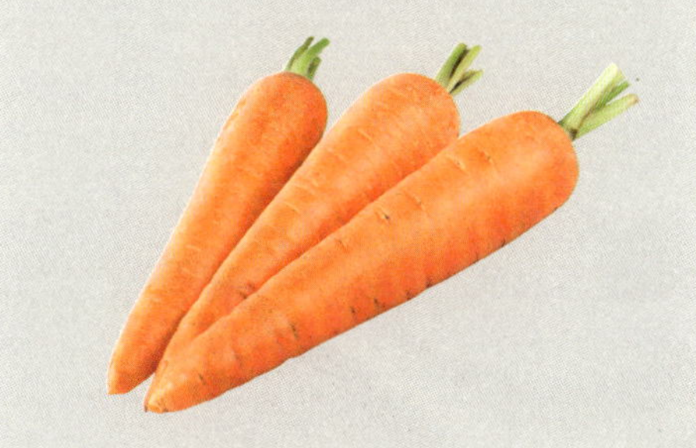

红枣

功效解析：红枣性温，味甘，归脾、胃经。红枣具有抗过敏的功效，有预防过敏性鼻炎等疾病的作用。

适合宝宝吃的年龄：10 个月以上。

如何烹调更有效：烹饪红枣时，如用煎煮的方法，最好将红枣剖开，切块，这样有利于有效成分的煎出，营养吸收更充分。

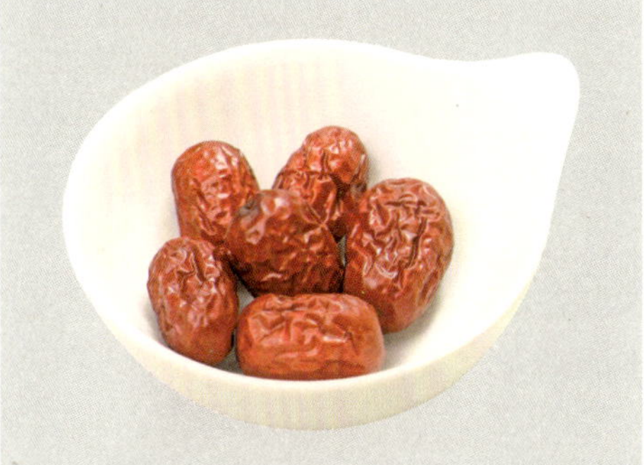

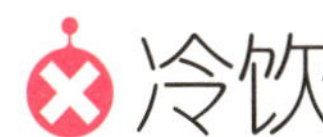

芥末

为了让鼻子“通气”，而给宝宝食用芥末的方法不可取。

冷饮

冷饮会降低宝宝的免疫功能，造成呼吸道过敏，加重过敏性鼻炎的症状，因此不宜食用。

过敏性鼻炎调理食谱推荐

胡萝卜汁

调节免疫功能

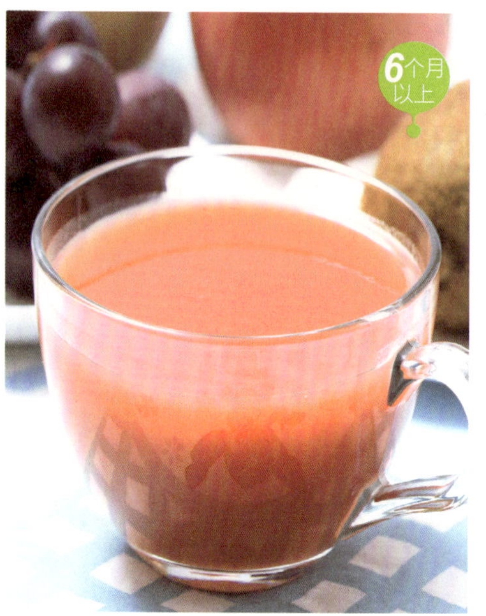

材料 胡萝卜 80 克。

做法

1. 胡萝卜洗净，去皮，切小段。
2. 将切好的胡萝卜倒入全自动豆浆机中，加入适量凉白开，按下“果蔬汁”键，搅打均匀后倒入杯中即可。

营养功效

此款胡萝卜汁富含胡萝卜素、维生素 C，可有效预防过敏性鼻炎。

山药红枣羹

健脾强体

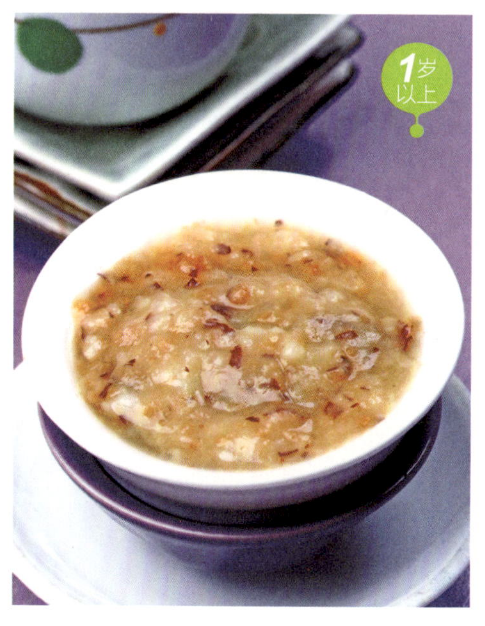

材料 山药 100 克，红枣 25 克。

调料 白糖、水淀粉各少许。

做法

1. 山药去皮，洗净，切小丁；红枣洗净，去核，切碎。
2. 锅置火上，倒入适量清水烧开，放入山药丁大火烧开，转小火煮至五成熟，下入红枣碎煮至熟软，加白糖调味，用水淀粉勾薄芡即可。

过敏性鼻炎护理宜忌

避免诱发鼻炎的过敏原和刺激物

如果发现引起宝宝过敏的食物，必须禁止宝宝以后再吃这种食物。

经常清洗被褥、枕套等，加强除螨。

避免宝宝到有花粉、毛絮的地方去。

宜用盐水洗鼻

盐水洗鼻的方法不良反应小，宝宝比较容易接受。只要长期坚持就会有很好的效果，而且可以降低复发率。

洗鼻注意事项

1. 不要直接从一个鼻孔冲洗到另一个鼻孔，或者直接冲洗到鼻腔深层。这样容易把鼻前庭的脏东西直接冲到鼻腔深层。
2. 即使症状缓解了，平时也要坚持洗鼻，这样可以减少鼻炎复发。

宜合理用药

目前常用的治疗药物是氯雷他定（开瑞坦），该药高效、安全、作用持久。患过敏性鼻炎的宝宝口服该药应不少于2周，口服剂量要遵医嘱。有些氯雷他定糖浆有水果口味，宝宝更乐于接受。

宜让宝宝适度运动

适度运动可以增强宝宝的抵抗力，很多过敏性鼻炎患儿运动一段时间后，过敏性鼻炎的症状可明显改善。从事的运动必须适合宝宝的体能和健康状况，在体力允许的范围内坚持运动。如果过敏性鼻炎患儿还有其他下呼吸道的问题，必须让医生推荐适合的运动。

运动方式	
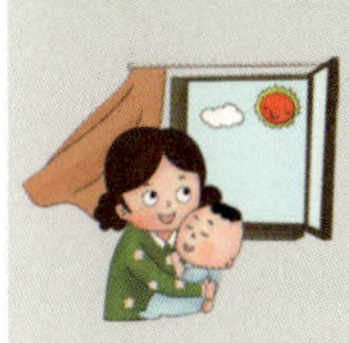	对于不会走路的婴儿，家长可以和宝宝做做亲子游戏，天气好的时候抱着宝宝晒晒太阳
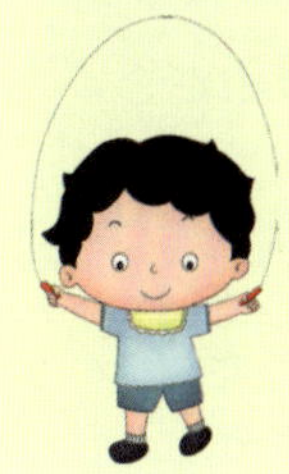	稍大点的宝宝，家长可以带着他在户外骑自行车、跳绳、扔球等。给宝宝选择运动时，一定要考虑宝宝的实际情况

哮喘 小心引发其他并发症

婴幼儿哮喘是指过敏体质的宝宝的支气管对某些外来物质产生高敏反应，使支气管痉挛、支气管内分泌物增多，从而引起咳嗽、气喘、多痰等一系列临床症状。需要家人做好宝宝的日常预防及护理工作，以减少或避免哮喘的发生。

小儿过敏性哮喘有哪些症状

出现以下表现，宝宝就可能患上了哮喘：

“疑似哮喘”可能会出现的症状

- 经常或长时间咳嗽，尤其是夜间和运动后，不感冒时也咳嗽
- 很容易由感冒发展到下呼吸道感染，出现咳嗽、喘息症状
- 经常反复发生喘息，运动、大哭、大笑时会发生，睡眠时也会发生
- 3岁以后仍然有咳嗽、喘息、胸闷、气短的症状
- 大于一个月一次的频繁喘息

小儿过敏性哮喘的诱发因素

宝宝患哮喘与遗传因素密切相关，而环境因素既是哮喘的发生因素，也是哮喘发作的诱因。宝宝春季发作哮喘，可能与吸入花粉有关；秋季发作哮喘，可能与真菌孢子有关；冬季发作哮喘，如果伴有发热，可能与呼吸道感染有关；持续常年发作哮喘，可能与体内感染病灶有关，如鼻窦炎、慢性扁桃体炎，也可能与长期密切接触尘螨等有关。

原因	症状
呼吸道病毒感染	多种病毒可造成呼吸道感染，已证实80%儿童哮喘发作与病毒感染有关
吸入过敏性物质	如尘螨、花粉、真菌、动物毛屑等
运动	多数哮喘患儿可因运动诱发哮喘症状
气候改变	寒冷季节或秋冬气候转变时容易发生哮喘
精神因素	紧张不安、愤怒、情绪激动等也会促使哮喘发作
食物过敏	婴幼儿容易食物过敏，常见的致敏食物有鱼、虾、蟹、牛奶、鸡蛋等

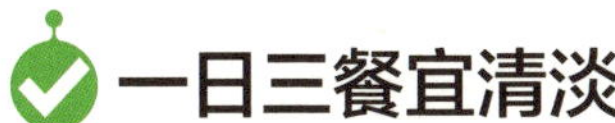

一日三餐宜清淡

哮喘患儿应保证清淡的饮食，最好吃易消化的半流质饮食或软食；多吃新鲜蔬菜、水果，以利于通便；加强营养，保证蛋白质和热量的摄入，注意荤素搭配及食物多样化，及时补充宝宝体内所需的各种营养素。

宜限制高碳水化合物的摄入

由于高碳水化合物食物会提高呼吸率，从而增加呼吸系统的负担，因此建议哮喘患儿每日碳水化合物的供给量不超过每日总热量的 50% 为宜。碳酸饮料少喝为宜。

宜补充足够的水分

注意给宝宝补充足够的水分，水可以稀释痰液，使痰液容易咳出。

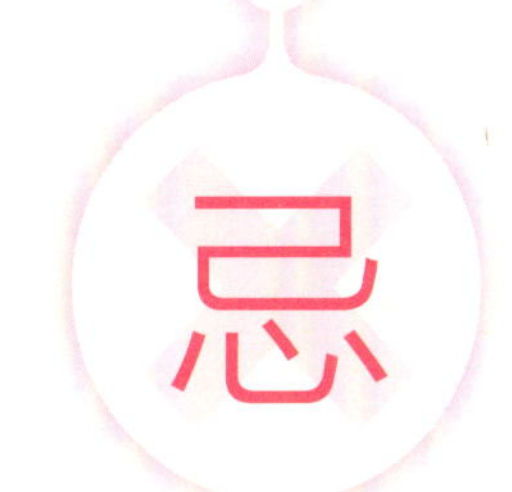

忌食致敏食物

避免食入引起过敏的食物，如牛奶、鸡蛋、花生、瓜子、巧克力、桃子、芒果、海鲜等食物，不吃或少吃有食品添加剂的食物，这些食物食入后可诱发或加重哮喘。

忌多盐

哮喘患儿应限制盐的摄入，食盐过多会使哮喘发病率增加，或使病情加重。因为过多的钠会增加支气管的反应性。有关调查证明，食盐的销售量与当地支气管哮喘病死亡率成正比。

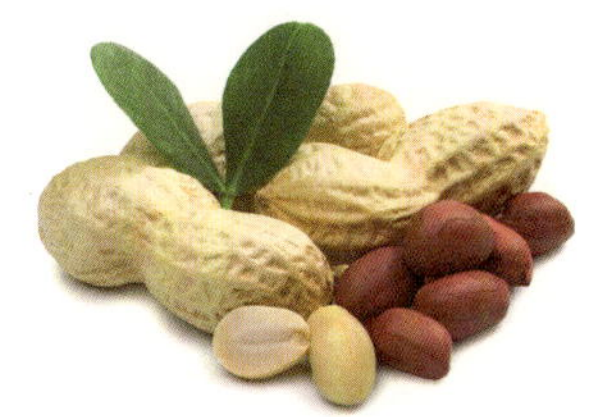

哮喘食物宜忌

南瓜

功效解析： 南瓜性平，味甘，归脾、胃经。南瓜多糖能调节机体免疫功能。南瓜还具有平喘的功效，因此非常适合哮喘患儿食用。

适合宝宝吃的年龄： 6 个月以上。

如何烹调更有效： 南瓜去子去皮，切块后入锅内熬煮，布包绞汁，加鲜姜汁 12 克，麦芽 300 克，慢火熬膏。每晚服 60 克，重者早晚服 2 次。

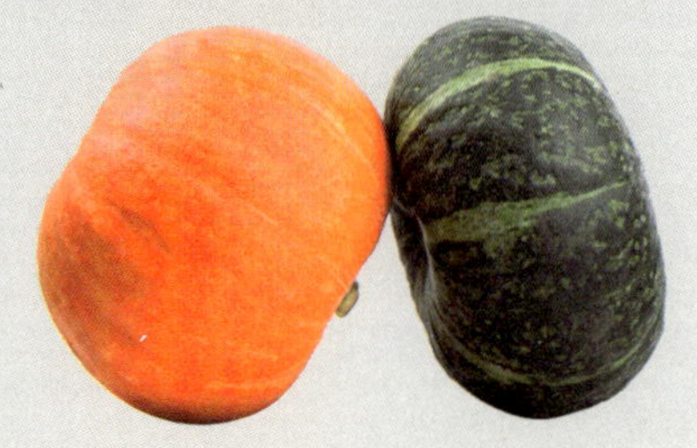

莲藕

功效解析： 莲藕味甘，归心、脾、胃经。莲藕具有清热润肺、润燥止咳、清心安神、凉血行瘀的功效，可辅助治疗过敏性哮喘。

适合宝宝吃的年龄： 6 个月以上。

如何烹调更有效： 生藕性寒，熟藕性平偏温，因此莲藕一定要熟吃，食疗效果才会更好。

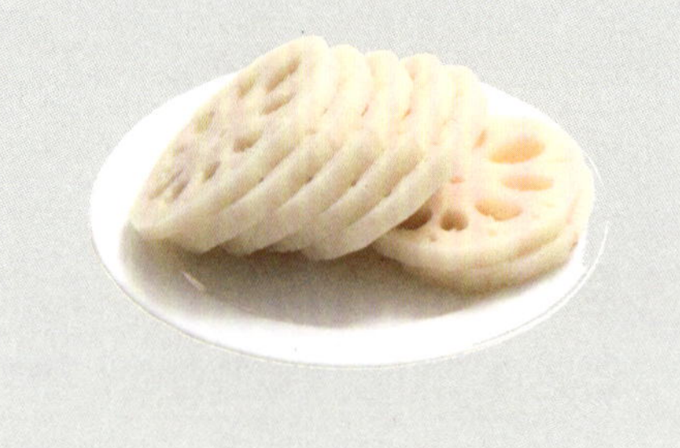

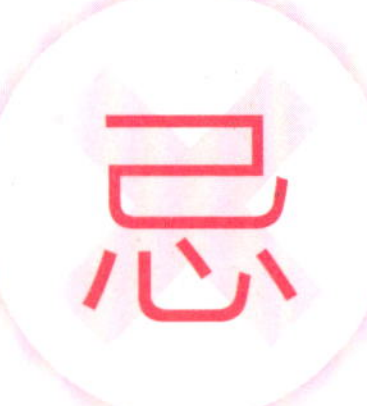

鸡蛋清

鸡蛋清中所含的蛋白成分是诱发过敏的主要致敏原，过敏性哮喘患儿不宜食用。

花生

花生中含有大量的花生四烯酸，这种物质能合成大量的过敏介质，易引发哮喘，所以哮喘患儿不宜食用。

哮喘调理食谱推荐

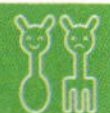

南瓜面条

平喘

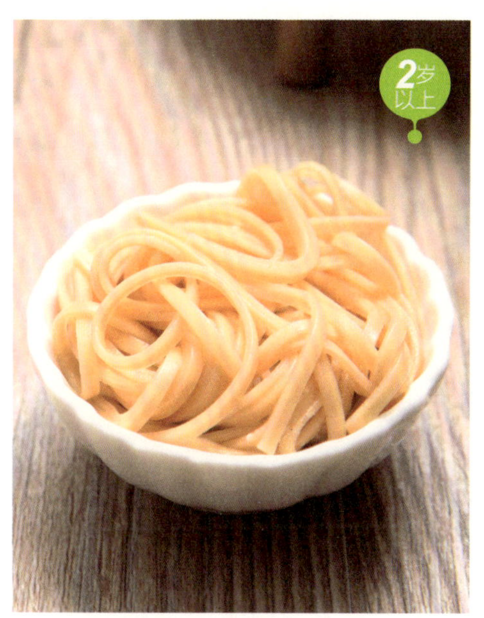

材料 南瓜150克，面粉120克。
调料 盐2克，酱油、香油各适量。
做法

1. 南瓜去皮、去子，洗净，切小块，放入搅拌机中加少量水打成糊状备用。
2. 将南瓜糊倒入面粉里，再一点点加水揉成光滑的面团，醒发30分钟后用压面机压成面条，撒些面粉防粘。
3. 锅里水烧开后，加入面条煮熟，最后加调料调味即可。

鲜藕茅根水

清热润肺

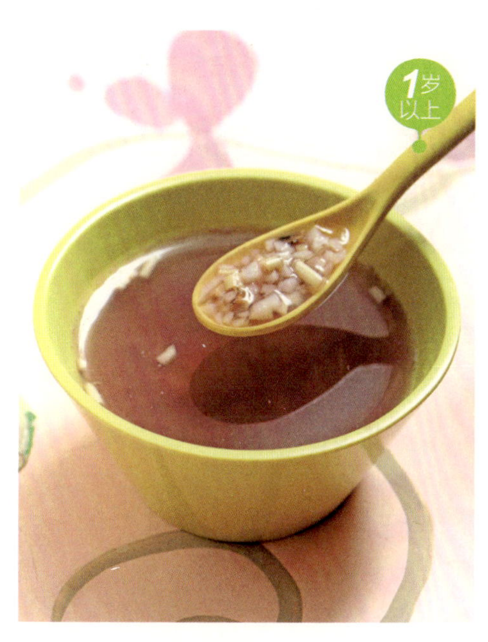

材料 鲜藕200克，鲜茅根50克。
做法

1. 鲜藕洗净，切碎；鲜茅根洗净，切碎。
2. 将鲜藕碎、鲜茅根碎和适量水一起煮10分钟左右即可。

营养功效

白茅根善清肺胃之热，因它有利水作用，能导热下行，搭配清热润肺、润燥止咳的莲藕，缓解哮喘的作用更好。

哮喘护理宜忌

宜科学预防感冒

大部分儿童的哮喘是由于急性呼吸道感染引起，因此家长要学会对哮喘患儿进行科学护理。不带宝宝到人群密集、空气不流通的公共场所，如超市、商场、电影院等；避免接触感冒患者；根据季节变化为宝宝增减衣物，避免着凉。

宜通过运动提高抵抗力

帮助宝宝选择适当的运动项目和运动方式，如游泳、散步、慢跑、体操、骑自行车等，并持之以恒、循序渐进。还可让宝宝做呼吸训练，如吹哨子、吹气球、大声唱歌等。运动必须在宝宝承受能力范围内选择。

宜营造适宜的居住环境

家中居室温度应在 20~22℃为宜，湿度要适宜，以防止室内虫螨的繁殖和真菌的滋生。打扫卫生时宝宝最好避开。应用湿布擦拭，防止尘土飞扬。不在室内饲养宠物，不在室内吸烟，不摆放花草、杀虫剂及樟脑丸等有挥发性刺激性气味的物品。保持室内空气流通、新鲜。

气雾剂吸入预防发作

气雾剂吸入治疗是目前哮喘最主要的治疗方法之一，具有用量少、起效快、不良反应少等优点。规范化阶梯性治疗对预防哮喘发作非常重要，家长要掌握正确的吸药方法、用药时间、准确剂量，长期、持续、规范用药，这是控制哮喘发作的重要环节。

宜帮宝宝记好哮喘日记

记录发作的诱因，通过细致观察，把宝宝每次哮喘发作的时间、地点、轻重程度和发病当天的天气变化、周围环境等记录下来，注意宝宝当时的情绪、有无接触化学物品、有无疲劳或剧烈活动以及其他特殊事件，以便找出与哮喘发作有关的因素，采取措施加以避免。

有条件的家庭可以准备峰流速仪，可每日监测患儿病情。记录宝宝的最大呼气流量及正常值，并根据数值变化范围采取措施。

这些情况，宝宝宜马上就医

对于哮喘症状发作剧烈的宝宝，要立即带宝宝就医，防止引起暴喘，造成呼吸衰竭。

第6章

宝宝营养失衡病症饮食宜忌

营养均衡长高个儿

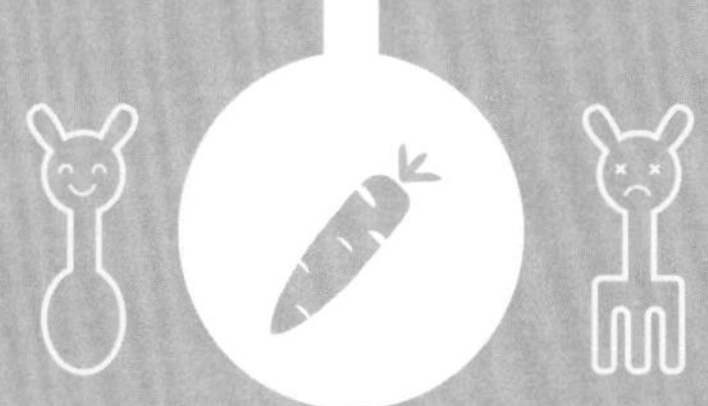

缺铁性贫血 影响宝宝正常发育

贫血分为多种，其中缺铁性贫血是宝宝的常见疾病。缺铁性贫血是由某种原因影响铁质的摄入或吸收减少，或是铁质排出或消耗过多，造成体内铁储存不足、血红蛋白合成减少而导致的。贫血严重影响宝宝的生长发育，所以父母必须认真防治宝宝贫血。

父母怎么知道宝宝患缺铁性贫血了

根据世界卫生组织的标准，6个月以上的宝宝血液中血红蛋白低于110克/升，就是贫血。宝宝患上缺铁性贫血，通常会有如下症状：

1 最早表现是偏食厌食、异食癖（喜欢吃土块、煤渣等）、疲乏无力、体重停止增长或下降，伴有便秘。

2 当宝宝患上缺铁性贫血后，会出现表情呆滞、烦躁不安、易激动、易哭闹、易惊醒、不易入睡、精神不振、活动减少、对周围事物不感兴趣等症状；严重者还会反应迟钝，注意力、记忆力都比健康宝宝差，智商降低。

3 缺铁会使宝宝指甲变形易碎，毛发无光泽、易脱落、易折断。缺铁会损害免疫系统，使宝宝容易生病且不易治好，时有呕吐和腹泻，易出现呼吸道感染等。

4 缺铁会引起宝宝体内组织缺氧，导致宝宝出现呼吸困难、心慌气短、脸色苍白和头晕耳鸣等症状，严重的会出现肢体水肿、心力衰竭等症状。

缺铁性贫血是什么引起的

铁元素的需求量增加

宝宝在出生4～6个月后，身体内储存的铁耗尽，生长发育比较快，身体对铁的需求越来越多。

铁的储备不足

妈妈孕期铁摄入量不足。早产儿、出生体重轻及双胞胎宝宝，会因体内先天性铁储存量少更易发生缺铁性贫血。

铁的补充不及时

宝宝6个月时，妈妈未及时添加富含铁的辅食，饮食结构相对单一，就会引发缺铁性贫血。

铁的吸收有障碍，丢失过多

长期腹泻、消化道畸形或肠吸收不良等均会引起铁的吸收障碍；若宝宝长期反复患感染性疾病，也会因铁消耗增多而引起缺铁性贫血。

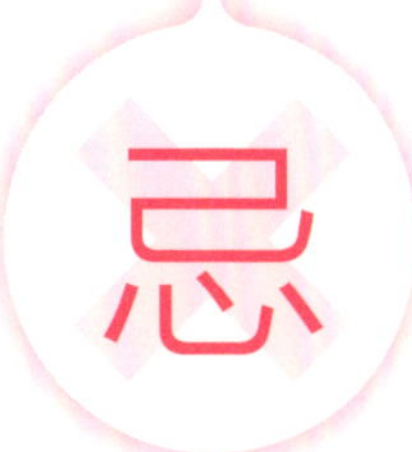

缺铁性贫血喂养宜忌

贫血改善后宜食补

如果经过一段时间治疗后，血常规检查正常了，可以以食物补铁。

1 让宝宝适量多吃含铁质丰富的动物血、肝脏，其次是瘦肉和海鲜等。在选择补铁食材时要根据宝宝的具体情况来选择，如果发现宝宝对某种食材有过敏现象，要马上停止食用。

2 宝宝的饮食要营养全面、均衡、易消化，主食要粗细搭配。根据宝宝的年龄给予适合的食物，合理烹调，要适量。

3 让宝宝适量多吃些富含维生素C的水果及新鲜蔬菜，有利于促进铁的吸收和利用。富含维生素C的食物有樱桃、橙子、草莓、香椿、蒜薹、菜花、苋菜等。

4 由于患儿消化能力较差，更换和添加辅食必须小心。一般在药物治疗开始数天后，临床症状好转才可以添加新辅食，以免由于增加食物过急而造成消化不良。同时必须纠正宝宝偏食、挑食的坏习惯。

忌过分依赖红枣补血

红枣、蛋黄、菠菜、木耳等植物性食物虽然含有一定的铁，但很难被人体吸收。临床上有一些平时习惯用吃红枣来补铁的贫血患者，他们的血红素升得并不理想。一般建议贫血患者多吃点排骨、瘦肉、动物血等，每周吃1~2次猪肝，这样补铁比单纯吃红枣效果要好。不能说红枣不补铁，但红枣的补铁效果确实不如动物性食物的补铁效果好。

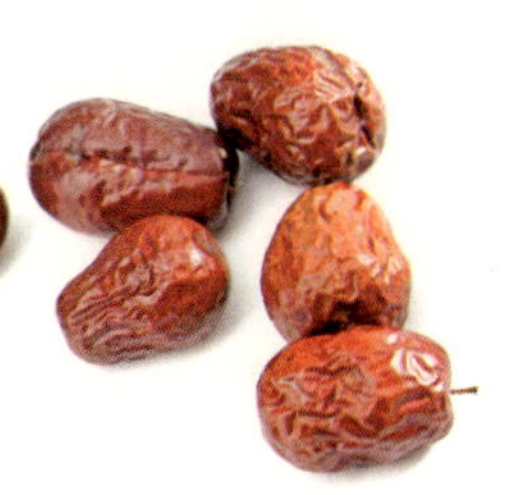

缺铁性贫血食物宜忌

猪肝

功效解析：猪肝性温，味甘、微苦，归肝经。猪肝富含各种营养素，特别是铁和维生素 E，是预防缺铁性贫血的好选择。每 100 克猪肝含铁 22.6 毫克，而且也容易被宝宝吸收。

适合宝宝吃的年龄：8 个月以上。

如何烹调更有效：猪肝可加工成各种形式的辅食，如肝泥、猪肝粥等。

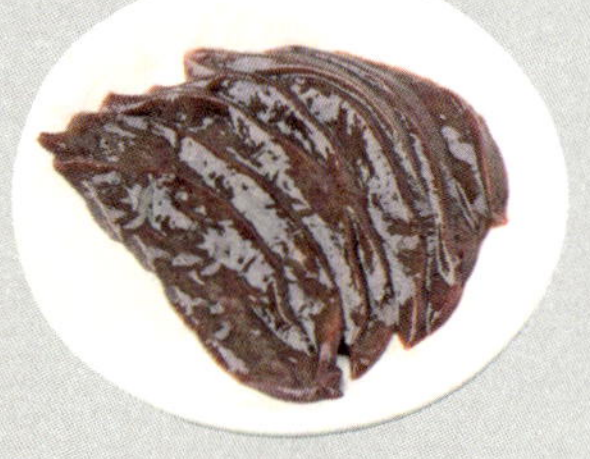

动物血

功效解析：猪血、鸡血、鸭血等动物血液里铁的利用率为 12%，对于防治宝宝缺铁性贫血是一种价廉方便的食物。

适合宝宝吃的年龄：8 个月以上。

如何烹调更有效：动物血一般都被加工成血豆腐，食用时要注意清洁卫生。首先用清水洗净，然后浸泡半小时，洗去浮沫和杂质，再次冲洗干净，冷水下锅焯水。

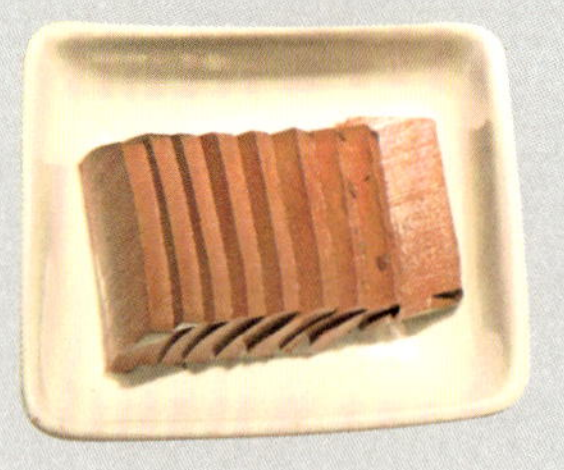

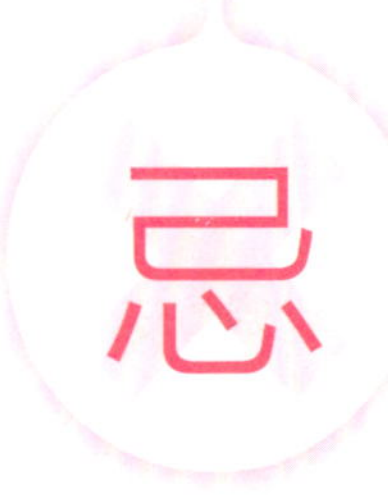

牛奶

最好不要在喝牛奶的同时补铁，因为牛奶会妨碍铁的吸收。

缺铁性贫血调理食谱推荐

清蒸肝泥

补铁补血

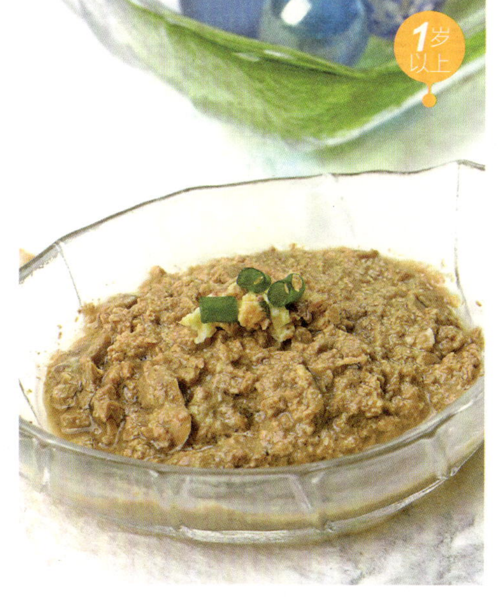

材料 猪肝50克，鸡蛋1个。
调料 葱花、姜末各少许，香油适量。
做法

1. 猪肝去筋膜，洗净，切成小片，和葱花、姜末一起下锅用油炒香，八成熟时盛出，剁成泥状；鸡蛋打散备用。
2. 肝泥放入碗内，加入鸡蛋液、香油和少许水搅匀，入蒸锅用大火蒸熟即可。

营养功效

肝泥便于宝宝食用，且富含易吸收的铁质，妈妈可以做给缺铁性贫血的宝宝吃。

鸭血豆腐汤

补血、排毒

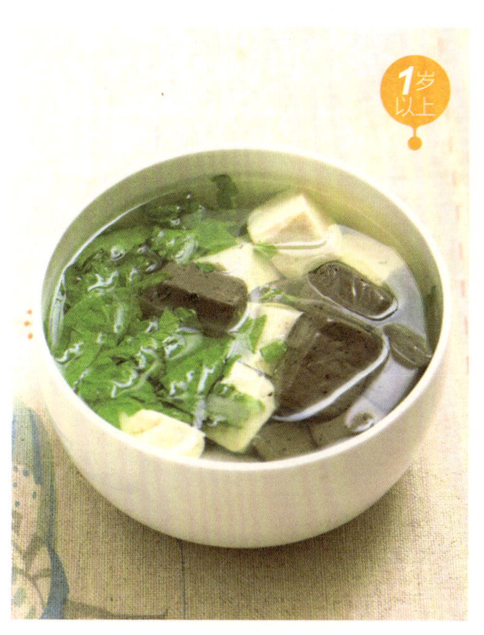

材料 小白菜15克，豆腐、鸭血各30克。
调料 香油适量。
做法

1. 小白菜洗净，沸水焯过，切碎；鸭血、豆腐切块。
2. 砂锅内放适量清水，将鸭血、豆腐放锅中煮沸，待快熟时，加入小白菜，出锅前滴入香油即可。

营养功效

这道汤含有丰富的蛋白质、铁、锌等矿物质，能帮助宝宝补血、排毒。

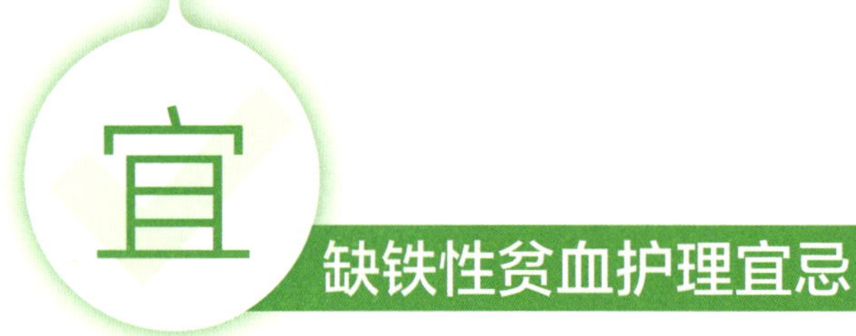

宜 缺铁性贫血护理宜忌

缺铁性贫血宜药补

如发现宝宝有贫血症状，应到医院进行检查，确定贫血原因和类型，有针对性地进行治疗。如果贫血是由于缺铁造成的，应该在医生的指导下补充铁剂。对于婴儿来说，这些药物可能是滴剂的形式；对于大一点的宝宝来说，有可能是口服液或口服药片。在口服铁剂 2 周后血红蛋白逐渐上升，1 个月后贫血纠正后，仍需服用 2~3 月甚至更长时间，以补充体内的铁储存量。因为当摄入的补铁剂超过需求量时就会出现铁过量，医生在治疗的同时会规律地检查血常规。在医生告诉已不需要治疗之前，不要停止用药。

对于不能耐受口服铁剂、腹泻严重而贫血又较重的患儿，可考虑用补铁针剂注射，同时配合服用维生素 C，以利于铁的吸收。但静脉注射铁剂可发生栓塞性静脉炎，故须慎用。

对于重度贫血、合并感染或急需外科手术的患儿，可以考虑用输血的方式来治疗缺铁性贫血。

宜注意生活细节

1 让宝宝保持心情舒畅，避免剧烈活动、劳累，改变体位时应缓慢进行，以免发生急性脑缺血而晕倒。

2 不要让宝宝服用对造血系统有影响的药物，如磺胺类、解热镇痛药、抗疟药等，对某些抗生素的使用应严格掌握指征，使用过程中须定期查血常规。

3 要让宝宝适当运动，可以根据宝宝的兴趣选择几项健身项目，如散步、慢跑、游泳、跳舞、健身操等，活动的强度以不感到疲劳为宜。

锌缺乏症 容易导致异食癖

缺锌会阻碍婴幼儿的生长发育、第二性征发育，影响婴幼儿消化功能、味觉，造成婴幼儿厌食、异食癖、口腔炎、口腔溃疡等，严重者会引起智力障碍等。

宝宝缺锌会有哪些表现

宝宝锌缺乏会导致机体多种生理功能紊乱。

1 缺锌会影响更新味蕾细胞，使舌黏膜增生、角化不全，减少唾液中的磷酸酶，使味觉减退，引起食欲减退，进而厌食，甚至导致异食癖。

2 生长发育落后。缺锌会降低垂体生长激素，引起生长发育障碍及骨骼发育障碍，导致体格矮小、发育迟缓、性成熟障碍。

3 锌缺乏还会使宝宝免疫力降低，经常感冒，发热，反复感染呼吸道疾病，增加腹泻、肺炎等疾病的感染率；或反复口腔溃疡，地图舌，感染或伤口不易愈合；引起毛发脱落。

引起宝宝缺锌有哪些原因

引起锌缺乏的主要原因是摄入不足、吸收不良、丢失过多和遗传缺陷。宝宝生长发育迅速，锌需求量增加，如果食物中含锌不足或偏食都可造成锌缺乏。宝宝患长期慢性腹泻、肠道吸收不良等而未补充适量锌，也可造成锌缺乏。此外，因排泄或丢失锌过多也会导致锌缺乏，如慢性失血、烧伤、多汗、溶血、肾病、糖尿病等。

怎么诊断锌是否缺乏

诊断锌是否缺乏，不能仅靠临床症状和体征，还要有实验室检查。发锌仅可作为慢性锌缺乏的参考指标，因为头发受生长速度、环境污染、洗涤方式及采集部位等多种因素影响。血锌可反映宝宝目前体内锌的情况。但采血血样放置时间长或有溶血现象，血锌值会增高。标本不要被含锌的物质（如橡皮塞）污染。近期食入含锌高的食物，血锌也会增高。

锌缺乏症喂养宜忌

宜根据宝宝月龄补锌

根据宝宝月龄补锌，效果更好。0~6 个月的宝宝应坚持母乳喂养，因为母乳中锌的吸收率达 62%；7 个月 ~1 岁的宝宝可以吃些猪肝泥、牛肉松等；1 岁以后的宝宝可以吃些牡蛎饭、蒸鱼、炖鱼等，都能起到补锌的作用。

宜多吃富含钙的食物

锌必须在与其他营养素达到平衡状态时才能发挥其在人体中的作用。如单纯大量补锌，会影响人体对铜、铁的吸收。补锌的同时，再补充钙，可促进锌的吸收与利用。

宜根据缺锌程度补锌

宝宝缺锌应设法及时纠正，轻微缺锌应注意均衡饮食，不偏食、挑食，多吃含锌丰富的食物，如牡蛎、瘦肉、动物肝脏、海鱼、花生、核桃等。

重度缺锌的宝宝，应遵医嘱服用锌剂，如葡萄糖酸锌、硫酸锌、醋酸锌糖浆和复合维生素锌糖浆等。通常宝宝服用 1 ~ 2 周后，食欲便可明显增加。整个疗程应维持 2 ~ 3 月，经复查后正常才可遵医嘱停药。

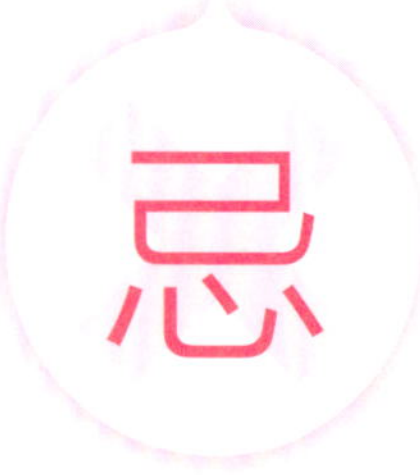

忌长期吃精制米面

精制米面中锌含量低，故不宜长期给宝宝吃精制米面，饮食注意粗细搭配。

忌过量补锌

在补锌的同时，应当避免过量。过量补锌会影响宝宝对铁的吸收，大量补铁时也会影响对锌的吸收。如果长期补充锌元素，不仅会引起锌中毒，还会影响铁的吸收，导致婴儿缺铁性贫血。

锌缺乏症食物宜忌

牡蛎

功效解析： 牡蛎性平，味甘、咸，归肝经。牡蛎富含锌，具有提高免疫力、促进新陈代谢等功能。

适合宝宝吃的年龄： 1岁以上。

如何烹调更有效： 可以给宝宝做成牡蛎饭，也可以做成牡蛎汤。

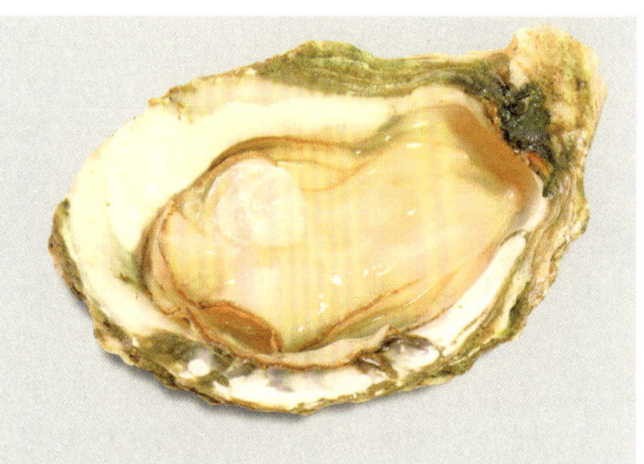

桑葚

功效解析： 桑葚性寒，味甘、酸，归肝、肾经。桑葚中锌含量较高，属于药食两用食物，且富含花青素，具有抗氧化作用。

适合宝宝吃的年龄： 8个月以上。

如何烹调更有效： 桑葚干品或鲜品放入锅中，加适量水煎煮30分钟。每次饮用30毫升，每日1次。

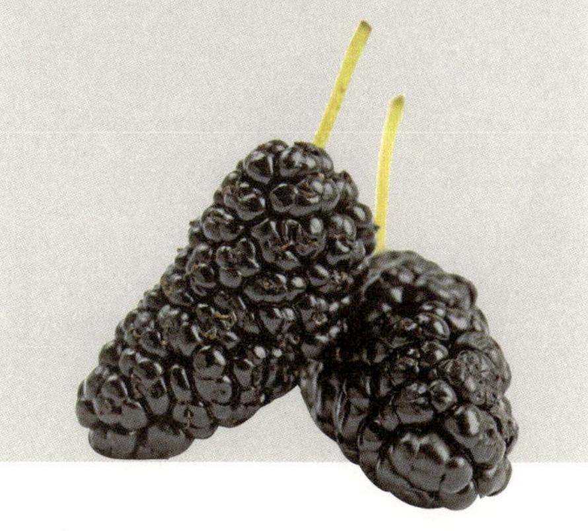

牛肉

功效解析： 黄牛肉性温，味甘，归脾、胃经。牛肉是畜禽肉类含锌量最高的食物，且宝宝生长必需的其他营养素含量也较丰富。

适合宝宝吃的年龄： 7个月以上。

如何烹调更有效： 可以剁成肉末煮粥、煮汤，也可以给宝宝包饺子、做烙饼。

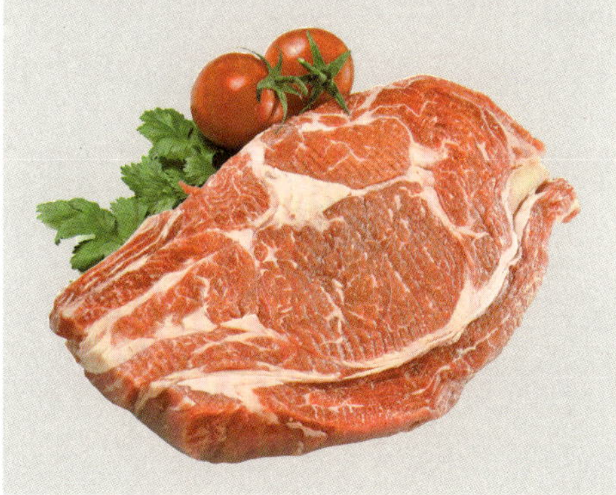

锌缺乏症调理食谱推荐

牛肉小米粥

补锌、健脾促食

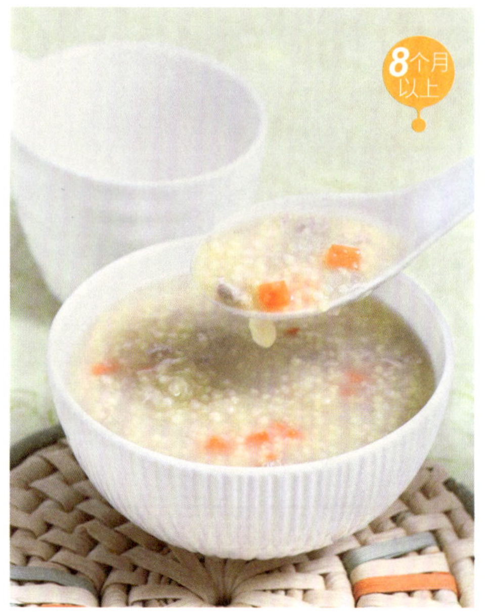

材料 小米30克，牛肉、胡萝卜各20克。

做法

1. 小米洗净；牛肉洗净，切碎；胡萝卜洗净，去皮，切小丁。
2. 锅置火上，加适量清水烧沸，放入小米、牛肉碎、胡萝卜丁，大火煮沸后转小火煮至小米开花即可。

营养功效

牛肉中锌含量丰富，宝宝常食可以提高食欲，强壮身体。

蛋蓉牛肉羹

促进生长发育

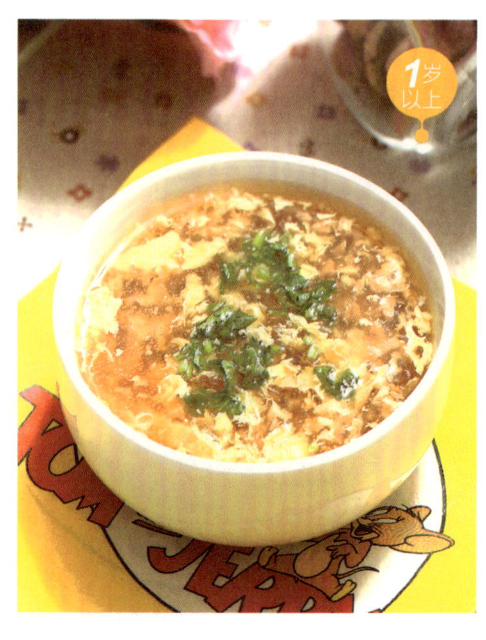

材料 牛肉馅50克，鸡蛋1个。

调料 水淀粉、香菜末各适量，盐2克。

做法

1. 鸡蛋取蛋黄，打散；牛肉馅用水淀粉、盐拌匀，稍腌制。
2. 锅中加水烧开，加入牛肉馅，搅散，撇浮沫，煮熟后放盐，用水淀粉勾芡后煮开。
3. 待汤汁黏稠时，慢慢倒入蛋黄液，使之成絮状，撒香菜末即可。

佝偻病 补充维生素 D 是关键

佝偻病是由于维生素 D 缺乏引起体内钙、磷代谢紊乱，而使骨骼钙化不良的一种疾病。佝偻病会使宝宝的抵抗力降低，容易合并肺炎及腹泻等疾病，影响宝宝的生长发育。

佝偻病有什么症状

佝偻病最常见于 6 个月 ~ 2 岁的婴幼儿，尤其是 1 岁以内的婴儿。这一阶段的宝宝生长发育快，维生素 D 及钙、磷需求多，故更易患佝偻病。佝偻病发病缓慢，不容易引起重视，但后果严重。佝偻病主要有以下症状表现：

1 大多数 2 ~ 3 个月的佝偻病患儿，开始出现神经、精神症状，如多汗、易惊、夜睡不安、易哭闹，此时头部可见枕秃，但没有骨骼的变化，若治疗不及时则可出现骨骼的畸形。

2 3 ~ 6 个月时可有病理性颅骨软化。

3 5 ~ 9 个月方颅，前囟门增大，且闭合晚，出牙晚。

4 10 个月仍没出牙，严重的可见鸡胸、漏斗胸等。

5 1 岁以后严重者可出现腿的畸形，即 X 形或 O 形腿，也可有脊柱侧弯、骨盆的畸形，同时可有肌肉的松弛。佝偻病患儿有腹部膨隆，即俗话说的“蛙腹”。如果此时检查血钙、血磷均降低，碱性磷酸酶升高，X 光片有明显的变化。若及时治疗，症状可完全消失，骨骼畸形可好转，血钙、磷也可恢复正常。

6 3 ~ 4 岁以后仍有骨骼的畸形而无血液钙磷的异常变化，说明是后遗症期，此期再治疗也不能使畸形的骨骼恢复。后期若加强锻炼，如扩胸、仰卧抬头等运动，有助于骨骼畸形的矫正。

7 4 岁以后可能有严重下肢畸形，须手术矫正。

佝偻病是怎么引起的

1 早发性佝偻病的根本原因是妈妈在怀孕期间没有获得足够的维生素 D，同时伴有钙元素的缺乏。由于胎儿体内这两种营养物质供应不足，进一步造成钙磷代谢紊乱、骨形成障碍和骨样组织钙化不良等病理变化。

2 维生素 D 不足是引起小儿佝偻病最常见的原因，因为钙的吸收需要活性维生素D的参与，单纯补钙吸收率很低。

3 钙磷摄入不足。骨骼的主要成分是钙和磷，长期磷不足会影响骨骼的发育，出现畸形。食物中钙磷含量少或比例不合适，也会造成钙磷吸收不足。

4 宝宝生长发育迅速时期需要补钙及维生素D，若补充不及，同样可引起佝偻病。

5 某些药物会影响维生素D的吸收，如患癫痫的宝宝服用苯妥英钠、苯巴比妥等药物，都会影响维生素D的吸收，所以在服用此类药物时必须及时给宝宝补充维生素D。

6 体弱多病，经常腹泻、呼吸道感染等也会影响钙及维生素D的吸收，造成佝偻病。

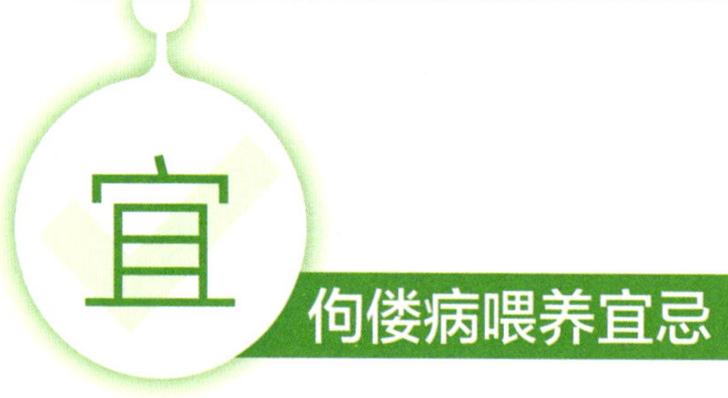

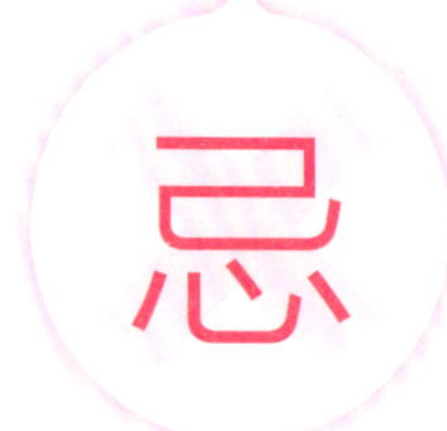

佝偻病患儿宜补维生素D

1 每天给宝宝吃一次燕麦、糙米、小麦胚芽、小米、玉米、大麦、小麦、荞麦或黑麦煮的粥。

2 及时给宝宝合理添加如蛋黄、猪肝、奶及奶制品、大豆及豆制品、虾皮、海米、海藻、绿叶蔬菜、芝麻酱等辅食，以增加维生素D的摄入。

3 哺乳期的宝宝吃母乳比喝牛奶更容易获取维生素D。但母乳中维生素D和钙的含量有时并不能满足宝宝发育所需，可以通过添加辅食获得补充。

忌过量补充维生素D

虽然佝偻病主要是由于缺乏维生素D造成的，但是父母不要过量给宝宝补充维生素D，以免引起维生素D中毒。维生素D中毒的症状主要为烦躁不安、食欲减低、四肢疼痛、表皮脱屑、多尿、内脏钙盐沉着，严重者可致肾功能不全。

佝偻病食物宜忌

三文鱼

功效解析： 三文鱼富含维生素 D 和 DHA，有利于宝宝骨骼和大脑发育。

适合宝宝吃的年龄： 8 个月以上。

如何烹调更有效： 三文鱼可以做成馅，也可以煮粥食用。

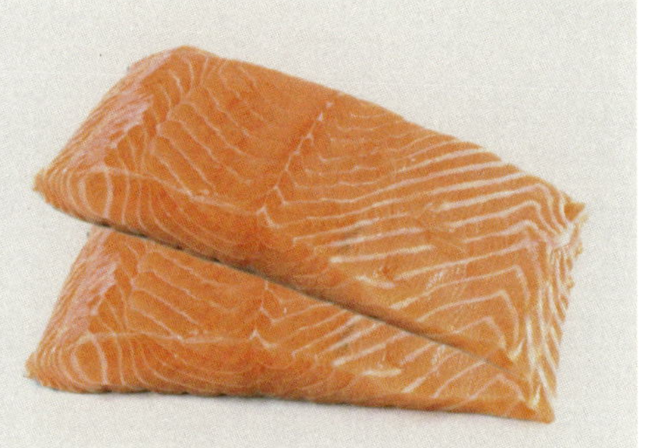

牛奶

功效解析： 牛奶钙的含量高达 85%，其所含的钙是容易吸收的乳钙质，而且牛奶中的乳糖、维生素 D 等都能促进钙的吸收，所以说牛奶中的钙在宝宝体内的吸收利用率极高，帮助宝宝长高。

适合宝宝吃的年龄： 1 岁以上（有的宝宝可能从一出生就开始喝牛奶，具体情况具体分析）。

如何烹调更有效： 牛奶可以直接饮用，乳糖不耐受的宝宝可以喝酸奶来代替。

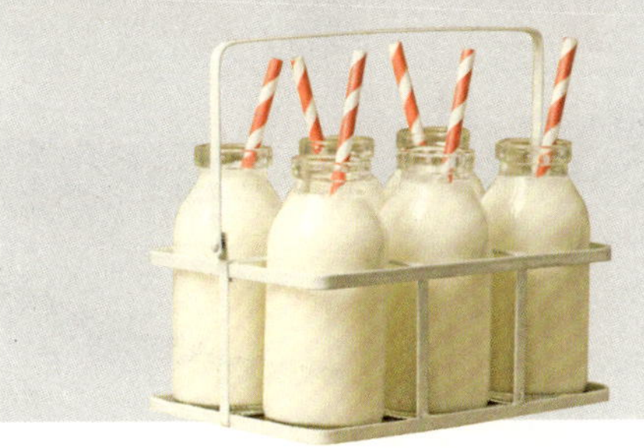

香菇

功效解析： 香菇性平，味甘，归脾、胃、肝经。香菇等蘑菇类是植物性食物中含维生素 D 较多的食物。

适合宝宝吃的年龄： 7 个月以上。

如何烹调更有效： 香菇可以做汤、煮面、做馅，稍大点的宝宝可以炒着吃，如做成香菇油菜。

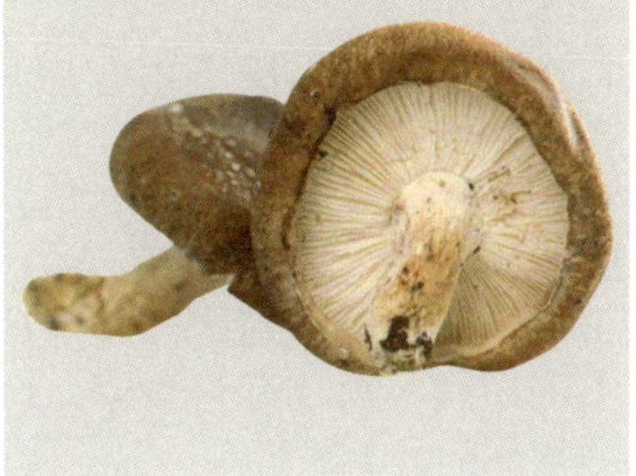

佝偻病调理食谱推荐

西蓝花香菇豆腐

健体强骨

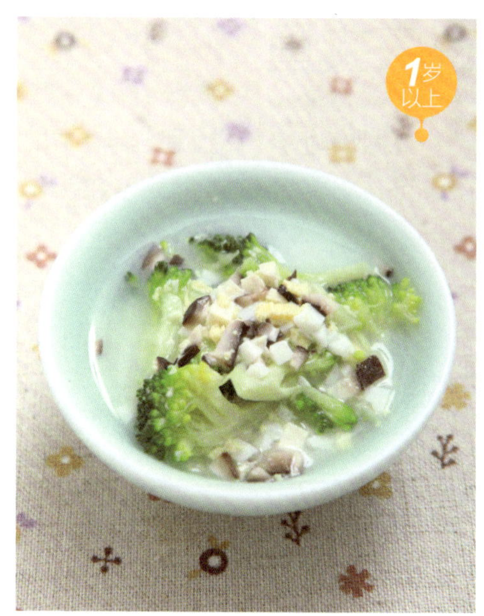

材料 西蓝花 50 克，熟鸡蛋半个，鲜香菇、豆腐各 30 克。

调料 高汤适量。

做法

1. 西蓝花洗净，切小朵；香菇洗净，切小丁；熟鸡蛋剥壳，切碎蛋白，研碎蛋黄；豆腐冲净，切块。
2. 锅中加水煮沸，加高汤、西蓝花朵、香菇小丁和熟鸡蛋碎煮开，继续煮 10 分钟，放入豆腐块煮开即可。

海苔卷

营养均衡

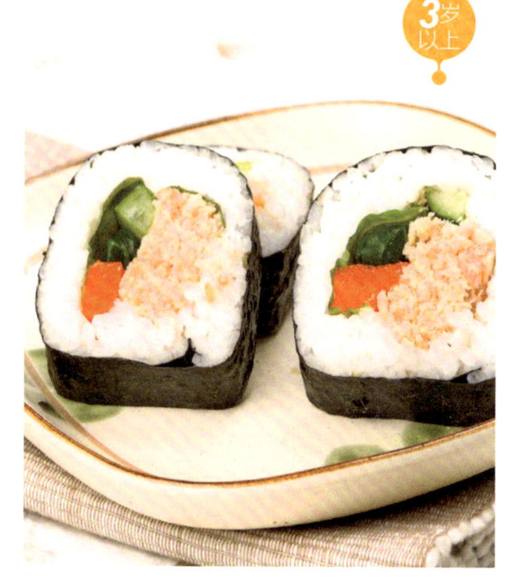

材料 白饭 100 克，菠菜 20 克，柴鱼片 10 克，三文鱼 30 克，小黄瓜 10 克，海苔 5 克。

调料 酱油、沙拉酱各少许。

做法

1. 菠菜煮过后，挤干水分，备用；酱油和柴鱼片拌匀；三文鱼用沙拉酱和酱油拌匀；小黄瓜切成细丝。
2. 将切成适当大小的紫菜分成两半，放上一半量的白饭，分别放入制好的材料，再将海苔卷紧，切成容易食用的大小即可。

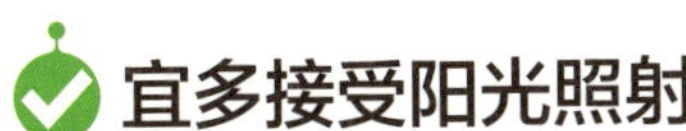

佝偻病护理宜忌

宜多接受阳光照射

多带宝宝到户外活动，接受阳光照射。皮肤中的 7 – 脱氢胆固醇经日光照射转变成维生素 D，这是最廉价安全的维生素 D 来源，每日晒 1 ~ 2 小时即可满足需要。夏季避免阳光直晒，可带宝宝到树荫下，并且戴一顶遮阳帽，也可以达到日晒的效果。

宜补充维生素 D 制剂

从宝宝出生后 15 天开始，每天给宝宝补充适量维生素 D 制剂，坚持每天吃鱼肝油，一直到 2 岁。也有建议，宝宝一出生就开始补，且终身服用。早产儿、多胎儿和出生时体重低的宝宝，更要及早补充维生素 D 制剂和钙剂，预防和减少早发性佝偻病。

随气温变化增减衣物

佝偻病患儿体质虚弱，应注意随气温变化增减衣服，防止受凉、受热。哺乳、睡眠时要及时将汗擦干。

佝偻病患儿宜科学用药

治疗佝偻病，医院通常用冲击疗法补充维生素 D，补充钙剂。治疗用药是预防用药剂量的数倍。待宝宝病情稳定后，用药逐渐减量至预防性剂量。

忌过早学走路

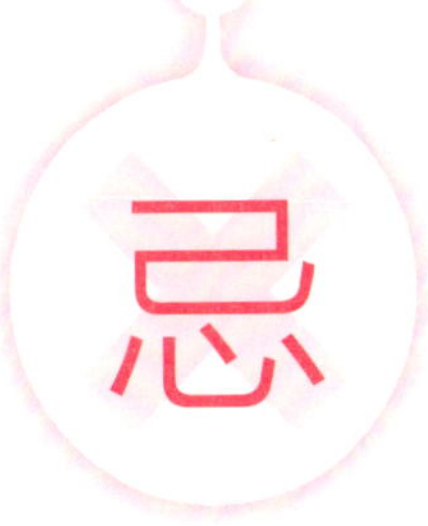

避免宝宝久站久坐，不让宝宝过早行走（宝宝 7~8 个月学走路），以防骨骼变形。有骨骼畸形者可采用主动或被动运动的方法加以矫正，严重的骨骼畸形须进行外科手术纠正。此外，不要让宝宝做过于剧烈的运动，以免发生跌撞，引起骨折。

肥胖症 管好嘴迈开腿

宝宝肥胖通常与饮食习惯有关，如爱吃甜食和油腻的食物，暴饮暴食，常吃零食，不爱吃蔬菜和水果。肥胖会影响孩子身体和智力发育，还易患成人代谢性疾病，应该及时控制体重。

婴幼儿肥胖的判断标准

目测法

满 1 岁的宝宝胖乎乎是正常现象，不用特别担心。但过了 3 岁还是胖乎乎的就有可能是肥胖。男宝宝像女宝宝一样胸部突出，腹部膨隆，腰旁有赘肉，就要怀疑是小儿肥胖症。

公式计算法

0~6岁正常宝宝体重估计公式

1~6月：体重（千克）=出生体重+月龄×0.6
7~12月：体重（千克）=出生体重+月龄×0.5
1~6岁：体重（千克）=年龄×2+8（或7）

2~6岁中国宝宝体重指数BMI分类标准（千克/米^2）

年龄	男（过轻 BMI ≤）	男（过重 BMI ≥）	男（肥胖 BMI ≥）	女（过轻 BMI ≤）	女（过重（BMI ≥）	女（肥胖（BMI ≥）
2 岁	15.2	17.7	19.0	14.9	17.3	18.3
3 岁	14.8	17.7	19.1	14.5	17.2	18.5
4 岁	14.4	17.7	19.3	14.2	17.1	18.6
5 岁	14.0	17.7	19.4	13.9	17.1	18.9
6 岁	13.9	17.9	19.7	13.6	17.2	19.1

体重指数（BMI）计算公式：体重（千克）/ 身高的平方（米^2）

数据参考《中华流行病学杂志》2010 年 6 月第 31 卷第 6 期

哪些原因可引起小儿肥胖

宝宝肥胖遗传因素占30% ~ 40%，环境因素（含喂养饮食因素）占25%~30%，其他因素占10% ~ 40%。而吃得多动得少，是导致宝宝成为肥胖儿的直接原因。

饮食不当

暴饮暴食，喜欢吃油炸食品、洋快餐和含糖饮料等都会导致婴幼儿肥胖。含糖饮料是造成婴幼儿肥胖的重要因素，可乐、果汁这类含糖饮料都应避免让宝宝饮用。

过度喂养

这主要是针对过度喂养型肥胖的宝宝而言。这类宝宝的家长往往急着给宝宝添加各种食物，然而添加食物的方法、数量、配比等都不够科学，从而引起宝宝肥胖。

运动太少

对宝宝成长至关重要的户外运动渐渐被电视、电子游戏取代，使摄入的大量高热量、高脂肪食物无法被消化，而是转化为脂肪堆积体内，最终造成肥胖。

遗传

宝宝肥胖也可能受遗传因素的影响。一般认为，直系亲属里有肥胖者，那么宝宝肥胖的可能性就大。

吸收能力强

有些宝宝的饮食和作息习惯都比较正常，也不存在遗传因素，但还是胖。其原因就在于这些宝宝的肠胃消化吸收能力较一般的宝宝强。

病理性肥胖

宝宝甲状腺功能减退、服用含激素的药物等都会引起肥胖，属于病理性肥胖。

肥胖会对宝宝身心造成影响

肥胖的宝宝站立、行走都比较晚，常有疲劳感，用力时气短，容易导致关节疼痛，以后出现扁平足、膝内翻等的概率增大；严重肥胖儿由于脂肪的过度堆积限制了胸扩展和膈肌运动，使肺换气量减少，造成缺氧、气急、发绀、红细胞增多，甚至更严重的症状。

肥胖儿成年以后患脂肪肝、高血压、糖尿病、高脂血症、动脉粥样硬化症以及冠心病等疾病的概率大大增加，甚至这些成人病会提前在儿童时期出现。肥胖甚至可能造成患儿自卑、抑郁的消极情绪。这对学习也有不良影响，可能会有学习障碍。

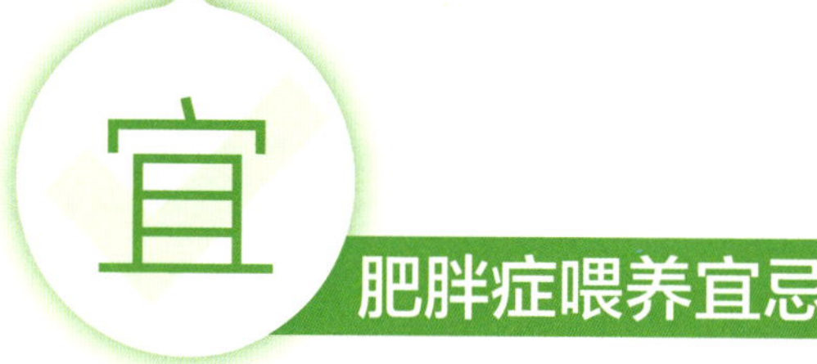

饮食宜均衡、合理

饮食均衡是指合理搭配宝宝的食物，包括瘦肉、鱼、虾、禽、蛋、奶等动物性食物以及各种蔬果和谷类等。食物的种类要丰富，而且比例要合理。保证宝宝谷类、豆类、蔬菜、水果、肉、蛋、鱼等各种营养均衡摄入，不挑食、不偏食。每次进餐时先吃蔬菜、水果，然后喝汤，最后再吃主食；给宝宝吃的食物宜采用蒸、煮、炖或凉拌的方式烹调，少用煎、炸。

宜养成良好的饮食习惯

一日三餐定时定量，早餐一定要吃，晚餐一定要控制。吃饭时不要让宝宝拖得时间太长或速度过快，必须限定宝宝吃饭的时间。吃饭时要让宝宝细嚼慢咽，养成良好的进食习惯。因为感觉到饱腹感是在食后 20 分钟，吃饭过快容易摄入过量食物。另外，宝宝的消化功能还没有发育完全，吃得太快不利于消化。不要让宝宝有饥饿感，以免宝宝因饥饿而过多过快地摄入食物。不要让宝宝餐后立刻睡觉，最好先让宝宝玩一会儿。

宜控制总热量

过量饮食，或食量正常但油腻、高热量食物比例过高才会造成肥胖。对于胖宝宝，减少总热量摄入是关键，同时做到营养均衡，合理安排蛋白质、脂肪和碳水化合物，保证矿物质和维生素的充足供应，以满足宝宝生长发育的需要。每日蛋白质占总热量的 15% ~ 20%，碳水化合物占总热量的 55% 左右，以谷类食物为主要来源，控制蔗糖、麦芽糖及甜点的摄入。

宜限制每日油脂的摄入量

有些妈妈反映，家里每天多吃蔬菜，少吃肉蛋和粮食，可是宝宝还是很胖。这主要是因为家里用油量过高，再加上购买了一些现成的油脂类食物，热量远远超出了需求量。事实上，这样的饮食习惯不但会引起肥胖，还会出现营养不均衡，因此要控制油脂的摄入量，肉类和鱼类要选择低脂肪的，每日烹调用油控制在 10 ~ 20 克。另外，为了宝宝的健康，建议家里多用植物油。

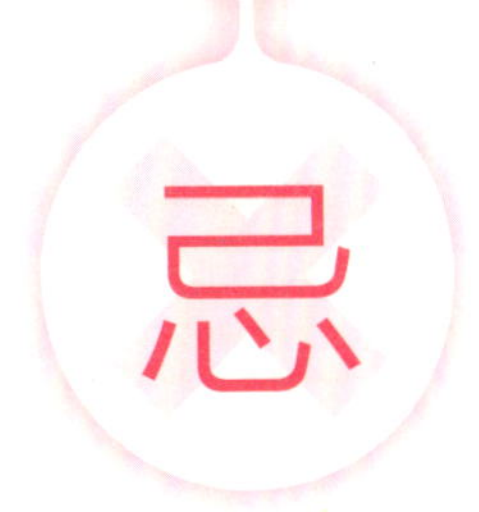

忌过量喂奶粉

有的妈妈在宝宝想喝奶时就给喂。奶粉和母乳不一样，要控制浓度、量和次数，否则会令宝宝吸收过多营养。正常情况下，宝宝拒绝吸奶或不专心喝奶，往往表明他已经饱了，这时候不要继续再喂，以免造成过食。

忌一哭闹就喂奶

有时候宝宝哭是因为自己的诉求没得到满足，这时总是给宝宝喂奶会形成习惯，让他用进食的方式满足自己的诉求，容易引发肥胖。

忌过早添加高热量辅食

宝宝从小开始就吃高热量辅食，容易由体重快速增长而转为肥胖，因此最好不要长期喂高热量辅食。中医认为半岁前的宝宝五脏六腑的功能还没有发育完全，所以辅食吃得太早反而会给宝宝带来不良影响。

忌过食甜零食

不要给宝宝糖分和热量高的糖块、饼干、巧克力等，最好用新鲜即食的蔬果、酸奶等作为宝宝的零食。

忌经常吃快餐

快餐通常高热量、高脂肪，且烹饪方法多是油炸，不利于健康，因此不要让宝宝经常吃。家里做的饭比起快餐营养更全面。

忌乱食补品

如没有特殊情况，一般不建议给宝宝服用补品。家长要注意，补充微量元素及维生素前应先到医院进行专业的测定，并遵医嘱给宝宝补充。

忌让宝宝边吃饭边看电视

边吃饭边看电视，宝宝的注意力全都在电视上，对自己吃的饭量感觉便模糊了。从而更易出现过多进食的情况。所以，要让宝宝养成坐在饭桌上吃饭的习惯。

肥胖症食物宜忌

黄瓜

功效解析：黄瓜性凉，味甘，归胃、肺经。黄瓜中含有抑制糖类向脂肪转化的物质，能帮助宝宝减肥。

适合宝宝吃的年龄：7个月以上。

如何烹调更有效：黄瓜搭配能促进食物消化、减少脂肪堆积的山楂，减肥瘦身效果更好。

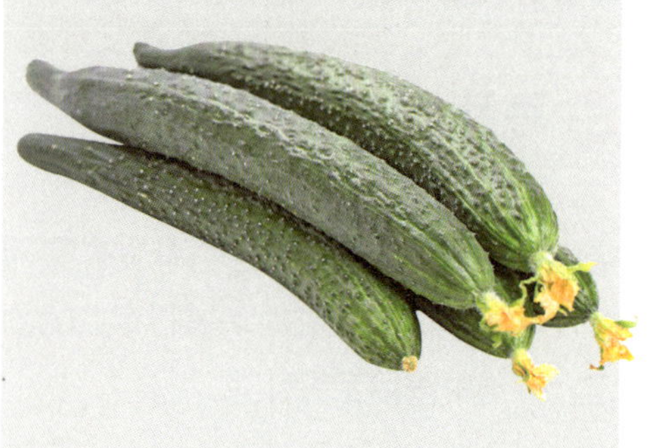

冬瓜

功效解析：冬瓜性微寒，味甘、淡，归肺、大肠、膀胱经。冬瓜被认为是减肥的绝佳食材，有利尿排湿、消肿、清热解暑等多种功效。

适合宝宝吃的年龄：7个月以上。

如何烹调更有效：冬瓜一般多用来煮汤，或用来做菜。

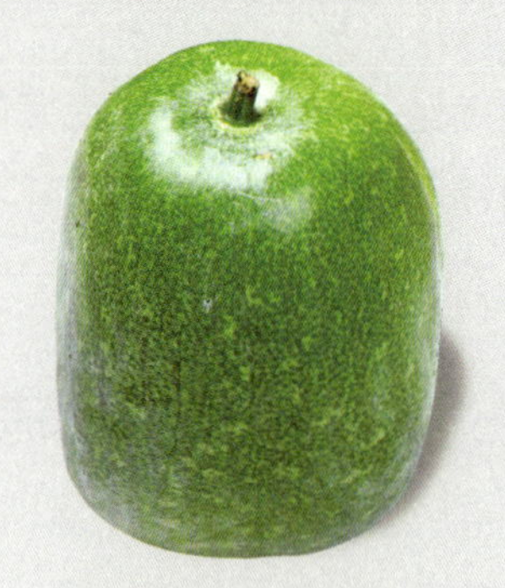

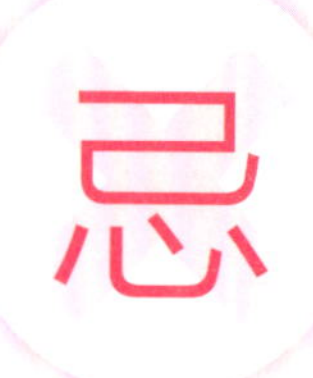

猪皮

猪皮富含脂肪，宝宝平日不宜食用过多，容易导致脂肪堆积，从而加重肥胖症状。

奶油

奶油是高热量、高脂肪、高糖的食物，小儿经常食用奶油食品，容易加剧脂肪堆积，导致肥胖。

肥胖症调理食谱推荐

山楂汁拌黄瓜

降脂减肥

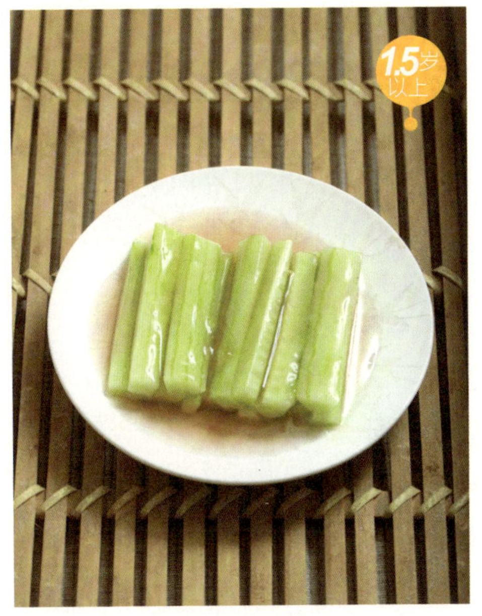

材料 嫩黄瓜1根，山楂30克。
调料 白糖适量。
做法

1. 黄瓜去皮、去蒂，洗净、切条，然后入锅煮熟，捞出。
2. 山楂洗净，放入锅中加水煮软。
3. 山楂汁加白糖，小火熬至糖化。
4. 将晾干的黄瓜条和熬好的山楂糖汁拌匀即可。

草鱼冬瓜汤

促进废物排出体外

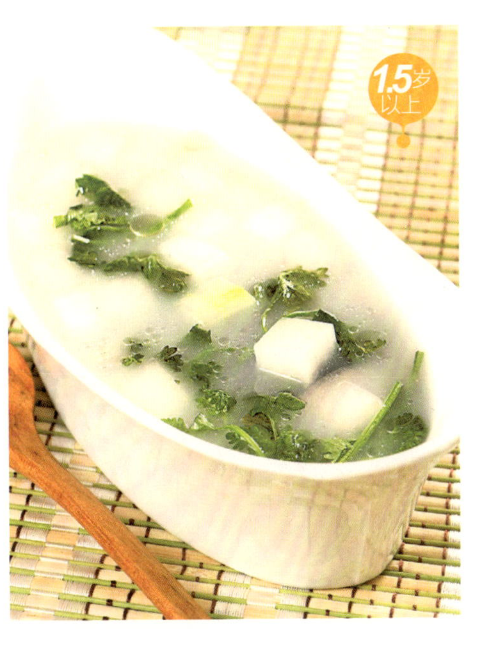

材料 草鱼肉200克，冬瓜100克。
调料 香菜段、葱丝各5克，料酒、香油各适量，盐2克。
做法

1. 草鱼肉去净鱼刺，洗净，切片；冬瓜去皮、瓤和子，切小片。
2. 锅上火，倒入油烧热，将鱼片两面煎至微黄，烹入料酒，放入葱丝煸炒，加清水、冬瓜片，小火炖。
3. 煮至鱼片、冬瓜熟烂，加入盐、香菜段、香油拌匀即可。

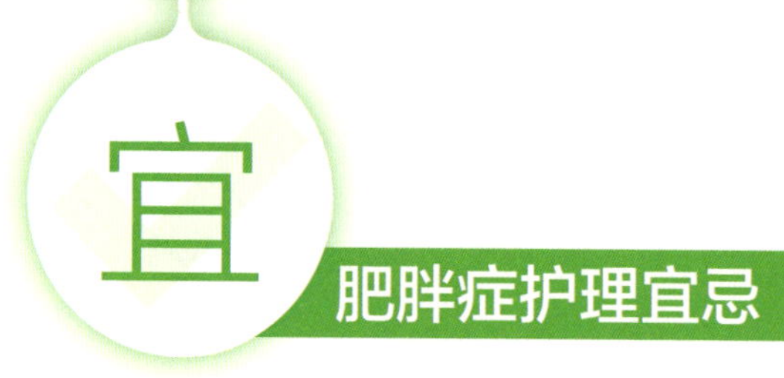

父母宜改正不良习惯

环境因素对肥胖的影响很大，若爸爸妈妈没有健康的饮食和生活习惯，宝宝的肥胖治疗会更难。平时父母有过多饮食、不运动、饮食后久坐等坏习惯，宝宝就会看着样子学，因此父母要改掉不良的习惯。

宜增加宝宝的活动量

宝宝正在成长中，不适合节食减肥，而应该加大活动量，以消耗多余的热量。

宝宝1周岁以前，每天坚持给宝宝做被动运动，如抚触、婴儿操等；宝宝能自己活动后，可通过游戏来引导宝宝主动运动。如果宝宝不愿意运动，家长要积极地和宝宝一起锻炼，这样不仅能调动宝宝的兴趣，家长也能更好地掌握宝宝的运动量，并养成定时锻炼的好习惯。

宝宝不喜欢做限制性强的运动，要从生活中发掘容易做到的运动。上下楼梯或是到附近公园散步，乘坐公交车提前一站下车走路等都有助于增加活动量。

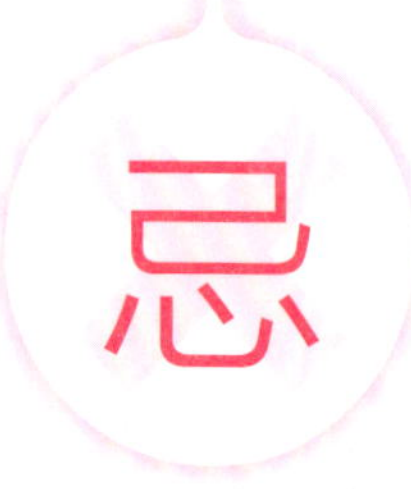

忌给宝宝压力

很多人在受到压力后会暴饮暴食，宝宝也是一样。宝宝比成人的耐心和自控能力弱，控制饮食和坚持运动都很难完成。这时候要给予“你能做到”的鼓励，宝宝才能更有信心。

忌盲目控制饮食

要正确处理饮食调理和体育活动的关系，盲目地控制饮食，不但达不到预防肥胖的目的，反而会对宝宝生长发育造成损害。

第7章

宝宝其他感染性病症饮食宜忌

护理得当少遭罪

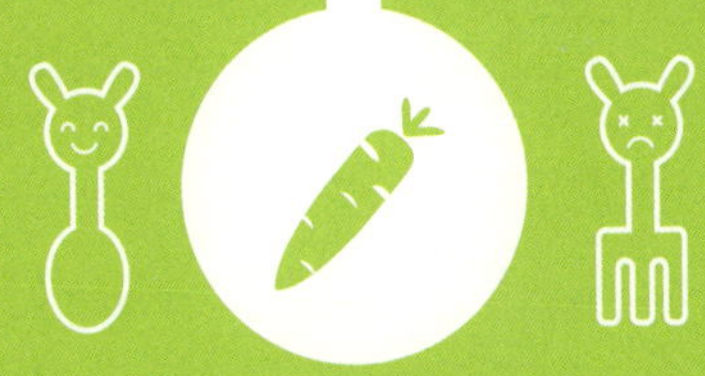

水痘 避免成为小麻脸

水痘是幼儿期常见的一种疾病，是由水痘－带状疱疹病毒引起的。水痘的传染性很强，经常在托儿所、幼儿园等集体机构暴发，是引起突发公共卫生事件的重要原因之一。水痘全年均可发生，冬春季节多见。

水痘是如何传播的

水痘是由水痘－带状疱疹病毒初次感染引起的急性传染病，潜伏期约为2周，冬春两季多发，尤其以立春后为流行高峰。水痘－带状疱疹病毒仅对人有传染性，存在于患者的疱液、血液和口腔分泌物中。其传染性强，通常通过患者的喷嚏、咳嗽飞沫或者近距离接触发疹者进行传播，自水痘出疹前1～2天至皮疹干燥结痂时，均有传染性；也可以由病毒污染的灰尘、衣服、餐具和玩具等间接传染。

没有接种过水痘疫苗的人都有可能被传染。该病为自限性疾病，病后可获得终身免疫，但有时也会在多年后感染复发而出现带状疱疹。

水痘有哪些症状

水痘的临床表现为患儿的皮肤、黏膜分批出疹且迅速发展，皮疹先见于头部，逐渐蔓延至面部、躯干，最后达四肢，皮疹分布以躯干为多，面部及四肢较少，呈向心性分布。水痘奇痒无比，宝宝往往忍不住去挠，挠破后则容易出现凹痕。

出水痘总共要经历斑疹、丘疹、疱疹与结痂四个皮疹阶段，四个阶段同时存在的情况俗称“四代同堂”。

如水痘皮疹引发继发细菌感染，此时细菌乘虚而入，有可能引起败血症、肺炎、脑炎和暴发性紫癜，需及时救治。

水痘病程四阶段	
第一阶段	红色斑疹，与皮肤齐平
第二阶段	深红色丘疹，凸出于皮肤表面
第三阶段	包含透亮疱液的疱疹，中间呈脐窝状，周围明显红晕
第四阶段	疱疹干涸结痂，痂皮脱落后逐渐愈合，一般不留疤痕和色素沉着

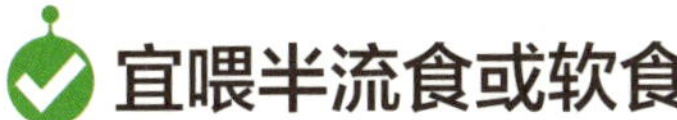

宜喂半流食或软食

除了做好退热和皮肤护理，饮食上家长要给宝宝提供清淡、爽口的半流食或软食。患水痘的宝宝会因为口腔内出现疱疹而感觉痛，吞咽食物困难，胃口变差。这时应该给宝宝吃些易于吞咽的食物，如豆浆、牛奶、蛋汤、菜粥、挂面、水果等。

小婴儿可以吃些流食，如奶、粥、电解质水等。小婴儿的口腔疱疹与奶嘴或乳头摩擦时会增加痛苦，因此可能拒绝吸吮奶嘴或乳头，可以用小勺或注射器来喂食。

宜注意食物的形状和烹调方式

宝宝患水痘期间，更应注意食物的形状和烹调方式，比如土豆泥显然比土豆条更适合出水痘的宝宝。烹调方式上宜采用蒸、煮、炖或凉拌。

宜补充水分和营养

宝宝患水痘期间要补充足够的水分，多喝水或新鲜果汁，以帮助排出毒素。喂宝宝容易消化和营养丰富的食物，如牛奶、面条、蛋羹、蛋汤、瘦肉末、新鲜水果和蔬菜等。

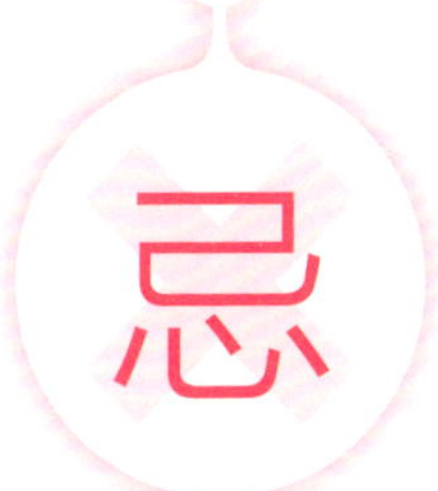

忌急性期吃促发疹的食物

民间有这样的观点，起水痘时，要吃发物，让痘痘尽快发出来，不然病毒堆积在体内会引起内疾。这是不对的，羊肉、荔枝、鸡蛋、鱼虾等发物很容易引起过敏反应，急性期会使病情加重。

忌食温热补品、厚腻食物

不宜给宝宝吃温热的补品以及过甜、过咸、油腻的食物。避免进食高盐饮食和柑橘类水果，这些食物都会对痘疹造成刺激。

水痘食物宜忌

薏米

功效解析：薏米性微寒，味甘、淡，归脾、肺、肾经。具有利水消肿、祛湿、清热排毒的功效，对水痘患儿具有食疗作用。

适合宝宝吃的年龄：1 岁以上。

如何烹调更有效：可以取薏米 15 克、芦根 15 克、淡竹叶 10 克、薄荷 6 克及少量冰糖同煮汤，代茶饮，每日 2 次。也可以煮粥。

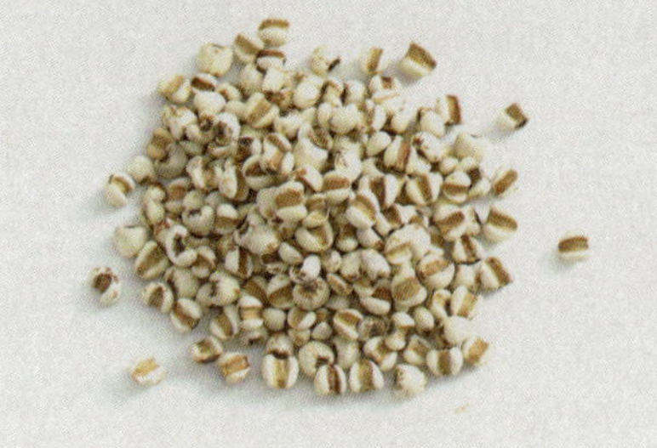

绿豆

功效解析：绿豆性凉，味甘，归心、胃经，有清热、利湿、解毒的作用，适用于小儿水痘。

适合宝宝吃的年龄：8 个月以上。

如何烹调更有效：可以直接熬煮，喝汤，也可以搭配薏米煮粥或煮汤喝，清热解毒效果很不错。

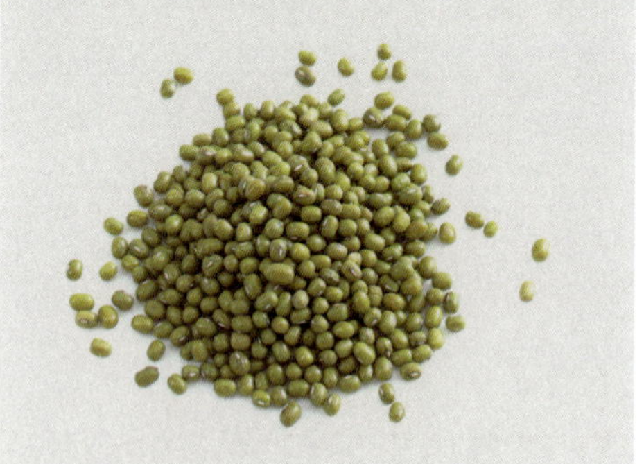

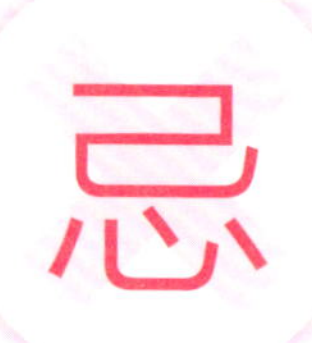

羊肉

羊肉是腥膻发物，有温补作用，而水痘是由外感病毒引起的，宜泻不宜补，故水痘患儿忌吃。

榴莲

治疗水痘应清热解毒，榴莲是热性水果，故水痘患儿不宜吃。

水痘调理食谱推荐

薏米粥

解毒祛湿

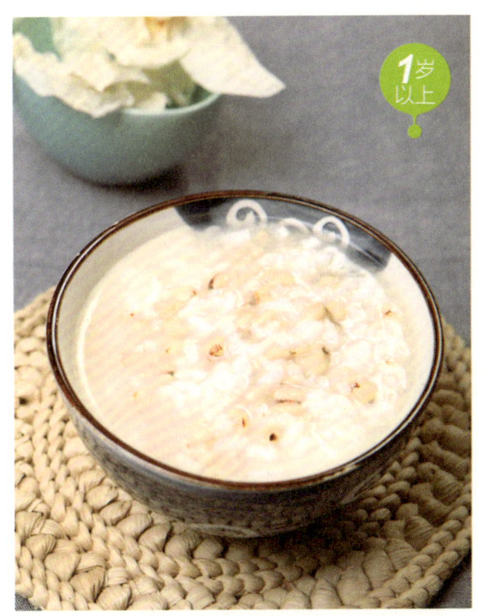

材料 大米 40 克，薏米 20 克。

做法

1. 大米、薏米分别洗净，浸泡 30 分钟。
2. 将大米和薏米放入锅中，加适量水煮成粥即可。

营养功效

此粥有清热解毒、健脾祛湿的作用，很适合出水痘的宝宝食用。

薄荷豆饮

清热解毒、利湿

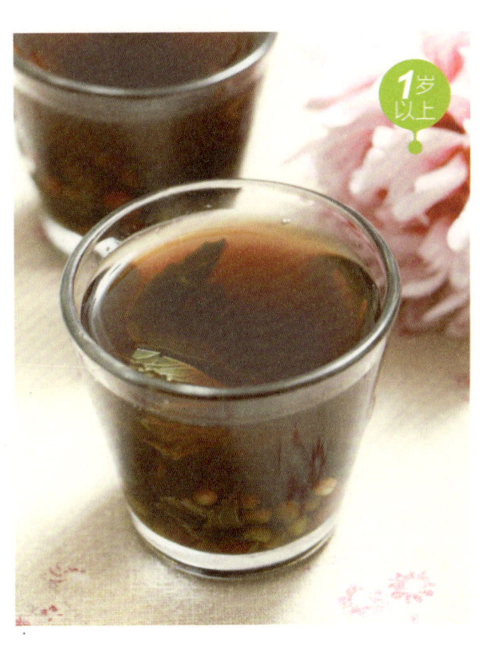

材料 绿豆、红豆、黑豆各 10 克，薄荷 5 克。

调料 白糖少许。

做法

1. 将三种豆洗净，温水浸泡 4 小时。
2. 锅内加入清水，放入豆子和薄荷，一同煮沸后用小火炖熟。
3. 在饮用前加少量白糖即可。

营养功效

此饮具有清热、解毒、利湿的功效，对宝宝的水痘有一定的缓解作用。

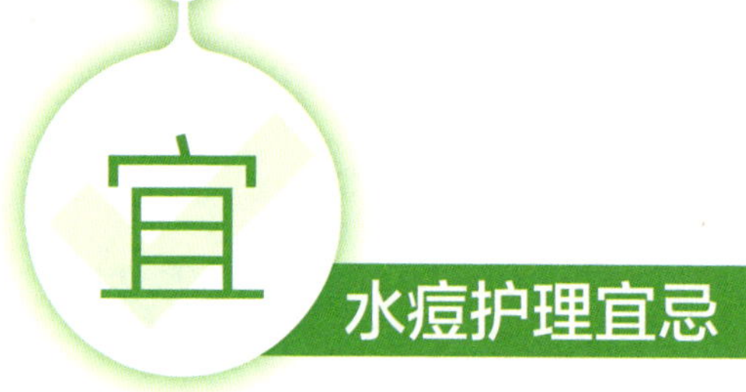

宜在家隔离

水痘传染性很强，尽可能避免健康宝宝与水痘患儿接触。只要宝宝一经确诊患了水痘，应立即在家隔离，直至全部皮疹结痂为止，以免传染给别的宝宝。对于在幼儿园中已经接触水痘的易患宝宝，也应当隔离观察 3 周才能恢复集体活动。

宜缓解宝宝皮肤瘙痒

水痘疱疹很痒，宝宝会很难受，正确的皮肤护理能在一定程度上缓解宝宝的痛苦。家长可以参照以下方法进行皮肤护理：

通过温水浴止痒

给宝宝洗温水浴是缓解皮肤瘙痒的一种简单易行的方法。在发病的最初几天，每隔3小时左右给宝宝进行一次温水浴。

温水浴的时间以10分钟左右为宜。水温不要太高，温热即可。给宝宝洗完澡后要用柔软的干毛巾轻轻吸干水分，防止擦破痘疹。

通过冰块冷敷止痒

如果宝宝的瘙痒非常剧烈，可以尝试用冰块轻轻冷敷瘙痒的皮肤，当然需要视当时的气温、宝宝的状态而定。如果宝宝出现寒战或者在寒冷的冬天，最好不要用此方法。

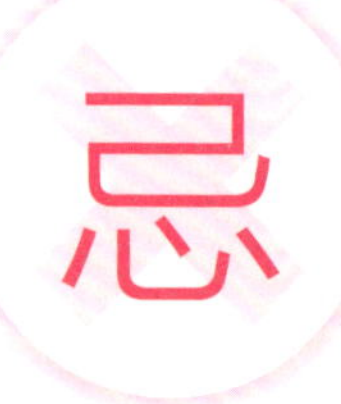

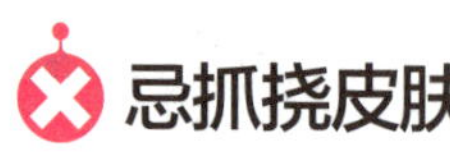

忌抓挠皮肤

宝宝将水疱挠破后，容易发生皮肤的局部感染，如果损害真皮层，结痂后甚至会留疤。为防止宝宝挠破水疱引发感染，家长一定要做好预防措施。

给宝宝修剪指甲，经常给宝宝用肥皂清洁双手，告诫宝宝不要抓挠水痘，必要时给宝宝戴上用纱布缝制的连指手套。如果水疱破裂，很容易污染衣物、被褥，应注意勤换内衣、睡衣、床单、枕头等，换下的衣服要用消毒水洗衣消毒，最好在阳光下晒干。

猩红热 早发现早治疗

猩红热是因 A 组溶血性链球菌感染而出现红疹、发热的急性呼吸道传染性疾病。好发于 10 岁以下的儿童，常发生在晚秋和初春时。

猩红热是如何传播的

引起猩红热的致病菌为 A 组溶血性链球菌，病菌一般存在于猩红热患儿或者带菌者的鼻咽部，通过飞沫直接传染给其他人，也可以由带菌的玩具、生活用品等间接传播。

猩红热有哪些症状

宝宝感染后，有 2 ～ 5 天的潜伏期，然后出现 38 ～ 40℃的发热，伴随咽痛、头痛、恶心、呕吐等症状。发热 12 ～ 48 小时开始发疹，在耳后、颈部出现约针头大小的点状红疹，触之如粗砂纸样，或如寒冷时的鸡皮疙瘩。

观察宝宝舌头，刚开始像白色的草莓子，严重时变成红色草莓子似的红点，表面粗糙。患儿咽部有黏黏的脓样渗出液或者扁桃体肿大。

疹子在 24 小时内迅速蔓延至全身，如腋下、腹股沟及颈部，越来越密集，颜色变得更深，像在太阳下暴晒形成的红斑，用手摸起来很粗糙，并伴有瘙痒。宝宝的脸颊会发红，但面部皮疹较少，嘴唇周围皮肤苍白，形成环口苍白圈。

发疹的皮肤发红，用手按住会变为白色，手一旦离开又变回红色。胳膊肘或者大腿内侧有一道充血线，这条线用手按住也不会消失。

皮疹在出疹后 2 天达到高峰，口腔黏膜可见黏膜疹，有充血或出血点。

皮肤上的红疹会在 3~5 天后退去，仅留下病灶处干燥脱皮的皮肤（特别是在摩擦较多的区域，如颈部、腋下、腹股沟区、手指和脚趾）。

猩红热的诊断

猩红热是一种病情比较严重的传染性疾病，并发症比较多，容易并发中耳炎、淋巴结炎、急性肾炎、风湿热等，重症患儿甚至可以出现休克、败血症，若治疗不及时，可能导致死亡。患儿血常规检查显示白细胞总数增高，可以达（10~20）$\times 10^9$/ 升，中性粒细胞占 80% 以上。从患儿的咽喉部或者其他分泌物中可以培养出 A 组溶血性链球菌，有助于确诊。

猩红热喂养宜忌

宜补充水分

宝宝得了猩红热，会因高热和呕吐而丢失大量水分，最好让宝宝多喝水，吃少量新鲜水果，以增加排尿，有利于病毒的排出。

宜注意及时调整饮食

猩红热患儿因为舌头水肿的关系，吃东西很困难，宜食用高热量、高蛋白、高营养的流食，牛奶、豆浆、面汤、蛋花汤都是不错的选择。待病情好转，可以选择半流质饮食，如虾泥、肉泥、荷包蛋、碎菜粥、莲子粥等，慢慢地就可以吃软食了。

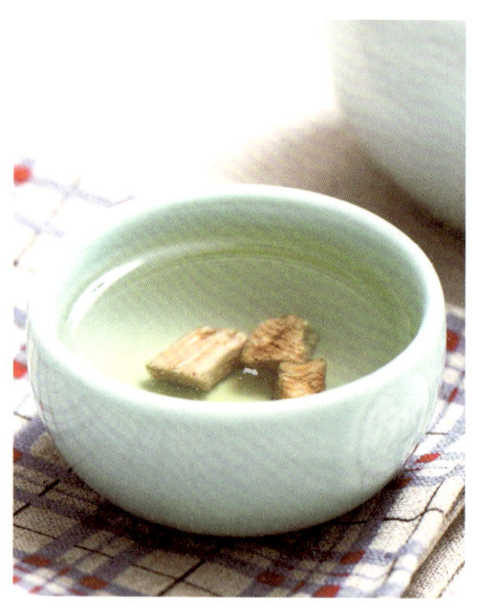

宜喝点葛根汁

猩红热患儿需要退烧时，可将 10~15 克葛根放入两杯水中，熬到剩一杯的水量为止，一天喝 3 次即可。

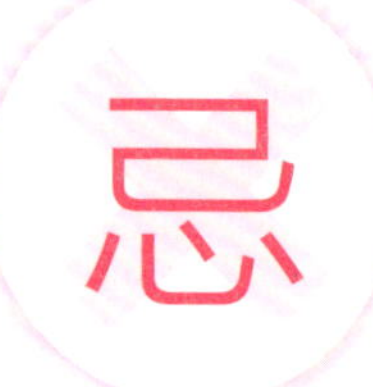

忌食油腻、辛辣刺激的食物

猩红热患儿要忌食油腻、辛辣刺激的食物，饭菜以清淡、少油为宜。因为猩红热患儿会出现咽喉痛，油腻、辛辣刺激的食物会加重疼痛。

猩红热食物宜忌

桑叶

功效解析：桑叶性寒，味甘、苦，归肺、肝经。具有疏风清热、凉血、清肝明目的功效。

适合宝宝吃的年龄：1岁以上。

如何烹调更有效：取金银花、桑叶各10克，芦根15克，淡豆豉6克，同大米一同煮粥食用。

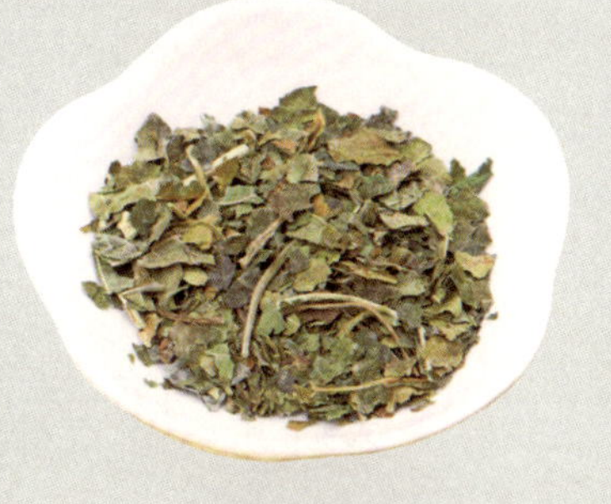

绿豆

功效解析：绿豆性凉，味甘，归心、胃经。具有清热解毒、利尿润肤的功效，可以缓解猩红热患儿的不适症状。

适合宝宝吃的年龄：8个月以上。

如何烹调更有效：可以给宝宝煮粥、煮汤喝。

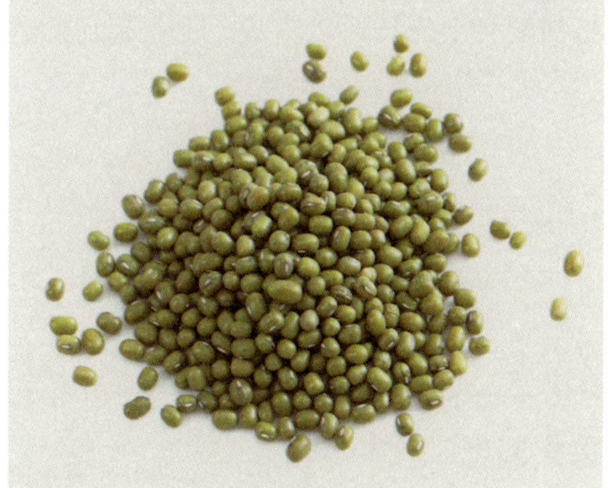

大蒜

大蒜所含的大蒜素有很强的刺激性，会刺激皮肤，加重皮肤红肿、瘙痒等症状，故猩红热患儿应忌吃。

桂圆肉

桂圆肉是热性水果，患儿食用后极易生火，不利于病情康复，因此猩红热的高热期间应忌食。

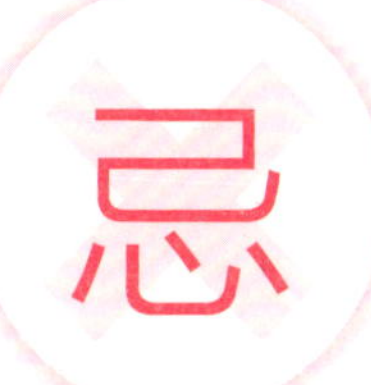

猩红热调理食谱推荐

桑菊百合饮

抗菌消炎

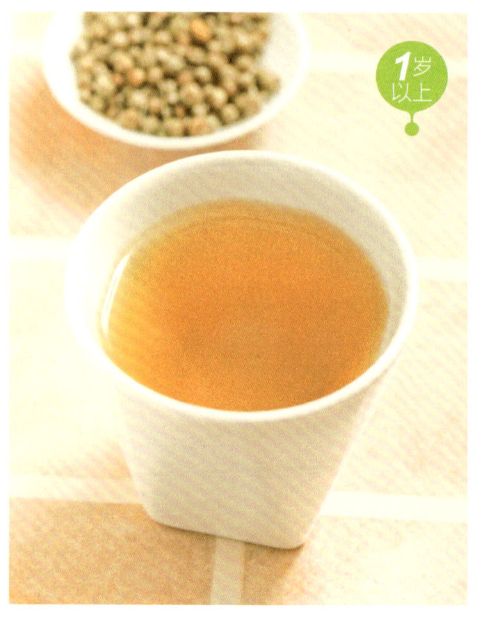

材料 桑叶、野菊花各10克，干百合6克。

做法

1. 桑叶、野菊花、百合分别洗净。
2. 将桑叶、野菊花、百合放入锅中，加适量水煎煮15分钟，取汁即可。

营养功效

桑叶能清热凉血，野菊花能疏风清热，两者搭配有平降肝阳之功效，还能起到抑菌抗炎的作用，主治猩红热。

绿豆白菜汤

去火消炎

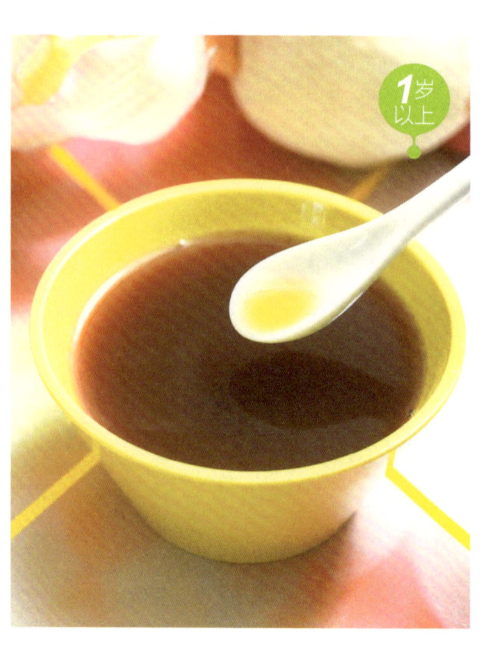

材料 绿豆70克，白菜心200克。

调料 盐、香油各适量。

做法

1. 绿豆洗净，用清水浸泡1小时；白菜心洗净。
2. 锅中加水，加绿豆烧开，小火煮烂。
3. 加入白菜心煮熟，去渣取汁，调入适量盐和香油即可。

营养功效

白菜和绿豆均有去火消炎、消肿利尿的作用，非常适合猩红热患儿食用。

猩红热护理宜忌

宜在家休养

一旦发现宝宝患了猩红热，应带其及时就医，并在家休养，发病2~7天内应避免和其他人接触，以免传染给其他宝宝。家人进行护理时应戴口罩，给宝宝擦鼻涕的纸要处理好。

宜多卧床休息

让宝宝多卧床休息，以减少体能的消耗，还可降低并发症的发生。

宜对患儿的物品及时消毒

医生诊断完全康复之前注意对宝宝的玩具、用品、毛巾等进行消毒，这样才能避免感染家人。宝宝用过的手绢、毛巾要用开水消毒，洗净后放在日光下曝晒。宝宝的碗筷要专用，用后也要清洁消毒。宝宝痊愈后，要对家里进行全面的清洁、消毒，床单、被褥都要用肥皂或专用消毒液进行清洗；宝宝的玩具等要用肥皂水或来苏水擦洗一遍。不能擦洗的物品可在太阳下曝晒。

宜注意宝宝皮肤的护理

对宝宝的皮肤进行护理很关键，也很有必要。出疹时，宝宝瘙痒难耐，会影响休息。宝宝有可能用手去抓挠瘙痒的部位，一旦抓破会引起皮肤感染。所以家人应将宝宝的指甲剪短，并常给宝宝用温水擦洗皮肤，帮助止痒，在出疹时不要用肥皂清洁皮肤。恢复期脱皮时，不要用力搓或撕剥皮屑，以免损伤皮肤。

宜注意宝宝口腔的护理

因细菌多集中在咽部，所以对宝宝口腔的清洁也很重要。年龄稍大的宝宝每天清晨醒来或饭后要用温盐水漱口；年龄小的宝宝，可以用镊子夹纱布或药棉蘸温盐水擦拭口腔。

宜密切观察宝宝的病情变化

密切观察宝宝的病情变化，尤其在疾病恢复期更要注意一些晚期并发症的可能。如在发病2周左右，注意观察宝宝有无关节肿痛的现象，可以提示是否发生了关节炎；发病3周左右，注意检查尿常规，以便及早发现是否合并肾炎。如果家长发现以上可疑并发症的征象，应立即带宝宝去医院诊断治疗。

流行性腮腺炎 冬春季最易发

流行性腮腺炎俗称“痄腮”，是由于腮腺炎病毒侵入腮腺而引起的一种急性呼吸道传染病，主要发于冬春季节。其潜伏期为 14 ~ 21 天，多发于婴幼儿或学龄期儿童。因此，家长要掌握流行性腮腺炎的基本防治方法。

腮腺炎是如何发生的

当一个受腮腺炎病毒感染的个体排出带有病毒的唾液，腮腺炎病毒就开始传播了。处于附近的宝宝有可能接触了病毒，于是这些病毒就可以由他的呼吸系统进入血液，最终在他的唾液腺中“安营扎寨”。这时候，这些病毒就会引起一侧或双侧腮腺肿大。

腮腺炎的特征	
病原体	腮腺炎病毒
传染源	腮腺炎患者
传播途径	呼吸道分泌物飞沫传播
临床表现	腮腺部位的非化脓性肿胀疼痛，伴发热、头痛、肌肉酸痛、食欲缺乏等

这种病传染性很强，经常引起暴发流行。没有感染过该病毒或者没有接种过疫苗的儿童都是易感者。宝宝患病 1 次后，通常可获得终身免疫，很少再患第 2 次。

宝宝得了腮腺炎有哪些症状

1 少数宝宝出现腮腺肿大的前 1 ~ 2 天，会有发热、头痛、呕吐、食欲不佳等症状，接着会出现腮腺肿大、疼痛的症状。

2 一般表现为从耳根部到下腭的肿胀。最初多为一边肿大，也有的宝宝在数日之后另一边也会肿，两边面颊和下腭都鼓起来。

3 肿大的腮腺以耳垂为中心，逐渐向周围扩大，边缘不清，皮肤表面也不红肿，但摸上去有些发热，伴有疼痛和弹性感。

4 在高峰期会出现 38 ~ 39℃的发热，肿胀或局部疼痛是 5 ~ 7 日，最晚 10 日左右即可痊愈。

所有的耳部红肿都是腮腺炎吗

并不是耳部红肿就是腮腺炎。如果宝宝已接种过疫苗获得免疫，或曾经患过腮腺炎，脸颊又一次肿大，须咨询儿科医生，判断真实病因。

流行性腮腺炎喂养宜忌

宜吃流食、半流食或软食

腮腺炎患儿因腮腺肿痛，影响其咀嚼和吞咽功能，进食会有些困难，因此，宝宝的饮食以清淡、易咀嚼、易吞咽为主。家长可以给宝宝准备流食、半流食或软食，如稀粥、软饭、烂面条、牛奶、豆浆、米汤、水果泥或水果汁等都是不错的选择。

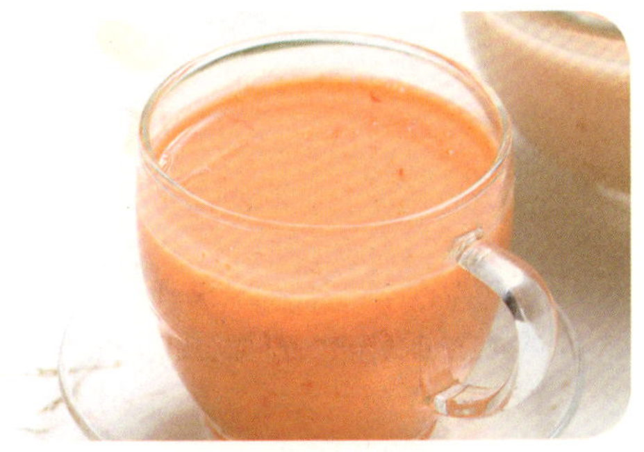

果汁冰镇一下，对缓解宝宝腮腺疼痛有益。

宜及时补充水分

虽然生病的宝宝不会很想喝水，家长也应该在宝宝身边放一杯白开水，并鼓励宝宝经常喝一点。让宝宝多喝水，可以保证充足的水分，对于促进炎症消退有一定作用。还可以喂宝宝新鲜的蔬果汁、绿豆汤，既可增强宝宝的抵抗力，又可补充水分。

宝宝拒绝进食时，可以口服补液盐溶液，以补充机体水分和电解质，防止脱水。

宜吃清热解毒的食物

一些有清热解毒功能的食物，如绿豆、金银花、冬瓜、藕粉、白菜、萝卜等，可做成汤粥给宝宝食用。

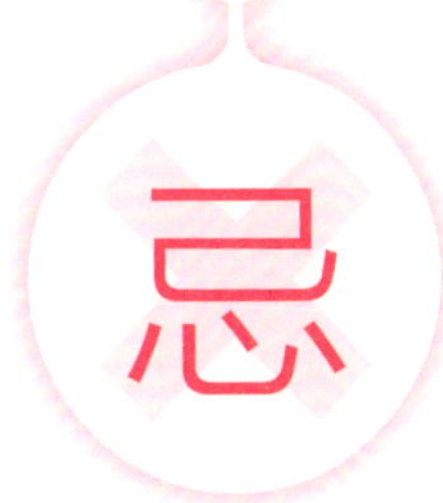

忌吃鱼、虾、蟹、韭菜等发物

鱼、虾、蟹、韭菜等是发物，不利于宝宝腮腺炎的消退，甚至会使病情加重，因此宝宝要忌吃。另外，不要给宝宝吃太酸的食物，甜食也尽量少吃。

流行性腮腺炎食物宜忌

莲藕

功效解析：莲藕味甘，归心、脾、胃经。具有清热润肺、凉血行瘀、消食止泻、滋补养身的功效，对患有腮腺炎及体弱多病的宝宝有很好的补益作用。

适合宝宝吃的年龄：6个月以上。

如何烹调更有效：莲藕可以和大米一起煮粥，清热凉血效果更好。

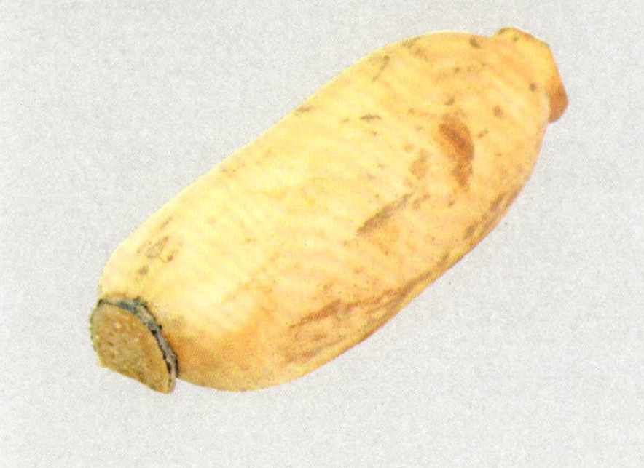

金银花

功效解析：金银花可以清热解毒、宣散风热，有助于缓解腮腺炎患儿的病情。

适合宝宝吃的年龄：1岁以上。

如何烹调更有效：金银花食用简单，可以给腮腺炎患儿泡水或煮水喝。

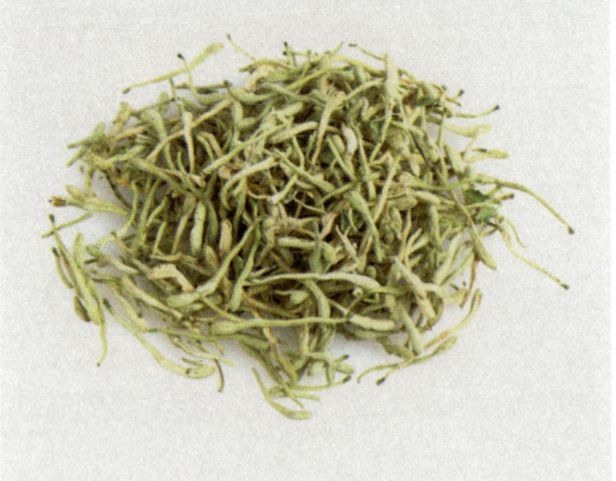

馒头片

馒头片又干又硬，患儿如果食用，易刺激腮腺，使疼痛加剧。

山楂

山楂是酸味食物，会增加宝宝腮腺的分泌，加重疼痛。

流行性腮腺炎调理食谱推荐

莲藕大米粥

消肿祛毒

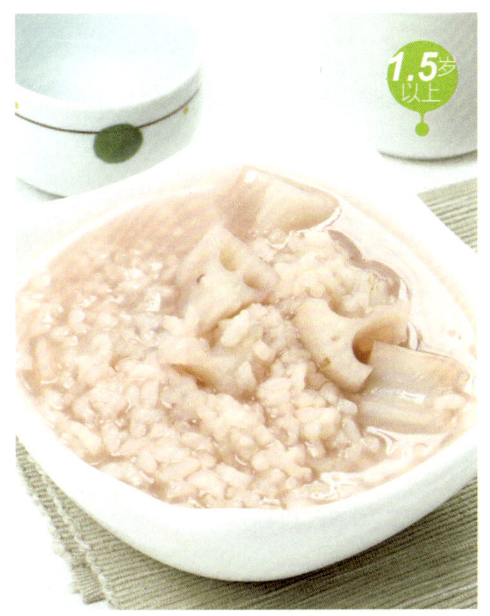

材料 莲藕 70 克，大米 40 克。

调料 白糖适量。

做法

1. 莲藕洗净，去皮，切小丁；大米洗净。

2. 莲藕丁、大米放入锅中，加适量水熬煮至熟，加少量白糖调味即可。

温馨提示

此粥单独食用，每日 1 次。

金银花甘蔗汁

宣风散热

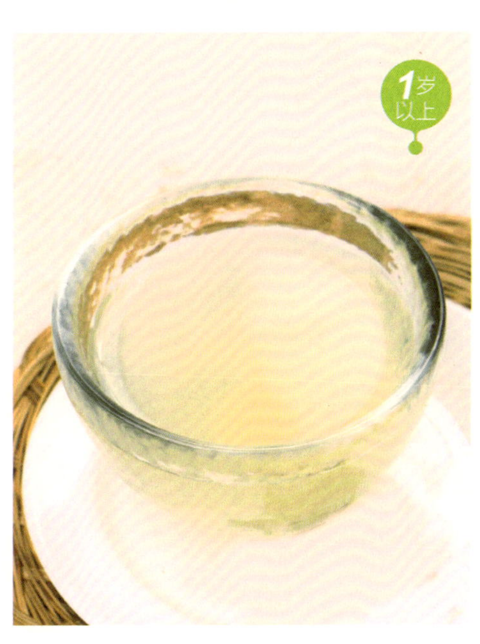

材料 金银花 10 克，甘蔗汁 100 毫升。

做法

1. 金银花洗净，放入锅中，加适量水煎 30 分钟，取汁。

2. 将甘蔗汁与金银花汁混合即可。

温馨提示

金银花和甘蔗还可以给宝宝泡水喝。

流行性腮腺炎护理宜忌

宜隔离至腮腺消肿

若宝宝被确诊为腮腺炎，应马上进行居家隔离，隔离时间应从腮腺出现肿痛前3天至腮腺完全消肿为止。患儿的餐具要分开使用，并进行消毒。因腮腺炎病毒对紫外线极敏感，照射半分钟即可被杀灭，因此对宝宝的衣服、被褥要经常日晒消毒。

宜对症护理

腮腺炎没有特效的抗病毒药物，所以对腮腺炎尚无特效疗法。如果是没有并发症的单纯性腮腺炎，通常宝宝只会出现腮腺部位的肿痛，或伴轻度发热，精神尚好，家长无须太紧张，可以在家护理，等待宝宝自然恢复。若实在把握不了病情，可以咨询医生。总的护理原则是对症护理，缓解腮腺炎的对应症状。

1 充分休息。在家护理时，要确保让宝宝充分休息，病程中尽量不要过度玩耍、消耗体力，否则不利于病情恢复。

2 冰敷。如果宝宝腮腺肿痛厉害，可以适当给予局部冰敷，以减轻宝宝的疼痛。可以选择小冰袋，先在冰箱冰好，用时取出，用小毛巾包裹后敷于宝宝疼痛部位。但如果宝宝觉得冰敷不舒服而抗拒，家长也不要勉强。

3 降温。宝宝出现高热时，及时服用退烧药对乙酰氨基酚等，或采取物理降温措施。

4 勤漱口。腮腺炎病毒由唾液传播，所以要经常漱口，保持口腔清洁卫生。使用儿童漱口液或竹盐水等有消毒效果的漱口水有助于缓解不适症状。

这些情况，宝宝宜马上就医

患腮腺炎的宝宝，如出现以下症状，可能有并发症，应及时去医院诊治。

- 腮腺肿大前或肿大后出现高热、头痛、脖子发硬、喷射状呕吐、嗜睡等症状时，可能并发了脑膜炎。
- 较大的宝宝患病1周后出现腹痛、睾丸肿痛时，可能是患了睾丸炎。
- 患病1周内如出现尿频、尿急、尿中带血或少尿、腰痛、面部水肿、高血压时，可能并发肾炎。
- 宝宝出现面色苍白、胸闷、心慌、气短、心率加快或乏力时，可能并发心肌炎。